らくらくマスター
外科基本手技

監修
群馬大学大学院病態総合外科学教授
桑野博行

著
群馬大学大学院病態総合外科学准教授
浅尾高行

中外医学社

監修の言葉

　外科医にとって必要な要件は，warm heart（暖かい心），cool head（十分な知識に基づいた冷静な判断力）と skilled hands（鍛錬された技術）と信じ，自分自身に言い聞かせ，そして後に続く若い医師に伝承している．

　これらの中でも「技術」というものの教育は，決して容易なものではない．最近では，videoを用いた学会発表や教材などを通して，より効率的な方法が模索されてはいるが，必ずしも十分ではなく，結局，手術室やBed side の現場での教育に依らざるを得ない．そのような「現場」における教育は当然のこととしても，実際の患者さんへの処置や手術という現場における教育は今日，益々限られたものとなっているのが現状である．特に外科を将来目指すか，目指さないかに拘わらず，本書で取り扱っている「結紮」，「縫合」，「吻合」，「剥離・切開」は外科手技の基本であるにも拘わらず，若者に十分な経験を積ませるには，その機会はきわめて限られたものであることは，以前も今も変わらない．かつて私共が外科研修もしくは習練していた頃は，外科の教室の至る所に，実際の手術で不用となった縫合糸を用いた結紮の習練をした糸が，椅子なり机の柱なりに所構わず，あたかも神社のおみくじの短冊の如く結び付けられていた．その光景をなつかしく思い出す．最近はそのような場面に遭遇することはむしろ珍しくなってきた．

　しかし，嘆いてばかりはおられず，何か効率的に，スポーツのボクシングにある"shadow boxing"のような，現場ではなくても十分な手技の系統的トレーニング法がないものかと考えていた．その思いを強く私と共用し，教育法を模索しながら実践してきたのが，著者の浅尾高行博士である．浅尾博士とは教授，准教授として十余年ともに診療，研究はもとより医学教育特に外科学教育に力を注いできた．本書は「様々な身近な道具を用いてより良い外科学の基本をどのように教育するか」との命題に沿って，幾度となく試行錯誤を繰り返してきた末の「外科基本手技教育法」の「集大成」であり，実際に今，群馬大学で実践している教育法である．また多岐に亘る疑問や原則を学ぶのにわかりやすく興味を持って学べるような設問やコラムの工夫が随所に散りばめられている．さらに本書には，彼が独自に開発した教材のみでなく，実際に手をとって教えなければ分からないポイントが網羅されている．これは，外科学を科学として認識し，上級医が気づかずに体得してきた手技を理論的に解析・考察し，さらに独自の工夫を加えてきた成果と言える．

　外科学はある意味，伝承の学問である．この本を手にとったかたは，後輩に技術を伝承する事を目的としている著者の意図を本書の随所に発見されることとであろう．1,000名を超える医学生に外科技術の基礎を教え，数え切れないぐらいのティッシュラボ，アニマルラボを行ってきた，著者だからこそ書くことができた類のない外科系教科書と言える．

医学部の教員に限らず，医療に携わるものの使命は，「教育」，「研究」，「診療」であることは言うまでもない．「研究」の評価は，その業績で，また「診療」の評価は，経験症例数や専門医の修得などで，客観的に評価することが比較的容易である．しかしながら「教育」という分野は，その客観的，数値化した評価になじみにくい．したがって人によっては，前二者に重きを置いて日常の活動にあたることが多いのも事実である．しかし逆を言えば，「教育」に力を傾注する人こそ，己の目先の目に見える評価のみにとらわれずに「誠実」に医療に取り組んでいる人物とも言えよう．著者の浅尾高行博士はまさにそのような「好漢」であり，その高い研究業績と臨床力に基づいて教育に情熱を傾注している．

　読者の皆様，特に医学生，研修医，そして外科を志した若者，さらに外科教育に携わる方々にその「熱情」が伝わり，本書に基づいた外科学の教育と習練が世界に冠たる我が国の外科学の礎となることを切望するものである．

―「かんじんなものは、目に見えない。」サン＝テグジュペリ『星の王子様』より―

　2010年3月吉日

群馬大学大学院病態総合外科　教授
桑 野 博 行

はじめに

●手術がうまくなることと自転車に乗ること●

　古くから外科的手技は先輩の手術を「見て盗んで覚えろ」といわれてきました．外科医は封建的で閉鎖的であるような印象を与え，外科が敬遠される原因の１つでしょう．しかし，外科医は意地悪なのでしょうか？　なぜ親切に教えてくれないのでしょう？

　その答えは，「手技のコツを教えたくても教えることが難しい」からです．つまり，先輩の外科医は自分でも気がつかないうちに，しかも大昔に身についた技術なので，なぜできるか，なぜできないか，どうやったらできるようになるか説明できないのです．決して秘伝を教えたくなくて「見て覚えろ」ではないのです．自分ができることとそれを人に教えられることは同義ではありません．例として，もし子供に「自転車に乗れるようになりたい」といわれたら，あなたはどのように教えますか？

　「教え方１」まずハンドルを両手で握り，サドルに腰をかける．次にペダルを強く踏み込む．このとき転ばないように注意する．

　「教え方２」何度も転んでいるうちに自然に乗れるようになる．痛くても我慢して練習しろという．

　あなたは自転車にうまく乗れるのに，乗り方を教えるのが予想外に難しいことに気付かれると思います．外科教科書の総論の外科基本手技は「教え方１」に，指導医が研修医にお説教しているのは「教え方２」にあたります．

　本書は，研修医や学生が初めて手技を練習しようとした時になぜできないのか，逆に上級医はなぜできるのかを検証し，さらにその技術を効率よく習得するための練習法を記載した指南書です．両手で同時進行する複雑な外科手技を，ステップにわけて独自の練習方法とともに紹介しました．もちろん読むだけで上達するわけではありません．練習が必要なことはいうまでもないことですが，本書により早く楽にそして楽しく上達することは間違いないと思います．本書を活用され少しでも早く手術手技をマスターされることを心より望んでいます．

　さて，自転車の練習法を本書風に書けば，以下のようになります．

Step 1. まず自転車のペダルを取り外す．ペダルなしの自転車の左側に立ってハンドルを握り歩いて押す．このとき自転車が倒れる方向にハンドルを回すようにする．なぜなら，自転車は右側にハンドルを切れば重心が自転車の左に移動するように設計されているから．

Step 2. うまく押せたら，こんどは反対側に立って同じ練習をする．

Step 3. いっぱいに下げたサドルにまたがり，地面を蹴りながら進む．倒れそうになるなら，Step 1 に戻る．
Step 4. 地面に書いた曲線に沿って曲がれるかを<u>評価する</u>．
Step 5. サドルを上げて Step 3 を行い，最後にペダルを取り付けペダルに足をかけてこぐ．

私は，娘が初めて自転車に乗れるようになった時の笑顔を忘れることができません．手術技術をマスターする達成感は，医師にとって何にも代え難い喜びであり，モチベーションを高く保つ健全な方法です．指導医の先生には手術手技指導の参考として手術ができる医師の育成に役立てていただければ幸いです．

2010 年 3 月吉日

群馬大学大学院病態総合外科学

浅尾高行

contents 目 次

まずはじめにお読みください!! 本書の使い方と手術習練の心得 ……………………… v

第1章 結紮法

Level 1 両手結びで糸をからめる …………………………………… 2
- Lesson 1　糸の持ち方 ……………………………………………………………… 2
- Lesson 2　左手に糸を絡める　第1結紮 ………………………………………… 5
- Lesson 3　右手に糸を絡める　第2結紮 ………………………………………… 9
- 【自己評価法・Level 1】手元を見ないで両手結びを行う …………………… 12

Level 2 両手結びで糸を締める …………………………………… 16
- Lesson 4　左手第2指で結紮を締める …………………………………………… 16
- Lesson 5　第2結紮を締める ……………………………………………………… 19
- Lesson 6　右手に Head を持って開始し，結紮する …………………………… 21
- 【自己評価法・Level 2 その1】輪ゴムを束に結紮する ……………………… 24
- 【自己評価法・Level 2 その2】スポンジを血管に見立てて結紮する ……… 27

Level 3 深部結紮 ……………………………………………………… 31
- Lesson 7　右手で糸の中点を運んで深部結紮する ……………………………… 31
- Lesson 8　左手で糸の中点を運んで深部結紮する ……………………………… 34
- 【自己評価法・Level 3】コップをかぶせた模擬止血鉗子の先に糸をかけて結紮する … 37

Level 4 長糸を結紮する ……………………………………………… 39
- Lesson 9　針付き長糸の第1結紮 ………………………………………………… 39
- Lesson 10　針付き長糸の第2結紮 ………………………………………………… 43
- Lesson 11　糸を付けた鉗子を使って深部結紮する ……………………………… 47
- Lesson 12　結紮点を移動させて結紮する ………………………………………… 50
- 【自己評価法・Level 4】糸を付けた鉗子を使って深部結紮する ……………… 53

i

第2章 縫合法　55

Level 1　縫合針の扱い　56

- Lesson 1　縫合針を回す　56
  - 【自己評価法 ◆ Level 1 その1】Out point のマークに正確に針先を出す　59
- Lesson 2　縫合針を抜く　60
- Lesson 3　順針から逆針への持ち替え　64
  - 【自己評価法 ◆ Level 1 その2】針付きの縫合針で連続縫合する　67

Level 2　器械縫合　70

- Lesson 4　持針器で第1結紮をする（ST が向こう側）　70
- Lesson 5　持針器で第2結紮をする（ST が手前側）　72
- Lesson 6　持針器で糸を巻き取って結紮する　78
- Lesson 7　Short Tail の調節　81
  - 【自己評価法 ◆ Level 2】スポンジを縫合し，器械結紮する　86

Level 3　埋没縫合　91

- Lesson 8　埋没縫合の運針　91
- Lesson 9　埋没縫合の結紮　96
- Lesson 10　糸を2本切る　102
  - 【自己評価法 ◆ Level 3】スポンジの切り込みを埋没縫合で閉じる　106

Level 4　Z 縫合　107

- Lesson 11　浅い術野での縫合止血　107
- Lesson 12　深部 Z 縫合　111
  - 【自己評価法 ◆ Level 4】擬似血管からの出血を縫合止血する　119

第3章 吻合法　121

Level 1　内翻縫合の運針　122

- Lesson 1　後壁全層縫合の運針　123
- Lesson 2　前壁全層縫合の運針　126
- Lesson 3　前壁，後壁移行部の全層縫合の運針　128

| 【自己評価法 ◦ Level 1 その1】前後壁縫合が内翻になっているか確認する ············ 131
| 【自己評価法 ◦ Level 1 その2】前壁，後壁移行部を運針する ······················· 132

Level 2　Gambee 吻合 ··· 134
Lesson 4　後壁の運針 ··· 134
Lesson 5　前壁の運針 ··· 140
【自己評価法 ◦ Level 2】ブタの胃-胃吻合を行う ··································· 143

Level 3　口径差のある吻合 ·· 145
Lesson 6　口径差のある後壁吻合 ··· 146
Lesson 7　口径差のある時の前壁吻合 ·· 148
【自己評価法 ◦ Level 3】ブタの食道-胃吻合を行う ································· 150

第4章　剥離・切開法　151

Level 1　ハサミで切離する ·· 152
Lesson 1　ハサミの片刃で剥離し切離する ······································ 152
Lesson 2　両刃を用いて剥離切開を行う ·· 154
Lesson 3　結合組織を切りながら剥離する ······································ 157
【自己評価法 ◦ Level 1】ブタの胆嚢摘出（ティッシュラボ）を行う ············ 161

Level 2　血管処理 ❶ ··· 162
Lesson 4　血管前壁の結合織を切離して血管を処理する ····················· 162
Lesson 5　血管側壁からアプローチして血管を処理する ····················· 169
【自己評価法 ◦ Level 2】ブタの胃での血管処理（ティッシュラボ）を行う ···· 171

Level 3　血管処理 ❷ ··· 173
Lesson 6　太い血管の剥離操作 ·· 173
【自己評価法 ◦ Level 3】アニマルラボでの下大静脈，腎静脈，肺動脈の血管処理 ············ 177

付録　教材の入手先，作成法 ··· 178

Attention! まずはじめにお読みください!!
本書の使い方と手術習練の心得

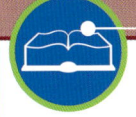

練習方法

　基本的手術手技の「結紮法」「縫合法」「吻合法」「剥離・切離法」の各章には，それぞれ Level 1 から難易度別に手技の練習方法とコツ，うまくいかないときの解決のヒントを示した．各レベルの終わりには自己評価方法を載せている．自分の技量に応じて各章の同じ Level を順に学ぶ方が効率はよい．使用する教材の入手先，作成方法は巻末に記載した．いずれも病棟や手術室にあるものを用いており，いつでもどこでも練習ができるように工夫している．

自己評価法

ビデオフィードバックシステム

　自分の手技を客観的に自己評価することが上達のコツである．パソコン用の高性能 Web カメラを応用する．PC の前で自分の手技を繰り返し撮影し，本書添付の DVD と対比しながら完成度を上げていく．

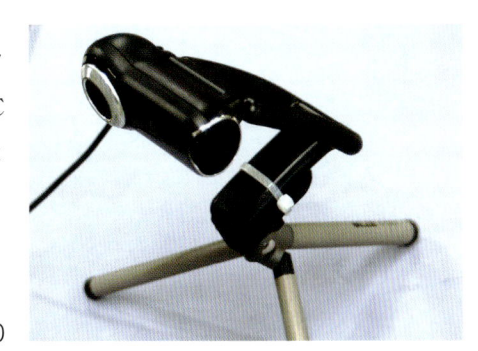

Logicool 社製　Qcam® Pro 9000

手元モニターシステム

　本書付録の DVD には，手術操作の説明ビデオ（解説編）の他に，練習のお手本となる動画（練習編）を収録している．練習編では，テロップ付きでゆっくりとした動作で同じ動画が繰り返し収録されている．さらに，iPod touch/iPhone などの携帯型画像閲覧装置を手元に置き，参考にしながら手技を学べるように，練習編の動画を iPod 用の動画ファイルとして，添付 DVD の「iPod Folder」内に収録している．

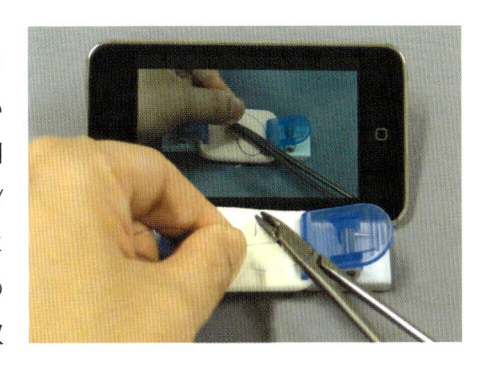

Attention! 　本書の使い方と手術習練の心得

手技にかかる時間と Learning Curve

　手術手技を分析すると，手技の目的となる主たる「目的操作」と，その前後にあり目的操作の準備や後処理のための「補助的操作」から成り立っている．たとえば，結紮手技は糸を締める操作が「目的操作」で，糸を絡めたり，糸を裁いたりする操作は「補助的操作」となる．

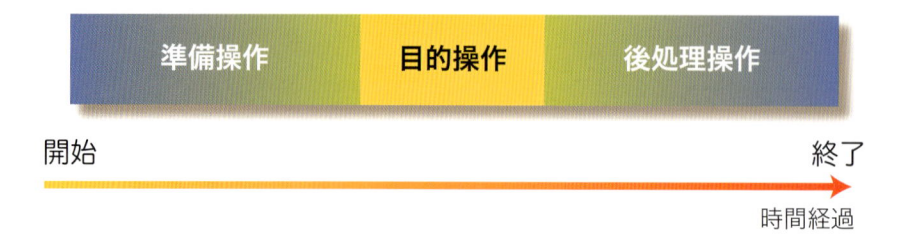

| 準備操作 | 目的操作 | 後処理操作 |

開始 ──────────────→ 終了
　　　　　　　　　　時間経過

― 第 1 段階 ―

　最初は，補助的操作のなかにも目的操作のなかにも不要な動作ややり直しなどの無駄な動作が混じっている．この段階の目的は，操作の速度を上げることではなく，無駄な操作を少なくすることである．不要な動きが残ったまま先に進むと粗い手術になる．本書では手技の要素を抽出して段階的 Lesson に分け，さらに Step として無駄のないな手順を解説している．

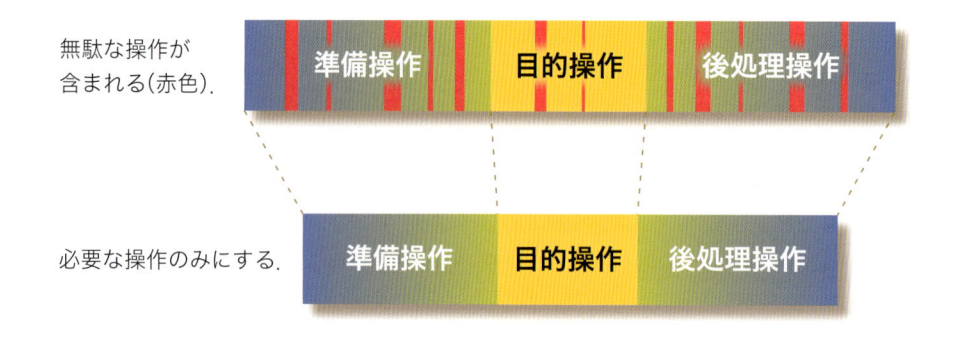

無駄な操作が含まれる(赤色)．　|準備操作|目的操作|後処理操作|

必要な操作のみにする．　|準備操作|目的操作|後処理操作|

― 第 2 段階 ―

　第 1 段階で洗練された操作が体得できたら，同一操作を繰り返し連続して行う．この時，1 回目の目的操作後の後処理操作と 2 回目の準備操作が同時進行するように練習する．

　本書では自己評価に主に連続技を取り入れたテーマを設定している．さらに補助的操作の速度を上げる練習を繰り返すが，目的操作はあえて相対的にゆっくり確実に行うように心がける．つまり，この段階では操作に「緩急」がつくことになる．

| 準備操作 | 目的操作 | 後処理操作 | 準備操作 2 | 目的操作 2 | 後処理操作 2 |

無駄がなくなったら同じ操作を連続して行う．

本書の使い方と手術習練の心得　Attention!

| 準備操作 | 目的操作 | 後処理操作 |

　　　　　| 準備操作2 | 目的操作2 | 後処理操作2 |

補助的操作を同時進行させながら速度も上げるが，目的の操作はゆっくり丁寧に行う．

■ 第 3 段階 ■

目的操作も確実性を保ちながら速度を増す段階になる．

| 補助操作 | 目的操作 | 補助操作 | 目的操作2 | 補助操作2 |

　素早く手技をこなしたい気持ちは理解できるが，手術は安全であって初めて成り立つ．無駄な操作が残ったまま手を早く動かしても，荒くて粗暴な手術となってしまう．いずれの段階においても，手技の目的となる大切な操作はゆっくり丁寧にかつ確実にこなす．右手と左手が同時進行する無駄のない確実で丁寧な動き，つまり茶道のお手前のように

「流れるような無駄のない美しい所作」

を目指そう．

Attention! 本書の使い方と手術習練の心得

添付 DVD について

■ 「解説編」と「練習編」

　添付の DVD には，本文の内容とリンクした解説ムービー「**解説編**」と，手技の訓練を行う時に使用するムービー「**練習編**」が収録されている．本文を読みながら「解説編」で手技の理論的根拠とコツを学んだ後，手技を Step ごとにゆっくりと繰り返す「練習編」のムービーを参考にしながら，モニターの前で訓練を行う．さらに添付の DVD には，自分の手技と同じ視野内で手本を参照できるよう，iPod touch や iPhone などの携帯型画像閲覧装置用に圧縮した「練習編」の動画データを DVD の「iPod Folder」に収録してある（mp4 形式）．適宜，PC 経由で転送して利用する．

■ DVD マーク

　本文中にはリンクした DVD 内の操作ボタンがわかるよう，実際の手技を見て学べる箇所に「DVD マーク」が付られている．マークの意味は以下の通りとなっている．

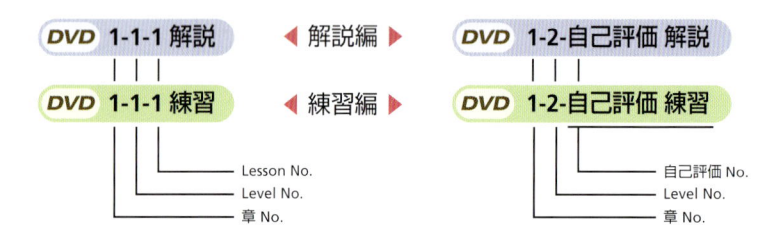

```
DVD 1-1-1 解説       ◀解説編▶    DVD 1-2-自己評価 解説
  │ │ │                           │ │
DVD 1-1-1 練習       ◀練習編▶    DVD 1-2-自己評価 練習
  │ │ │                           │ │
  │ │ └─ Lesson No.               │ └─ 自己評価 No.
  │ └─── Level No.                └─── Level No.
  └───── 章 No.                        章 No.
```

　例えば DVD 2-1-2 解説 は，DVD menu 画面の「第 2 章」▶「Level 1」▶「Lesson 2」の「解説」ボタンを指す．

■ 添付 DVD についての補足事項

　添付の DVD は PC 上の DVD プレーヤー（Windows，Macintosh どちらでも再生可能※）や家庭用 DVD プレーヤーでの再生も可能である．画面の構成上，縦横比 16：9 のワイド画面での視聴が望ましい．縦横比 4：3 の従来型のテレビに接続した家庭用 DVD プレーヤーでは機種や設定によっては画面の左右が切れて表示されることもある．

■ 添付 DVD についての免責事項

　本 DVD を使用した結果については，著者および版元のいずれもいかなる責任をも負いかねることを了承の上，使用されたい．また，「iPod Folder」内のデータ転送の際に不具合が生じた際は，まずその機器のメーカーに相談してほしい．

※推奨システム環境

Windows　　：　Windows XP Service Pack 3 以上
Macintosh　：　Mac OS X 10.6 以上
　　上記以外のシステムでは，正しく再生されないこともある．ただし DVD 再生ソフトウェアを変更することで再生可能な場合もある．詳しくは各ソフトウェアメーカーに相談されたい．

第 1 章

結紮法

Chapter 1 —— Ligature

糸を結ぶことは手術の最も基本で大切な手技である．指導医は糸結びの習熟度で研修医の技量のレベルを判断している．様々な糸結びのなかで，最も基本で確実な「両手結び」での Square Knot を極める．

● 問題 ●

■ 第 1 結紮を左手の第 2 指で締めた．

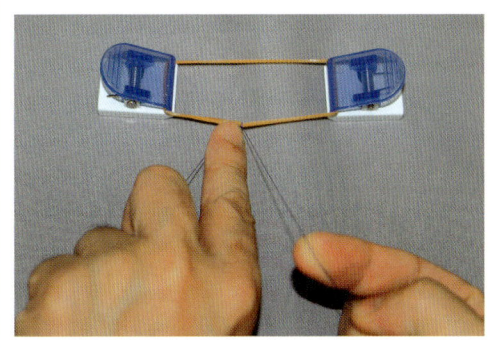

■ 第 2 結紮で糸を締めるのに使うのは左手の第 2 指？　それとも右手の第 2 指？

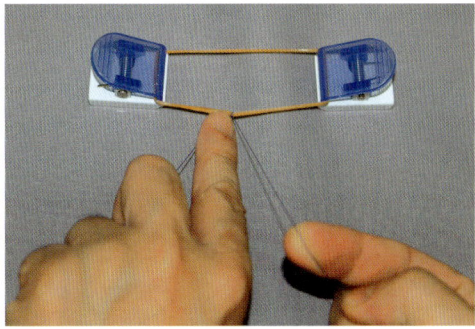

左手第 2 指？ 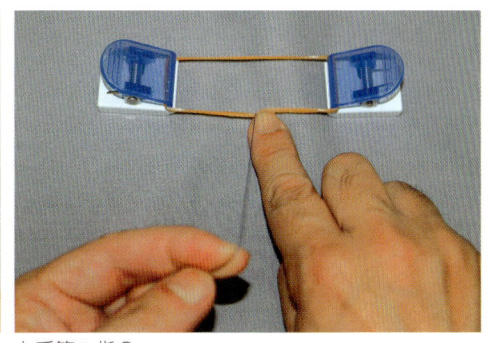　　　　　　　　　　　　右手第 2 指？

【正解は Lesson 5 のコラム（➡p.21）】

第1章　結紮法

□結紮法　　　　　　　　　　　　　　　　　　　　　Level 1
両手結びで糸をからめる

結紮は糸を「紮（から）げる」動作と「締める」動作の2つの要素から成り立っている．Level 1 では，前者の紮げる動作を習得する．

ポイント
- 指先だけでなく，手首の回転を使う．
- 一つの動作は次の動作のための準備と同時進行する．

必要物品
- 結紮糸：40cm の絹糸（慣れるまでは一方の端に色を付ける）
- マグネットクリップ

Lesson 1　糸の持ち方

DVD 1-1-1 解説
DVD 1-1-1 練習

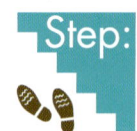

Step:
1. 糸の端（以下 Head と記載）が上を向くように左手第1指，第2指でつまむ．
2. 2-4 指の左側に糸がくるように持つ．
3. 左手第1指が水平になるように手首を曲げる．
4. 第4指を曲げて，第3・4指の間を開く．

Step ❶

Head が上を向くように左手第1指，2指で糸をつまむ．

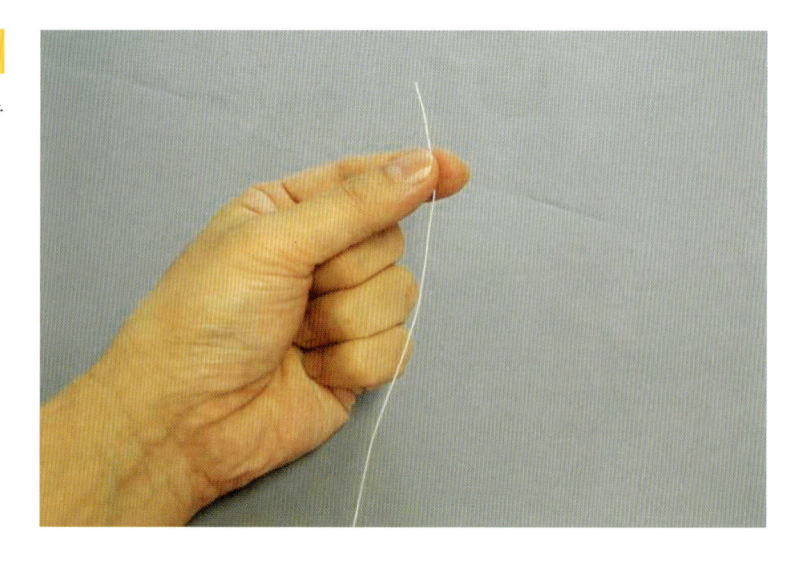

| Level 1 両手結びで糸をからめる | Level 2 両手結びで糸を締める | Level 3 深部結紮 | Level 4 長糸を結紮する |

Step ❷

手の中に糸があるように糸をつかむ．
糸の向かって右側に第2，3，4指，左側に第1，5指が位置する．

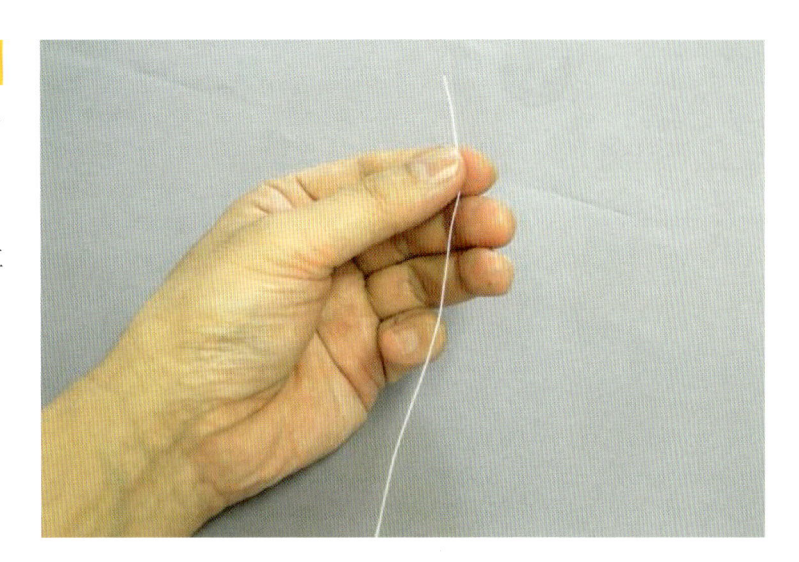

手が小さい人は第5指を入れてもよい．

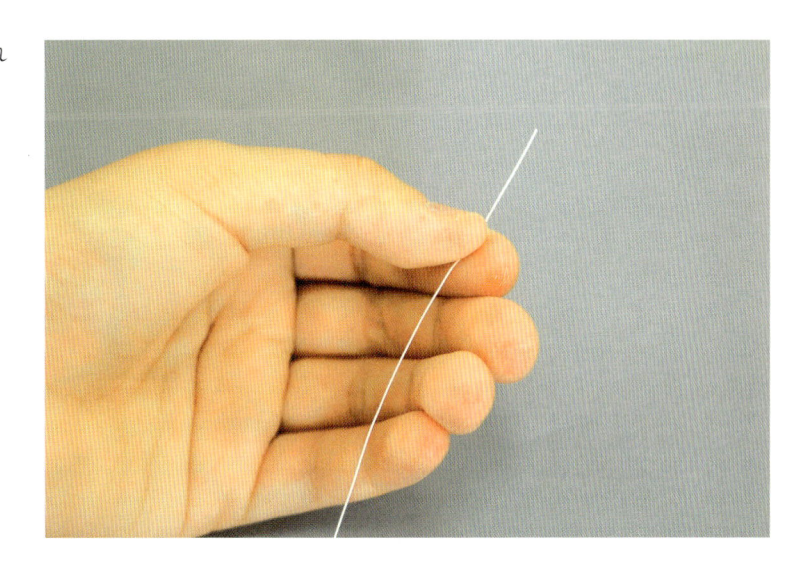

Step ❸, ❹

左手第1指が水平になるように手首を曲げ，第4指を曲げて，第3，4指の間を開く．

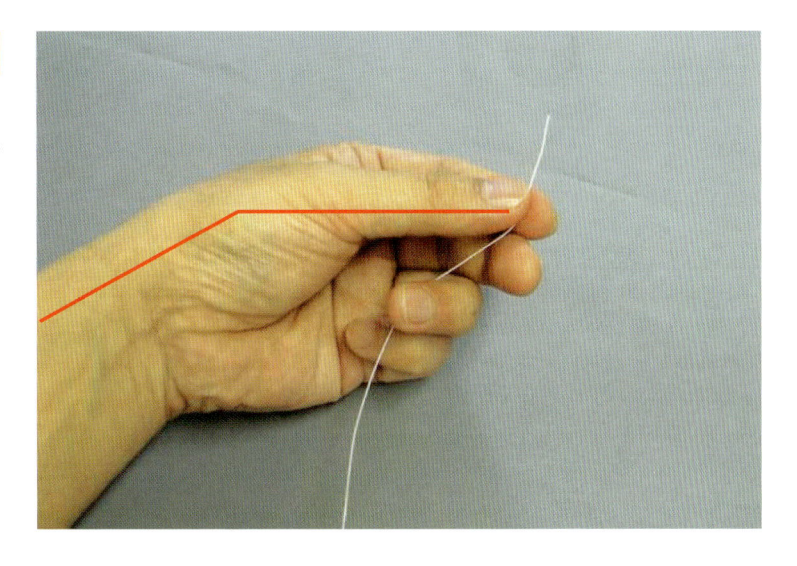

第1章　結紮法

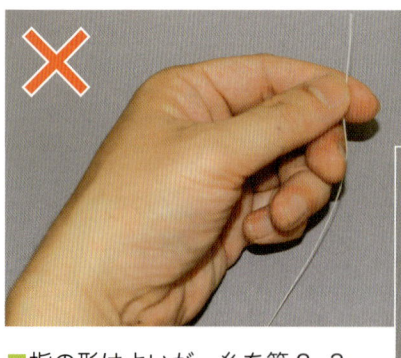

■指の形はよいが，糸を第2, 3, 4指で握っていない．糸は第2-4指の左を通る．

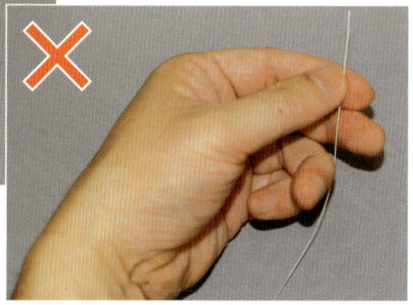

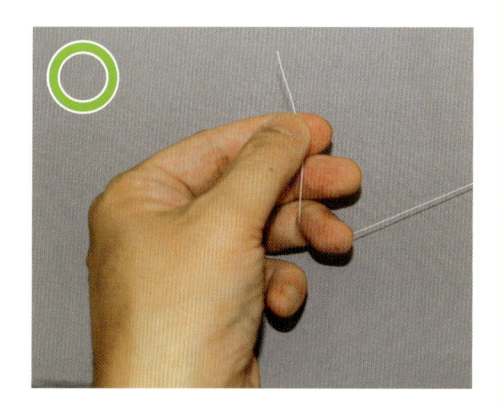

■左側から見たところ．第2-4指で糸を握っている．

■手首が伸びていて，第1指が水平になっていない．Lesson 2で右手に無駄な動作が必要となる．

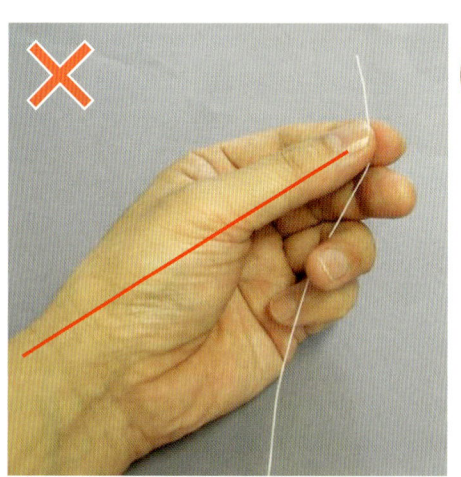

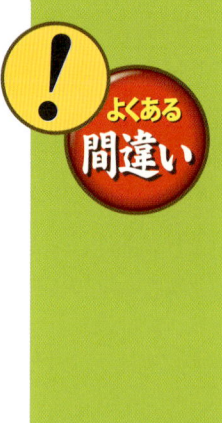

| Level 1 両手結びで糸をからめる | Level 2 両手結びで糸を締める | Level 3 深部結紮 | Level 4 長糸を結紮する |

Lesson 2　左手に糸を絡める　第1結紮

DVD 1-1-2 解説
DVD 1-1-2 練習

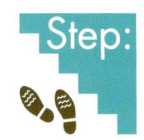

Step:

1. Lesson 1 の Step ❹（→p.3）から開始.
2. 左手親指の上からかぶせるように反対側の糸の端（以下 Tail と記載）を回す.
3. 左 3-4 指の間で Tail をキャッチ.
4. 右手を離して Head をつまむ.
5. 左手の第1，2指でつまんでいた糸をリリース.
6. Tail をつかんだまま，左手首を時計回りに 90 度回転.
7. 横に引く.

Step ❶

左手の準備.

CHECK POINT
1. Head が上向き
2. 第2-4指は糸の右
3. 第3，4指間が開いている
4. 第1指は水平

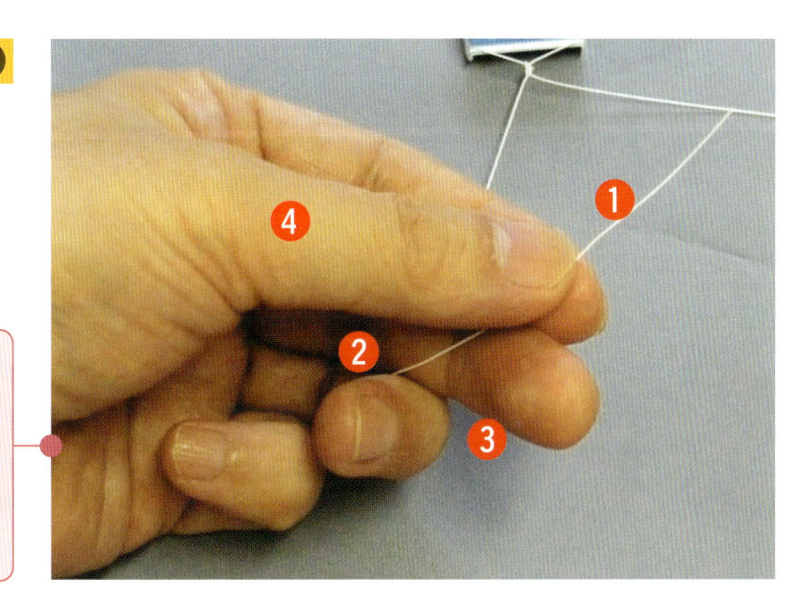

Step ❷

左手親指の上を向こうから手前に Tail を回す. Tail は Head の左側を通過. 矢印は右手の動き.

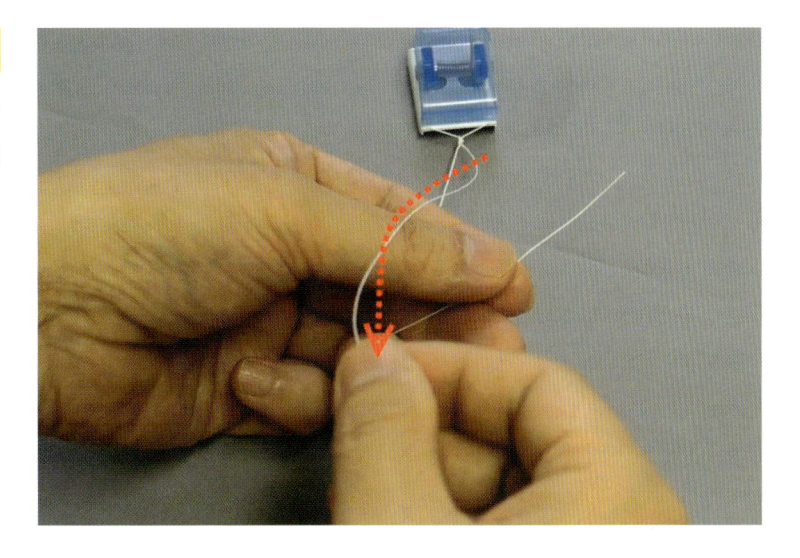

第1章　結紮法

Step ❸

Tail を左手 3-4 指の間でキャッチする．

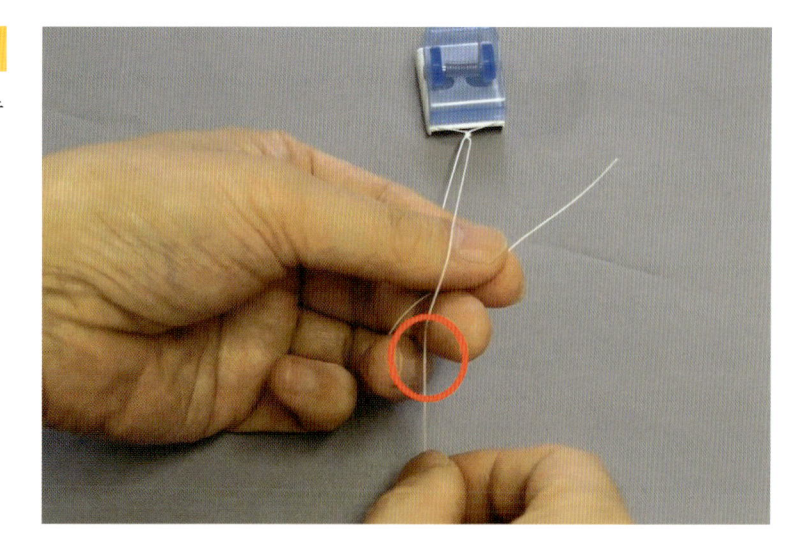

Step ❹

右手で Head をつまむ．

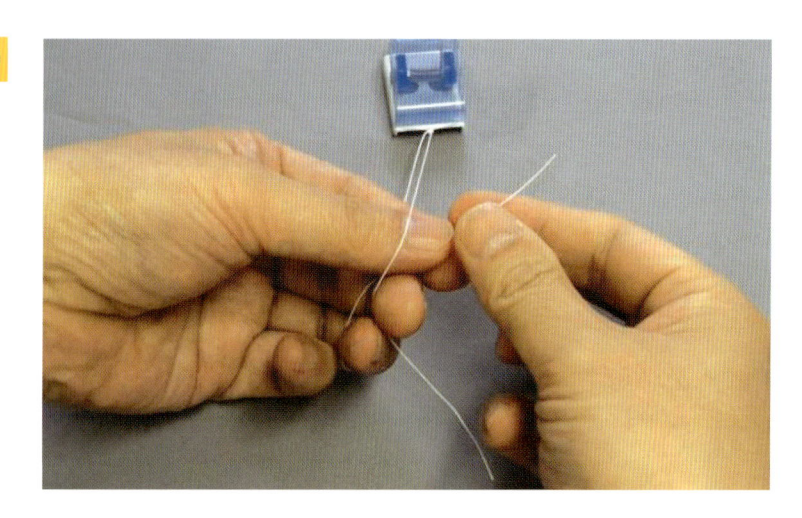

Step ❺

左手の第 1，2 指で持っている糸を離す．
糸が左手の中で十字に交差する（◎）．

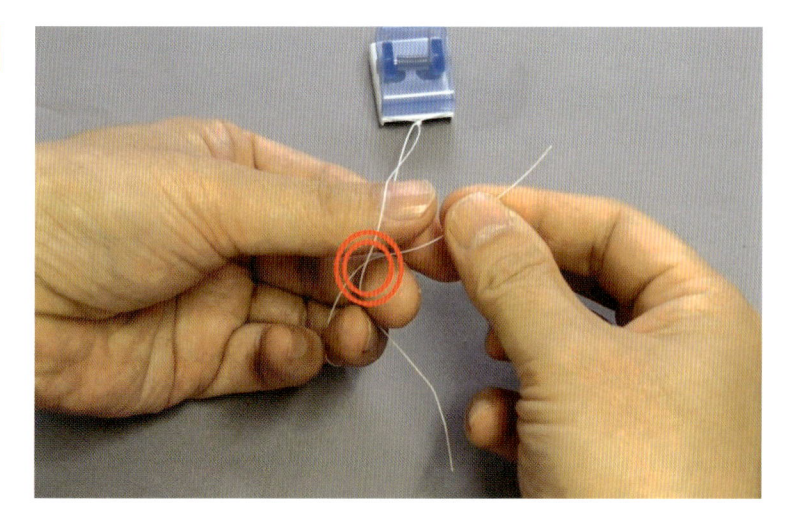

| **Level 1**　両手結びで糸をからめる | Level 2　両手結びで糸を締める | Level 3　深部結紮 | Level 4　長糸を結紮する |

Step ❻

Tailをつかんだまま，左手首を手の甲が見える方向に回転させる．

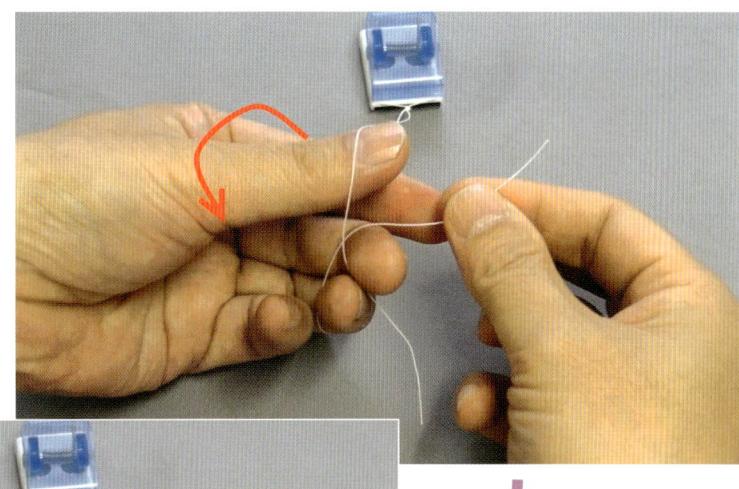

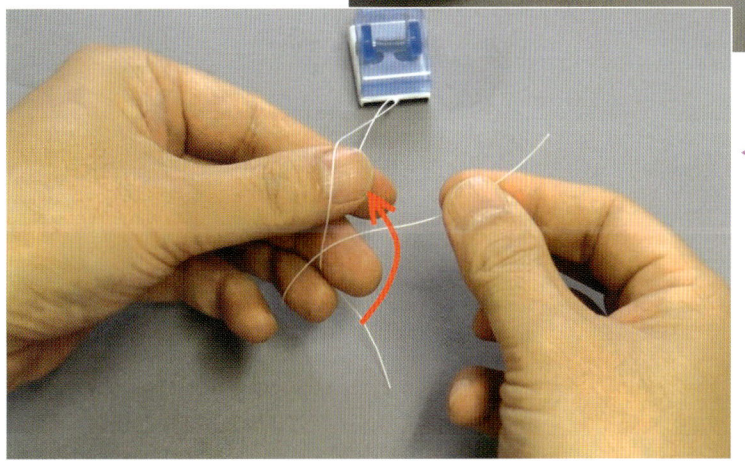

Tailは糸をくぐり，左側へ移動．

Step ❼

そのまま横に引く．

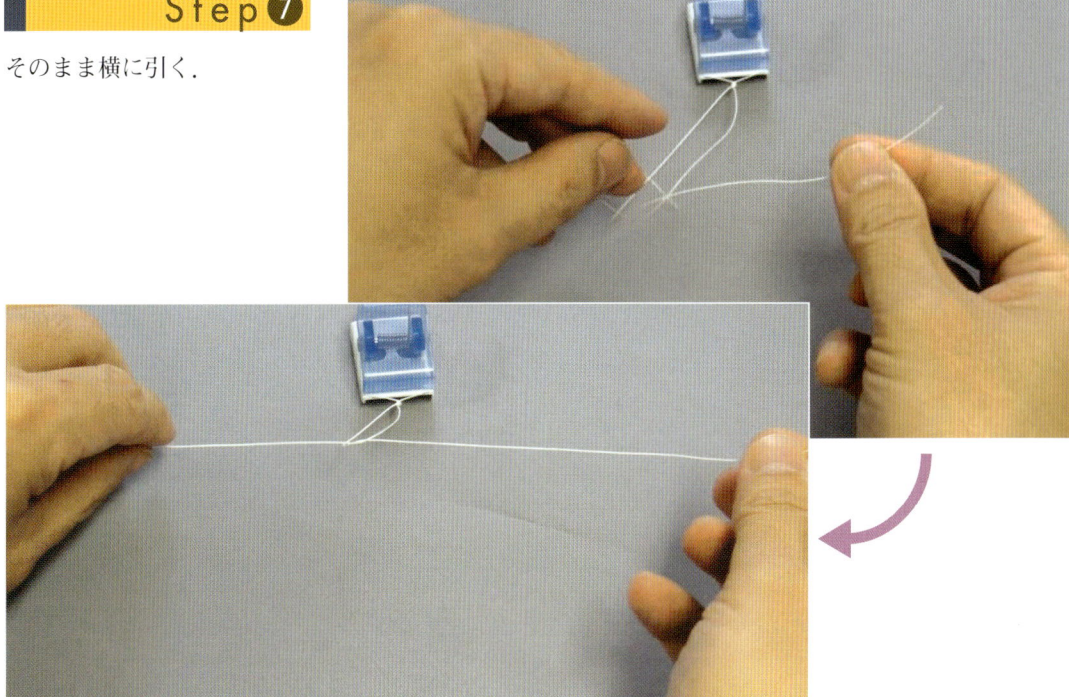

第1章　結紮法

こんな時どうする？　糸が絡まない

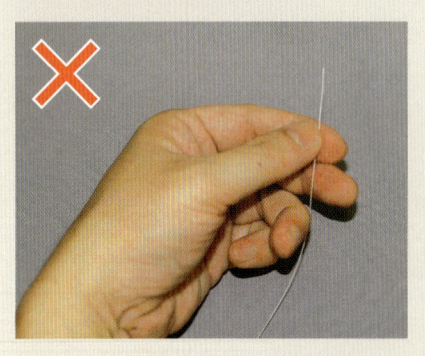

Step❶ で糸を握っていない．

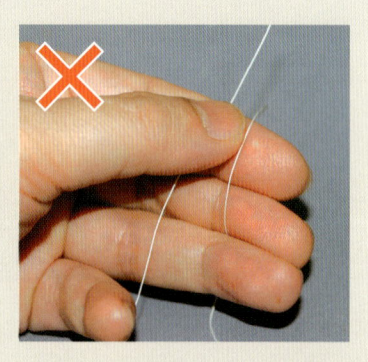

または，Step❷ で Head の右に糸をかけている．

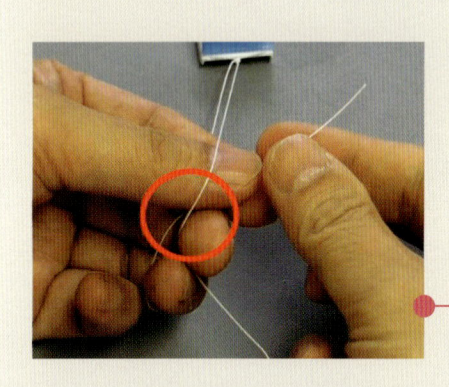

☑ **CHECK POINT**
Step❸ で手の中で糸が十字に交差していること！

こんな時どうする？　横に引く時に手に糸が引っかかる　DVD 1-1-2 解説

- ① 糸を持った時に手首が伸びていると，横向きに大周りに糸を回さなくてはならず，左手の必要回転角が大きくなり，左手が糸の輪から抜けにくくなる．左手首を曲げて，第1指が水平になるように手首を曲げ，左手に持った糸は向こう側から手前に真っ直ぐに回す．
- ② Step❶ で第1指の第1関節より右（Head 寄り）に糸をかける．

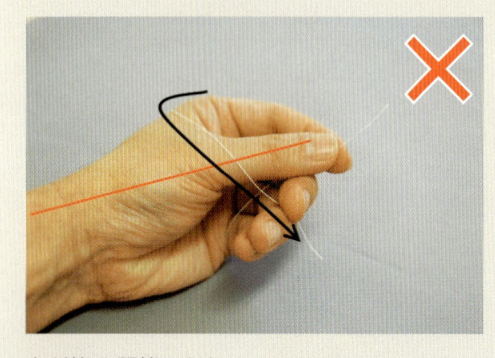

糸が第2関節にかかってしまっている．

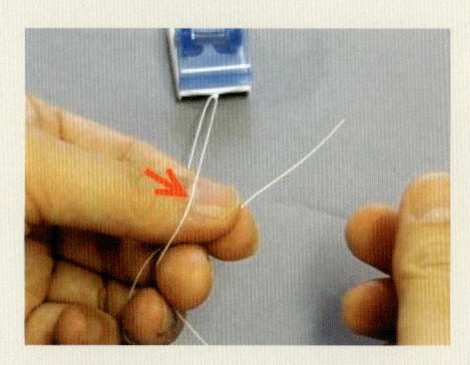

Step❷ で糸は第1指の爪根を通る．

| Level 1 両手結びで糸をからめる | Level 2 両手結びで糸を締める | Level 3 深部結紮 | Level 4 長糸を結紮する |

こんな時どうする？ 糸を手前から向こうにかけてしまう

■第3，4指にキャッチすることに意識を集中すると，反対向き（下から上に）糸をかけてしまうことがある．慣れるまで親指に矢印を書いたテープを貼り，矢印を見ながら糸をかける．

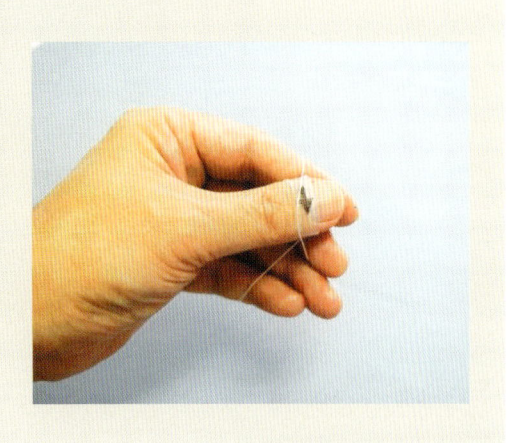

Lesson 3　右手に糸を絡める　第2結紮

DVD 1-1-3 解説
DVD 1-1-3 練習

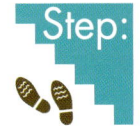

Step:
1. 右手でLesson 1と同様にHeadを持つ．
2. 左手に持ったTailを親指の爪の右側に回す．
3. 右手3-4指の間でTailをキャッチし，左手で持った糸をリリース．
4. 左手で第1，2指でHeadをつまむ．
5. 右手の第1，2指をリリースし，左手首を時計方向に90度回転させながら横に引く．

Step ❶

右手でLesson❶と同様にHeadを持つ．

CHECK POINT
❶ Headが上向き
❷ 第2−4指は糸の向かって左
❸ 第3，4指間が開いている
❹ 第1指は水平

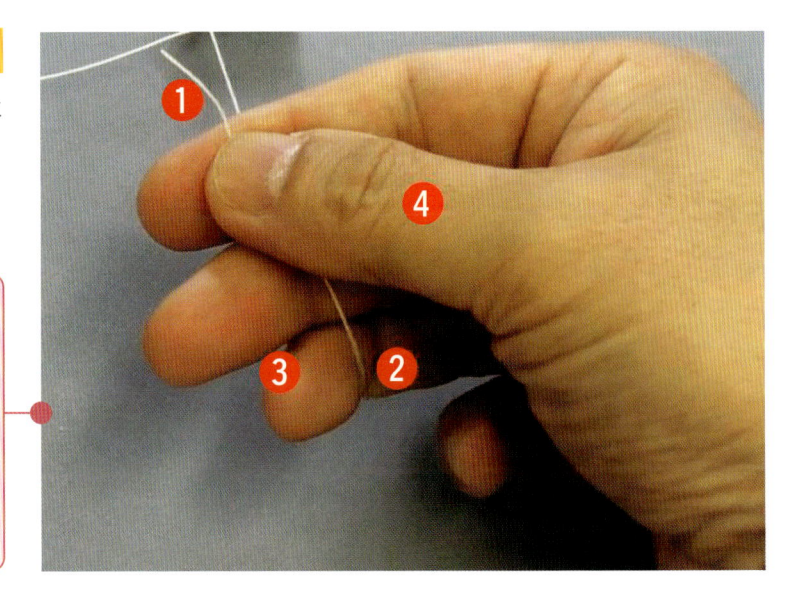

第1章　結紮法

Step ❷

左手に持った Tail は，親指の爪の右側を回す．

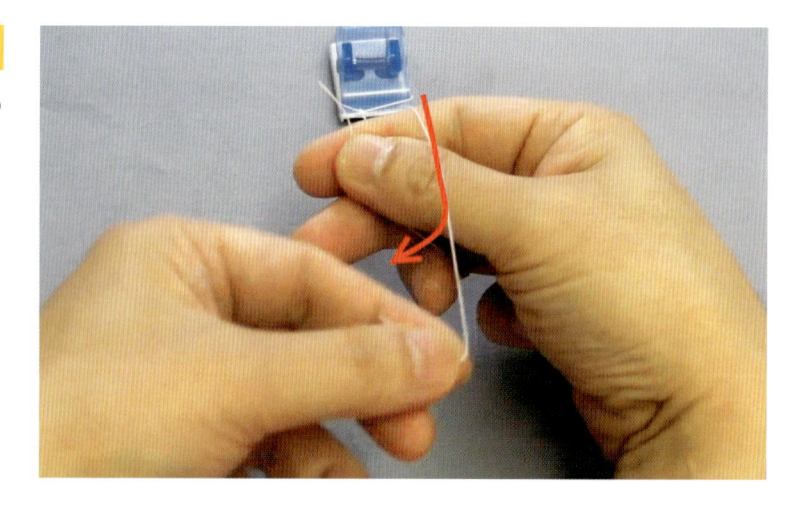

Step ❸

第 3-4 指の間で Tail をキャッチし，左手で持った Tail を離す．

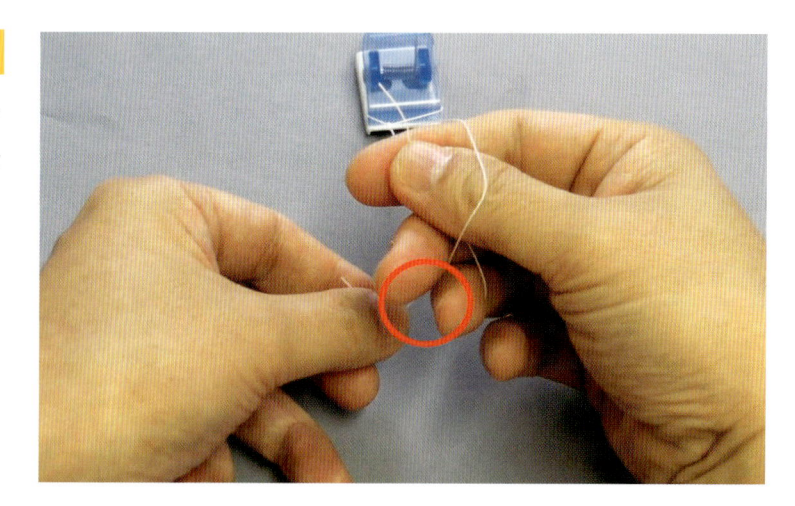

Step ❹

左手で Head をキャッチする．

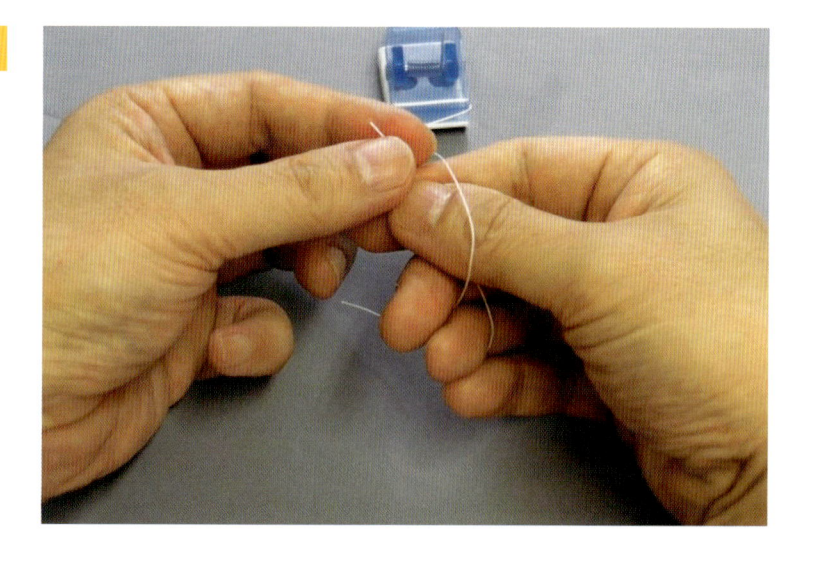

Step ❺

右手の第1,2指をリリースし,左手首を時計方向に90度回転して糸を挟んだまま右手を抜く.

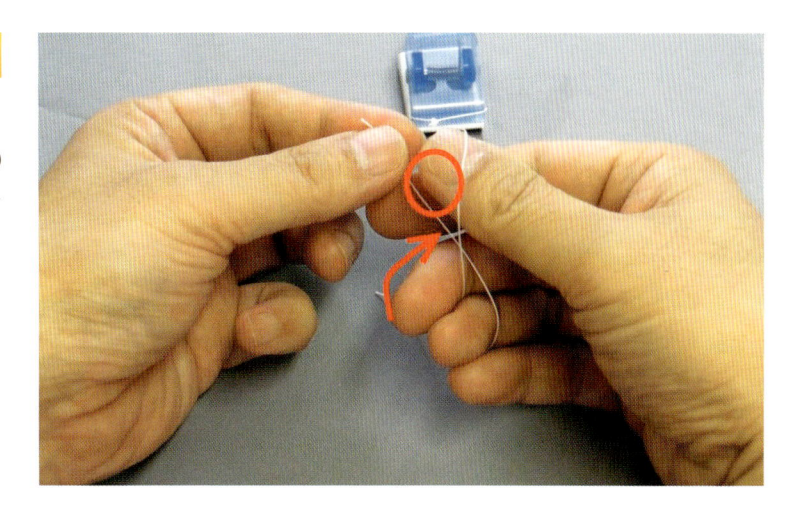

Step ❻

そのまま横に引く.

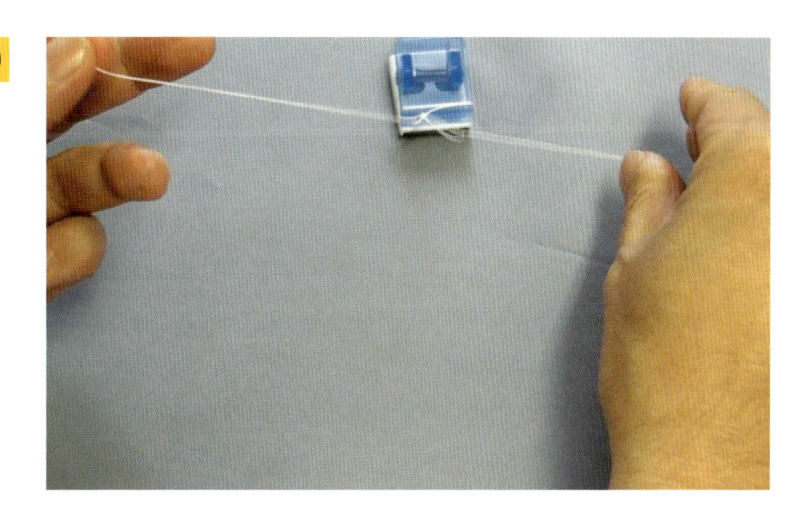

第 1 章 結紮法

| 自己評価法 Level 1 | ▶ 手元を見ないで両手結びを行う |

DVD 1-1-自己評価 解説

手元を見ないで Lesson 2 と Lesson 3 を続けて行う．

こんな時どうする？ 第 1 結紮から第 2 結紮へ移行する時に時間がかかる

DVD 1-1-2 解説

■第 1 結紮の最後で糸を横に引く時に，右手に糸を握り第 2 結紮の右手の準備をすると，第 2 結紮にスムーズに移行できる．

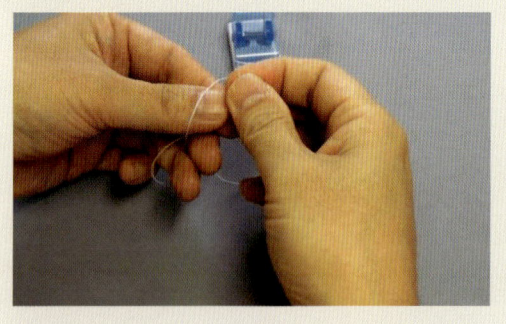

第 1 結紮の終わり（Lesson2, Step❼（→p.7）参照）．

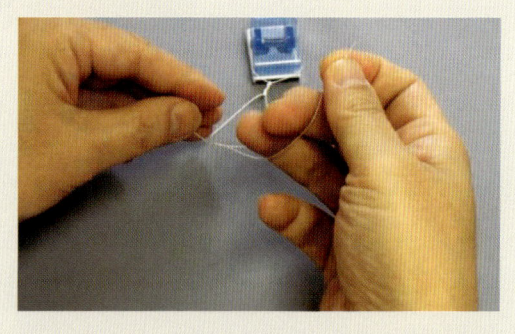

横に糸を引くと同時に右第 3，4 指で糸をつかむ．

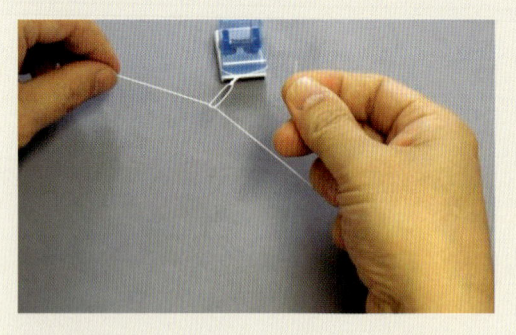

第 1 結紮の終了時には，第 2 結紮の準備が終わっている．

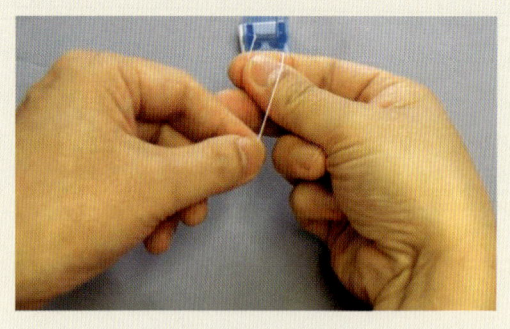

無駄なく第 2 結紮に移行できる．

Level 1	Level 2	Level 3	Level 4
両手結びで糸をからめる	両手結びで糸を締める	深部結紮	長糸を結紮する

こんな時どうする？ 左手でHeadをキャッチする時，糸が短い

DVD 1-1-2 解説

■第1結紮でHeadをキャッチする時に，糸の端をつかむと糸の余裕がなくなるので，糸の根本をキャッチする．

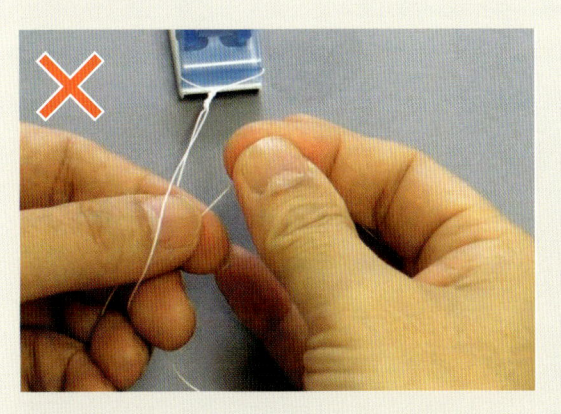

Headの先をつまんでしまうと…

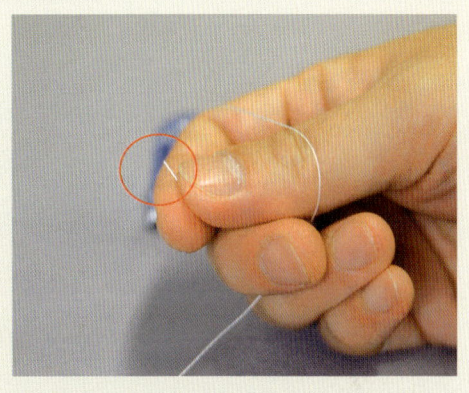

第2結紮に移った時につかむ糸が短い．

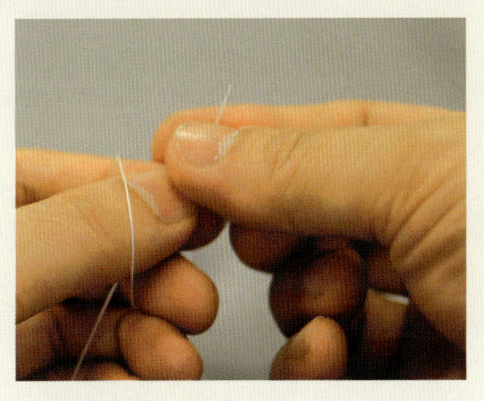

第1結紮ではHeadの根本を下からつかむ．

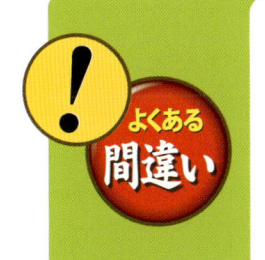

よくある間違い

■上から糸をつかむと，第2結紮で糸が上を向かない．

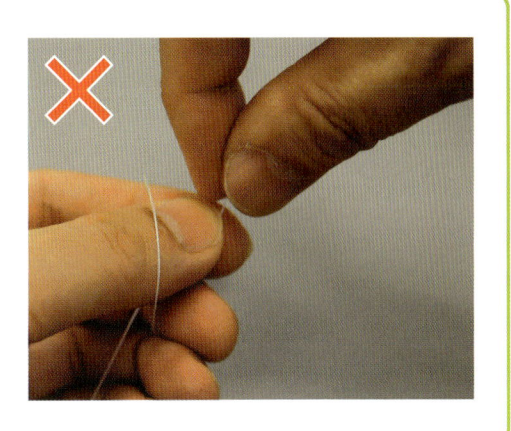

第1章 結紮法

こんな時どうする？ 糸を見ないとつかめない　DVD 1-1-自己評価 解説

■糸の先がどちらを向くかは予測できないが，左手でHeadを持っている所には確実に糸が存在する．手元を見なくても，糸をつかんだ部分の触覚を頼りに糸をつかむことができる．左第1,2指で糸を感じる位置の向こう側で左右の第2指が重なるように指を置き，右第1指で糸をつまむ．こうすれば糸の先がどちらを向いていても，手元を見ないで糸をつかむことができる．

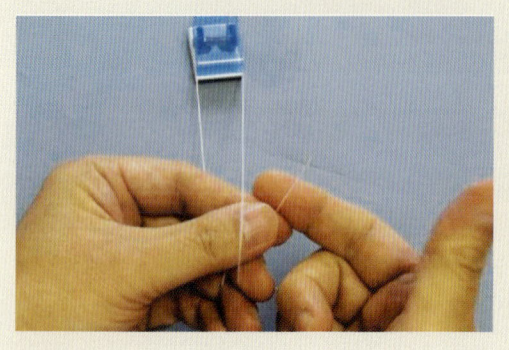

左手で糸を感じる位置の向こう側に人差し指を重ねる．

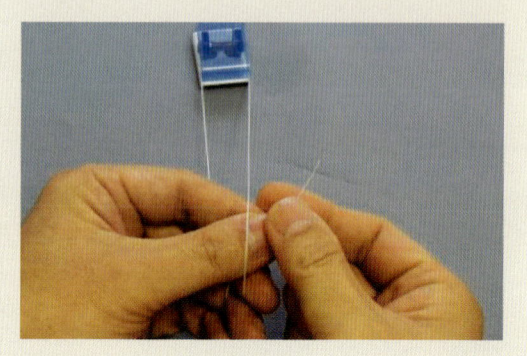

第1指をかぶせると糸がつまめる．

こんな時どうする？ 糸が結べていない

■Lesson 1 で糸を第2-4指で手の中に持っていない．第1-2指と同じく，第2-4指で糸をつかんだ時に糸が手の中にある感覚を覚える．

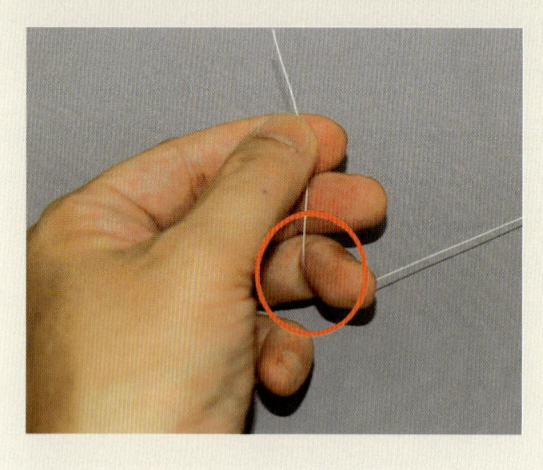

第4指にかかった糸の感覚を覚える．

| Level 1 両手結びで糸をからめる | Level 2 両手結びで糸を締める | Level 3 深部結紮 | Level 4 長糸を結紮する |

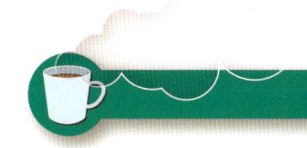

コラム＊COLUMN

野球の練習と外科手技の訓練

　手術中には手元をみて糸を絡めていない．視線は結紮中で最も大切な部位，すなわち結紮点に集中している．糸を持っている手の感覚だけで正確に糸を絡めることができるように繰り返し練習する必要がある．

　イチローは，練習の時にはボールからわざと目を離して捕球している．

　プロは「視覚に頼らない感覚」を研ぎ澄ますことが大切である．

第 1 章　結紮法

結紮法　　Level 2
両手結びで糸を締める

Level 2 では，結紮の目的の操作である糸を「締める」動作を学ぶ．

ポイント
- 結紮点が動かない．
- 無駄な動きがない．
- 糸が緩まない．

必要物品
- 結紮糸：3-0 40cm の絹糸（本書では視認性をよくするため 2-0 を使用）
- マグネットクリップ：2 個
- 輪ゴム

Lesson 4　左手第 2 指で結紮を締める

DVD 1-2-4 解説
DVD 1-2-4 練習

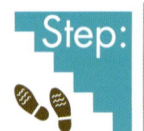

Step:
1. Lesson 2 の Step❺（➡p.6）のあと，横に糸を引き Loop を小さくする．
2. 左手第 2 指の爪の右端を結び目の左側に当てる．
3. 右手を手前に引きながら左の爪を向こう側に押し，結紮を強める．

Step ❶, ❷

Step❶：第 1 結紮の最終段階．糸を横に引きながら，
Step❷：左手第 2 指の爪を結び目の左側に当てる．

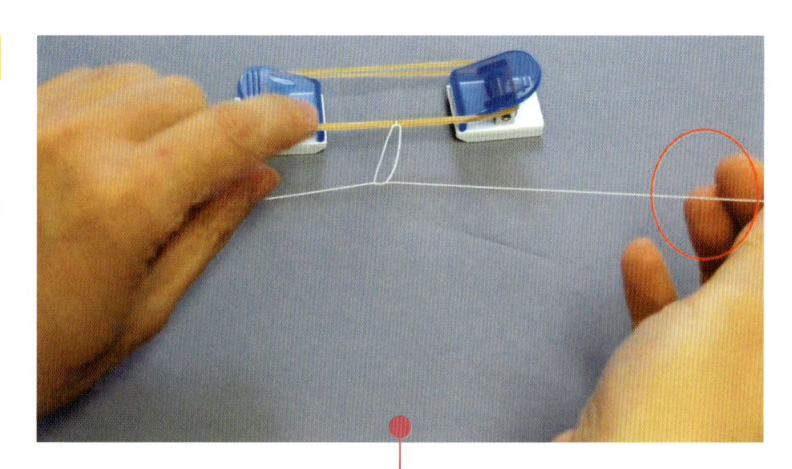

☑ CHECK POINT
左手は第 3，4 指で糸をつかんでいる．

| Level 1 両手結びで糸をからめる | **Level 2 両手結びで糸を締める** | Level 3 深部結紮 | Level 4 長糸を結紮する |

Step ❸

右手を手前に引きながら，左手第2指の爪を向こう側に押し，結紮を締める．

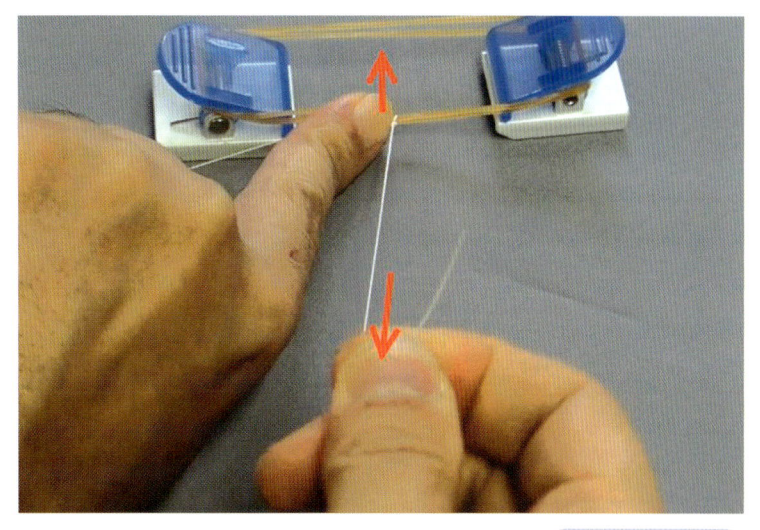

DVD 1-2-4 解説

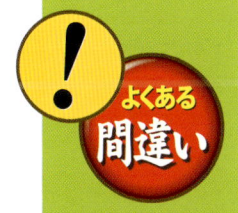

よくある間違い

■結び目全体を指で押しているので，結紮点が見えない．第2指は結び目を押すのではなく，結び目の左側を向こう側に押して糸を締める役割をしている．助手の結紮が安全かどうか，指導者は結び目に注目している．安全なことを見せるのも重要である．

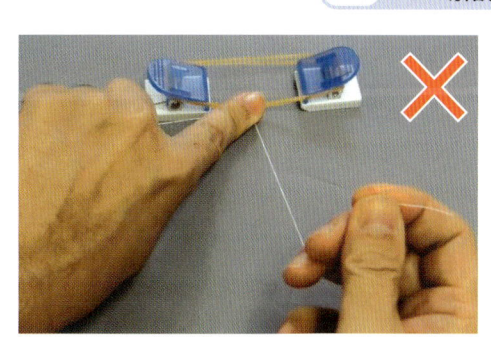

こんな時どうする？ 結紮部が動く

DVD 1-2-4 解説

■左手第2指の爪先と結紮点と右手が一直線上にないため結紮点が移動している．この時，結紮すべき血管はすでに引きちぎれていることを意味する．危険である．

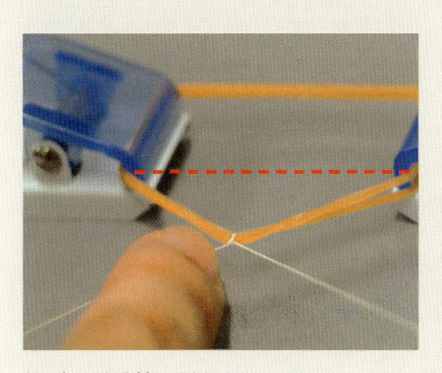

輪ゴムが手前に引かれている．

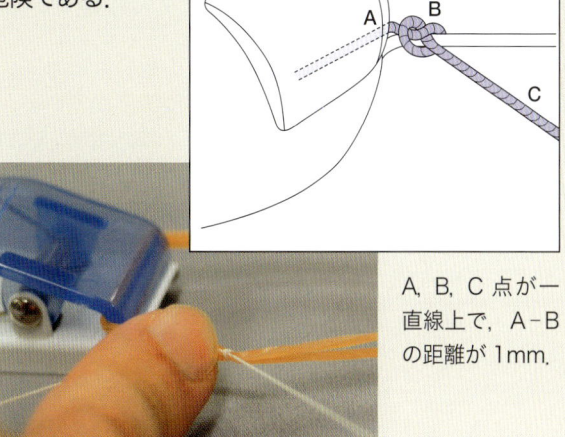

A, B, C 点が一直線上で，A-B の距離が 1mm．

第1章　結紮法

> **こんな時どうする？** 　**結紮点と左手第2指の先の距離が長くなる**

■結紮のLoopが小さくなってから，指を糸に当てる．それでも指が届かない時は，下の「こんな時どうする？」を参照のこと．

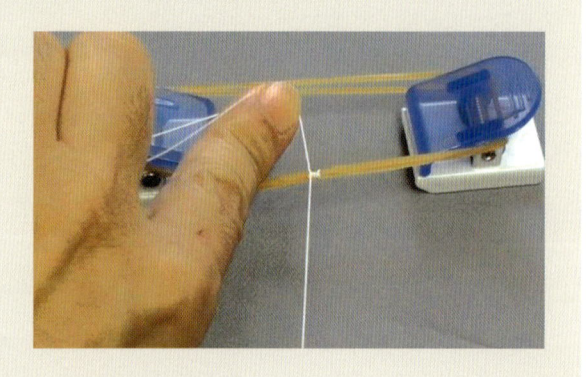

> **こんな時どうする？** 　**指が届かない**　　　　DVD 1-2-4 解説

■糸を締めようと左手第2指を伸ばしても，結紮点まで届かない．

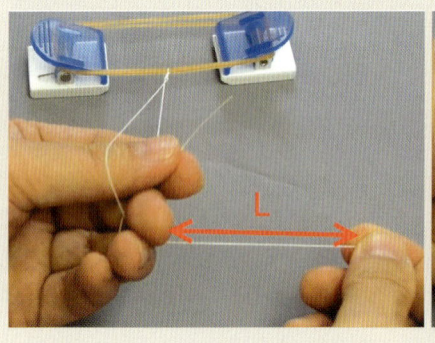

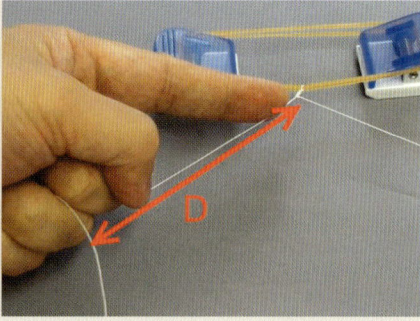

L：第1結紮でTailの端から糸をキャッチした位置までの長さ
D：左手でキャッチした位置と結紮点までの距離＝第2指をいっぱいに伸ばした時の爪の先から第4指までの距離

■この時，L＋D＝20cm（40cmの半分）となる．したがって，指がちょうど届くために必要なLの長さは術者の指の長さにより決まっている．糸を見なくても自分にちょうどいいLの長さでキャッチするように訓練する．指が伸びた状態での結紮は，次のLevel 3（➡p.31）の深部結紮の予習になる．

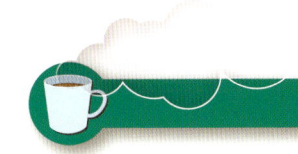

コラム * COLUMN

無駄な操作をなくして「かっこよく」

　助手からみて結紮点の向こう側は術者の領域で，ここに助手の手が無駄に登場し，視野を妨げられると術者は死角の中で危険なことが起こっていないかと不安になる．助手はなるべく離れたところで糸を絡めて，術野の視野を遮るものがないように結紮する．つまり，結紮点の近くにはいっぱい伸ばした人差し指以外のものがないようにする．指導者は深部結紮を助手に任せてよいかどうか，この時の助手の手を見て判断する．指導される側は「深部結紮も安全にできますよ」とアピールする大切な瞬間でもある．

　もたもたした無駄な動きは格好悪いし，危険である．

Lesson 5　第2結紮を締める

DVD 1-2-5 解説
DVD 1-2-5 練習

　第2結紮を絡めた後は，第1結紮と同様に左手第2指で締める〔理由はコラム「わざわざ持ち直すには訳がある」（➡p.21）参照〕．この時，左手第1，2指で Head を持っているので第3，4指に Head を持ち替えて第2指を Free にする必要がある．この手技は左手の陰で行われていて手術中は見えない．画像は下から見上げたものである．この第1，2指から3，4指への Head の移動は長糸を扱う Level 3 では必修の技術となる．

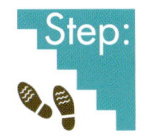

Step:
Lesson 3 の Step❺（➡p.11）の後に続けて，
1. 左手の第4指で糸に緊張をかけて，第3指を糸の下にかける．
2. 左手の第1指で糸を押さえる．
3. 左手第2指を Free にする．
4. 左手の第2指の爪を結び目に当てて向こう側に押し，結紮を締める．

Step ❶

左手の第4指で糸に緊張をかけて，第3指を糸の下にかける．

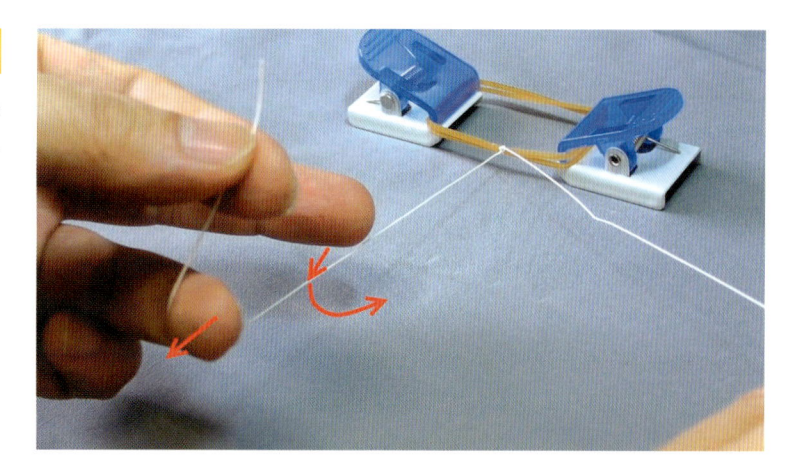

Step ❷

左手の第1指で糸を押さえる．

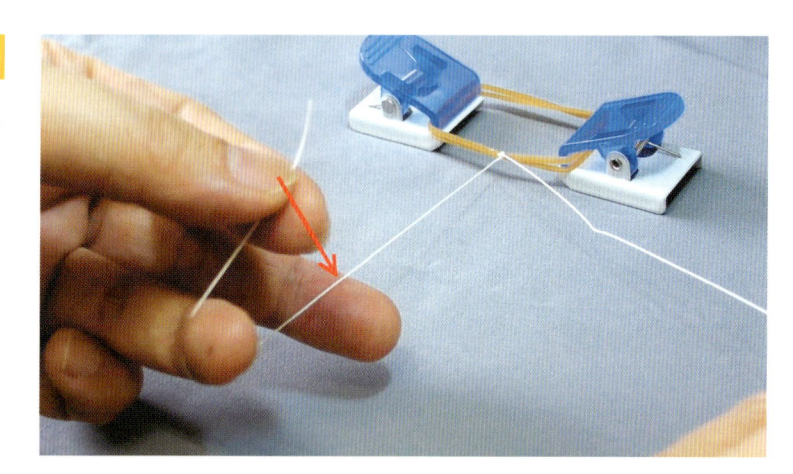

Step ❸

左手第2指をFreeにする．

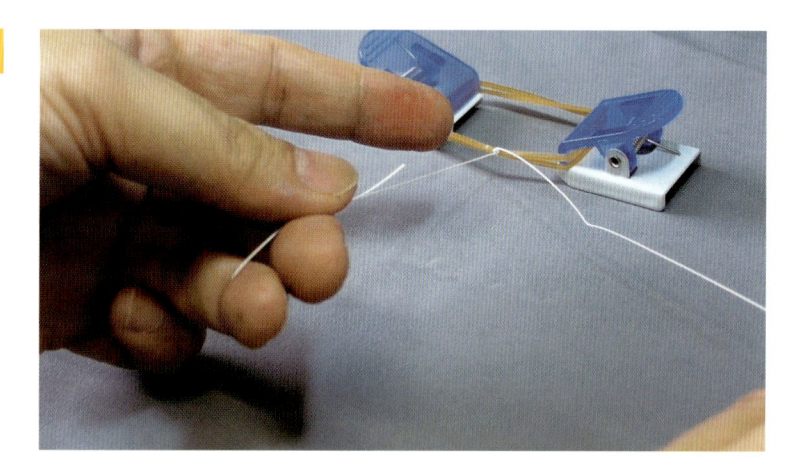

Step ❹

爪を結び目に当てて向こう側に押し，結紮を締める．

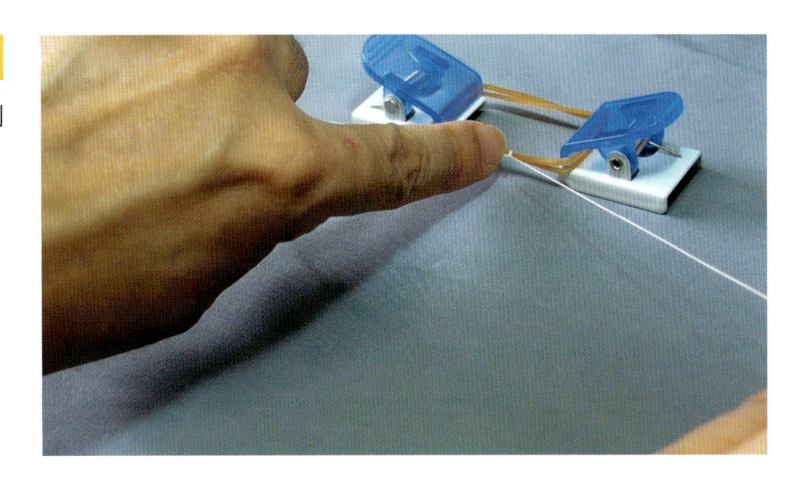

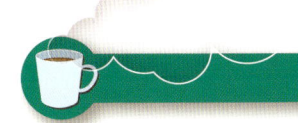

コラム * COLUMN

わざわざ持ち直すには訳がある

　深い術野となると右手も左手も入るということはあり得ない．第 1 結紮で左手が入る状況であれば第 2 結紮も左手にならざるを得ない．そのために Lesson 5 では左手第 1, 2 指で持っていた糸をわざわざ第 3, 4 指に持ち直している．一見無駄な動きであるが，これは Level 4 の長糸を用いた深部結紮（➡ p.39）においても必修の技術である．もちろん，右手で締めたあとはやはり右手になるので反対の手も練習しておく（Lesson 6）．人が気づかないぐらい自然に持ち替えたい．

Lesson 6　右手に Head を持って開始し，結紮する

DVD 1-2-6 解説
DVD 1-2-6 練習

Lesson 4 ～ 5 の左右を逆に結紮する練習を行う．

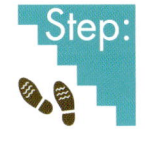

Step:

1. Lesson 3 の Step ❶（➡ p.9）から始めて，糸を引きながら右手の第 2 指で第 1 結紮を行う．
2. 左手に糸をかけて，右手で Head をつまむ．
3. 右手第 1, 2 指で持った糸を第 3, 4 指に持ち替える．
4. 右手第 2 指で第 2 結紮を完成させる．

第1章　結紮法

右手にHeadを持って開始.

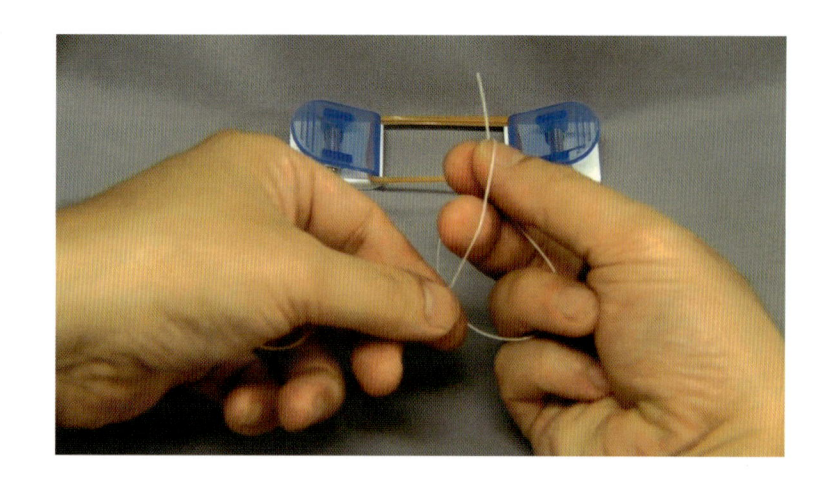

Step ❶
第1結紮を締める.

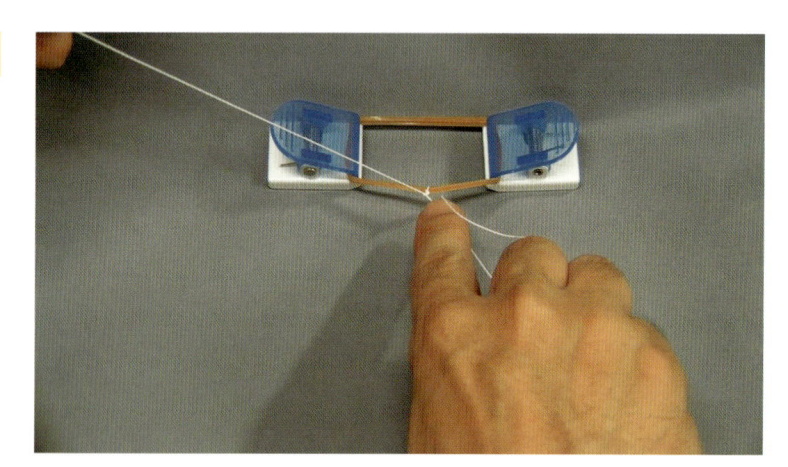

Step ❷
右手でHeadをつまむ.

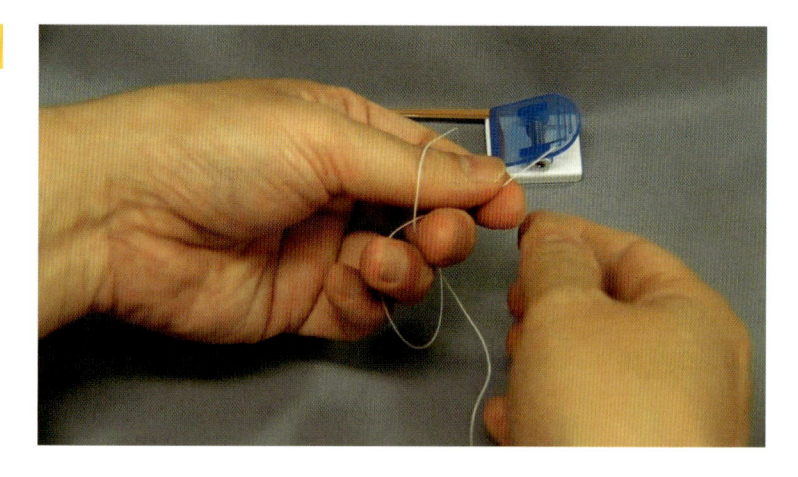

| Level 1 両手結びで糸をからめる | **Level 2 両手結びで糸を締める** | Level 3 深部結紮 | Level 4 長糸を結紮する |

Step ❸

右手の下で第1-2指で持った糸を第3-4指に移動させる．

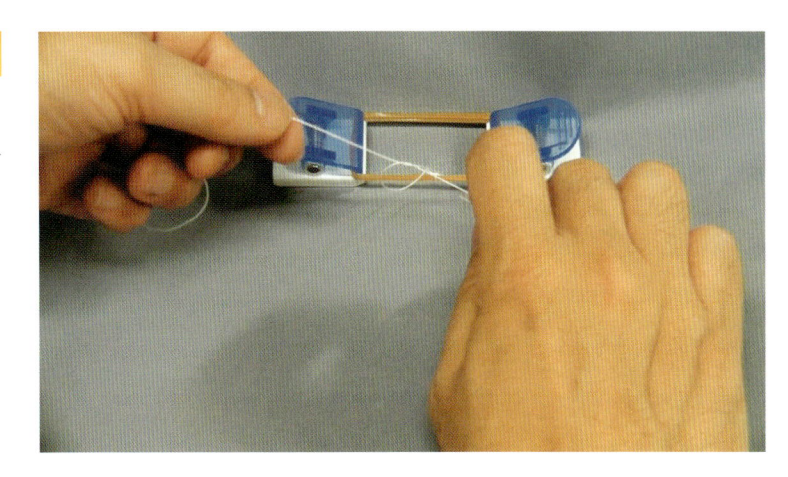

Step ❹

Freeになった右手第2指で結紮する．

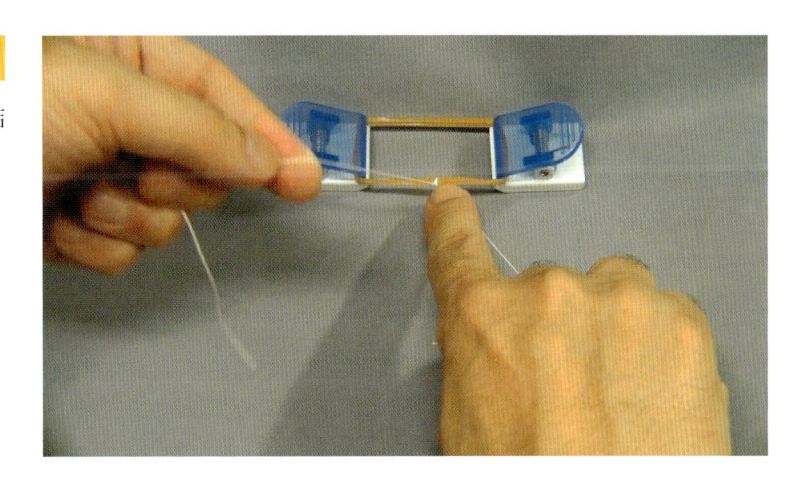

第 1 章　結紮法

自己評価法
Level 2 その 1

▶ 輪ゴムを束に結紮する

DVD 1-2-自己評価その 1 解説
DVD 1-2-自己評価その 1 練習

2 本の輪ゴムをクリップの間にかけ，Lesson 2，3 の結紮で輪ゴムを束に結紮する．

評価法

結紮後クリップの片方を外して糸を 10cm 牽引し，10 秒間輪ゴムの結紮点が動かない．

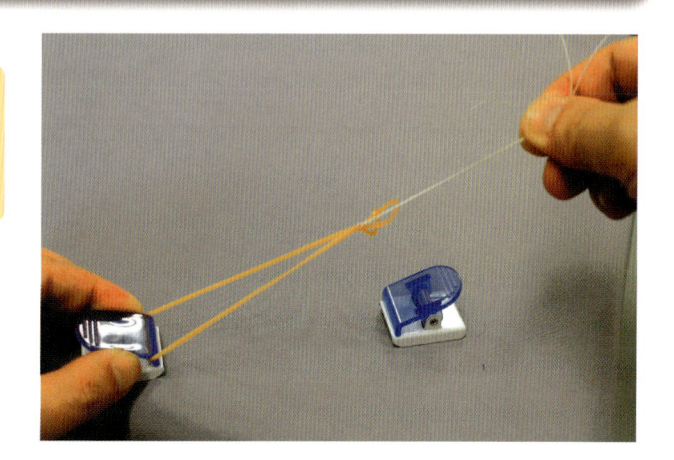

こんな時どうする？ 第 1 結紮と第 2 結紮の間に結紮がゆるんでしまう

DVD 1-2-自評 Lev.2 その 1 解説

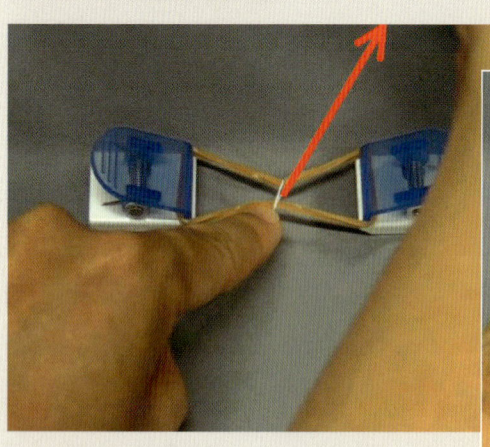

第 1 結紮で糸を絡める時，最初は Hand を向こう側に引く．

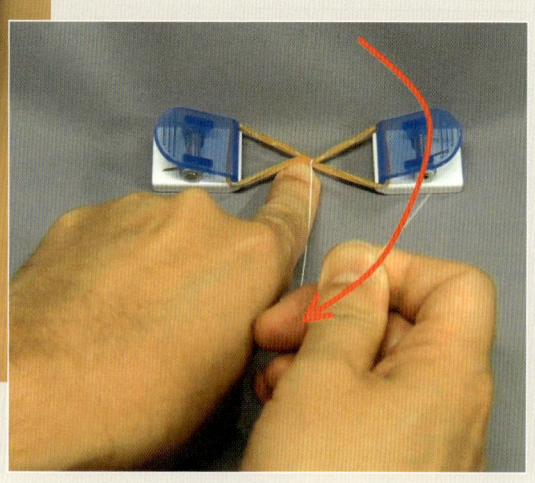

次に，右手を手前に引くと同時に左手第 2 指の爪で締め，結び目を押す．

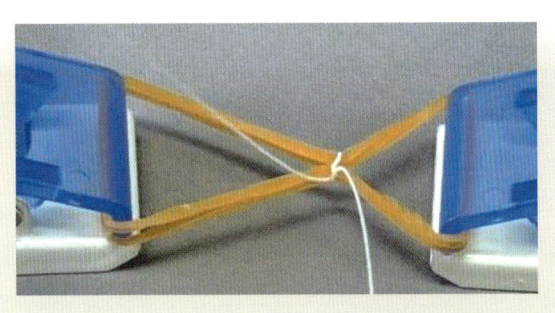

| Level 1 両手結びで糸をからめる | **Level 2 両手結びで糸を締める** | Level 3 深部結紮 | Level 4 長糸を結紮する |

この時，結び目は手前に移動しながら糸が糸を押さえた状態となり，両方の糸の緊張をとっても結び目はゆるまない．

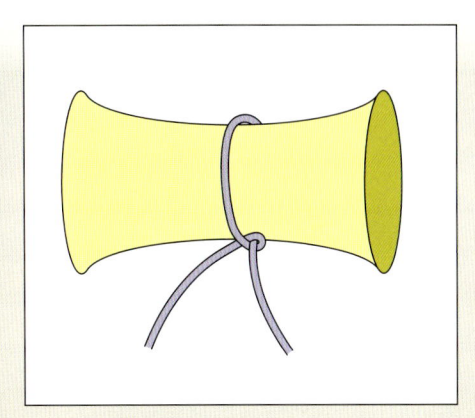

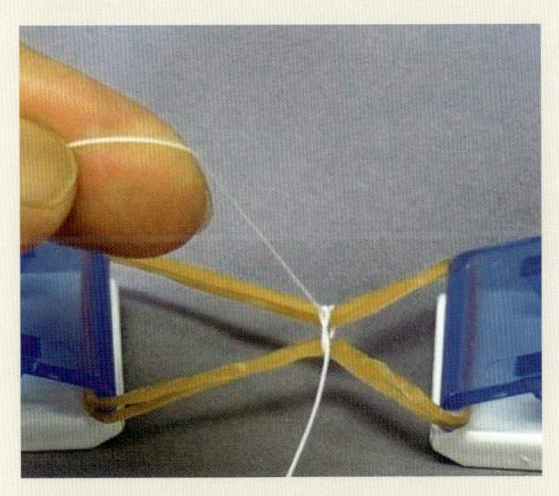

左の糸（糸に押さえられている糸）を少しでも引くと結び目はゆるむ．

■この状況は，左手にもった Tail を右手にかける時〔Lesson 3, Step❷（➡p.10）参照〕に起こる．Tail が引かれると結紮がゆるむので，第 2 結紮をかける時に Tail を動かさないで，逆に右手第 3，4 指で Tail を迎えに行くとよい．

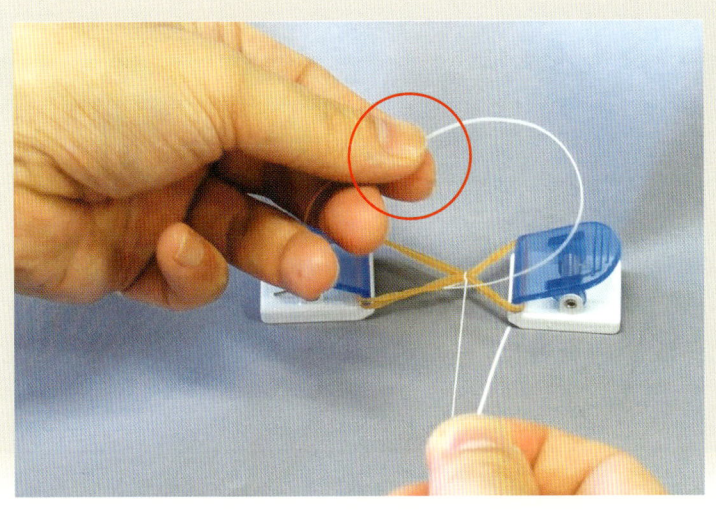

第 2 結紮では，左手に持った Tail を動かさない．

第1章　結紮法

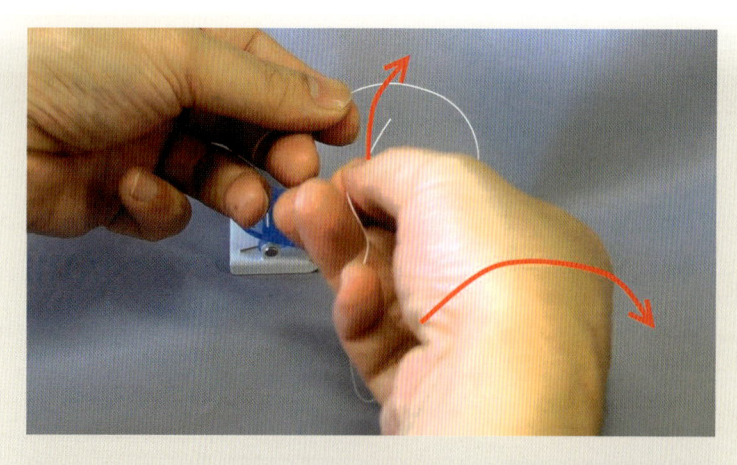

右手を返して，HeadをTailの下に通す．

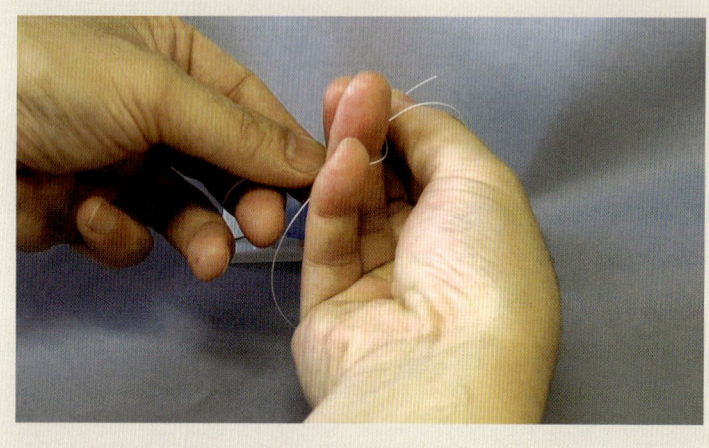

Tailをキャッチする．右手で糸を迎えにいくことで，Tailを引かずに結紮できる．

■この糸が糸で押さえられた状態は一時的なものであり，第2結紮に時間がかかると次第にゆるんでくるので，素早い第2結紮が必要である．つまり，ゆるむ前に結ぶ．

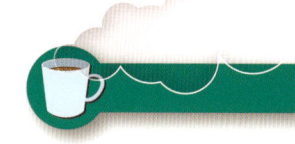

コラム＊COLUMN

最初に片手結びを練習しないのは？

　片手結びで自己評価法 Level 2　その1（→p.24）をしてみるとわかるが，糸を片手で絡めとる時にどうしても反対側の糸に張力が必要となる．片手結びは玄人ぽく早く結べそうであるが，安全に結ぶにはそれなりの技術が必要である．手術は安全第一なので，両手結びが最初にマスターすべき結紮法である．

| Level 1 両手結びで糸をからめる | **Level 2 両手結びで糸を締める** | Level 3 深部結紮 | Level 4 長糸を結紮する |

| 自己評価法 Level 2 その2 | ▶ | スポンジを血管に見立てて結紮する |

DVD 1-2-自己評価その2 解説

スポンジをつまんだペアン鉗子の下で結紮を行い，ペアンを外した後で糸を強く引き，糸が抜けないことを確認する．

必要物品

- 鉗　子 ： 先の曲がった小さめのもの（モスキートペアン）
- 結紮糸 ： 3-0　40cm の絹糸
- スポンジ： 硬さの違うものを用意する（固いほど上級向き）

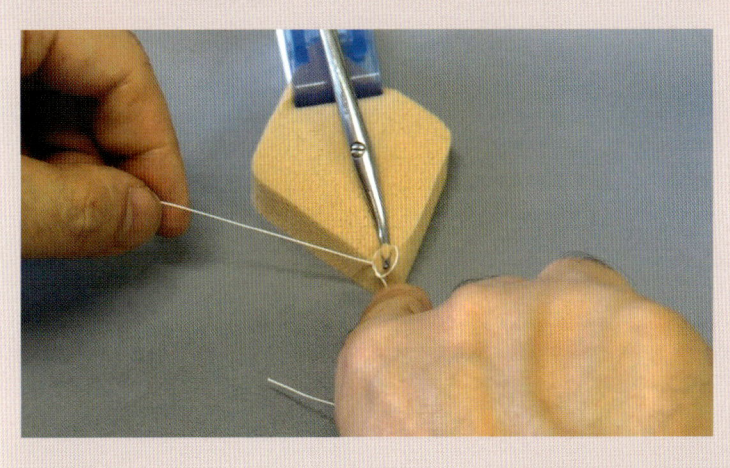

スポンジの端を鉗子の先で少しつまみ，鉗子の下に糸を通して第1，第2結紮を行う．

評価法

ペアン鉗子を外した後，結紮した糸を強く引き，次頁の評価を行う．

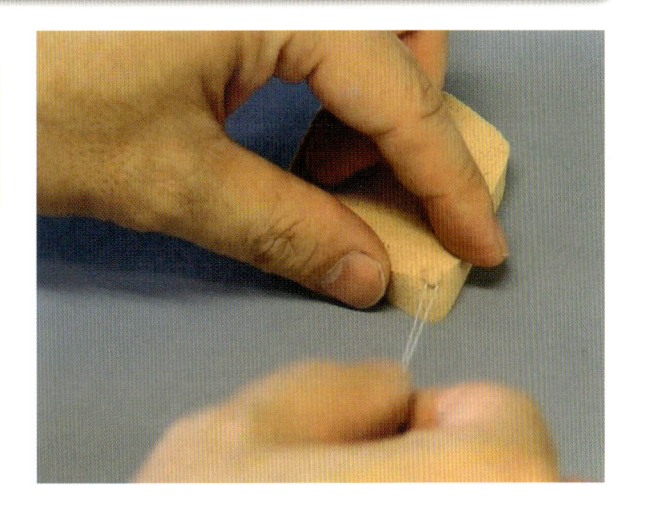

第 1 章　結紮法

合　格：
スポンジが切れて，糸が抜けなければ確実に結紮できている．

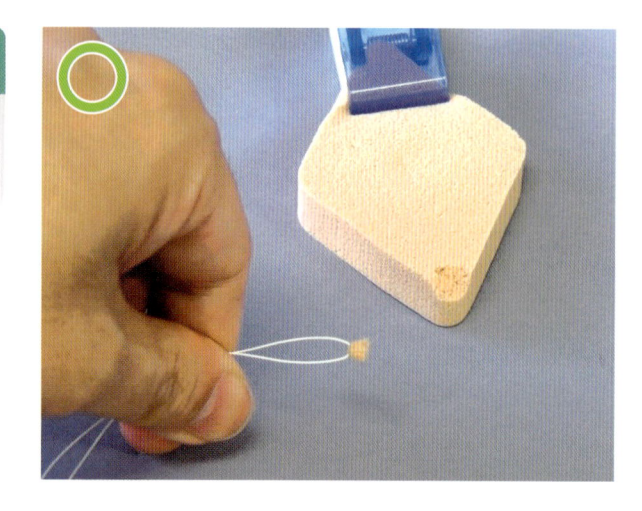

不合格：
スポンジから糸が抜けてしまえば糸が締まっていない．

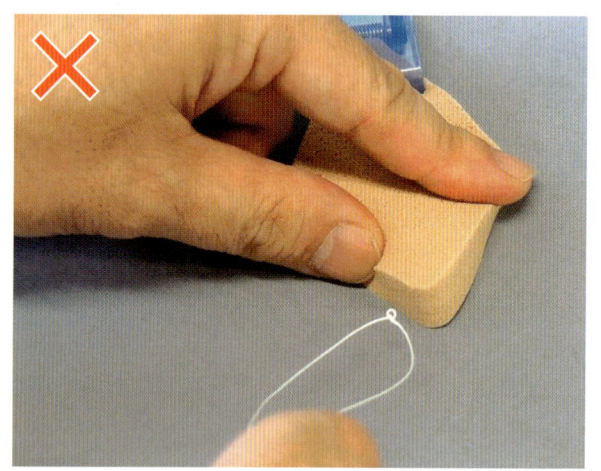

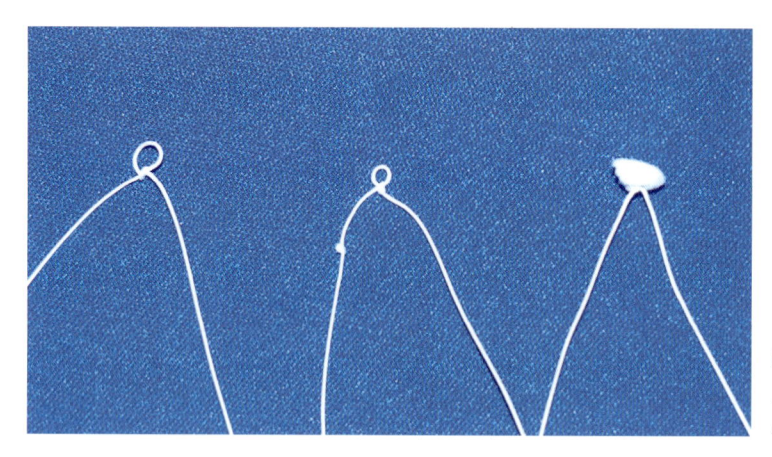

抜けた糸の結び目を観察する．上達してくると，次第に糸の輪が小さくなってくる．

| Level 1 | **Level 2** | Level 3 | Level 4 |
| 両手結びで糸をからめる | **両手結びで糸を締める** | 深部結紮 | 長糸を結紮する |

こんな時どうする？　強く締めているのに糸が抜ける

■組織と糸が相対的に止まっている部分では移動している時より摩擦係数が大きいため，組織のしまり具合に不均一が生じる．教科書に載っている Square Knot の図の通りに第 1 結紮を締めると，結び目のある側の組織は圧縮されるが反対側の糸は締まらない．

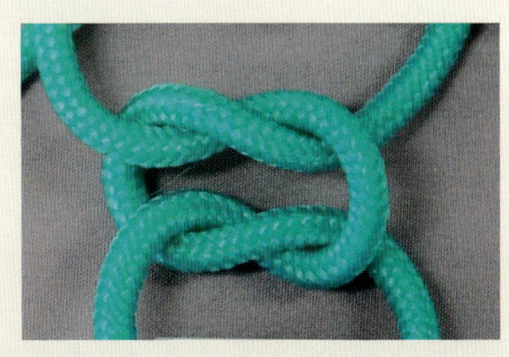

Square Knot の図

■しっかり締めるためには，第 1 結紮を 3 段階に分けて組織を圧縮する．
　第 1 段階：糸を対称に引き，上側半分の組織を圧縮．
　第 2 段階：向こう側の Tail を手前に，手前の Tail を第 2 指の爪で向側に押し，手前の糸を移動させて残った下側半分の組織を圧縮する．
　第 3 段階：第 2 指をさらに押して上側組織を再圧縮すると同時に，糸自身を糸で押さえ，ゆるまないようにする．

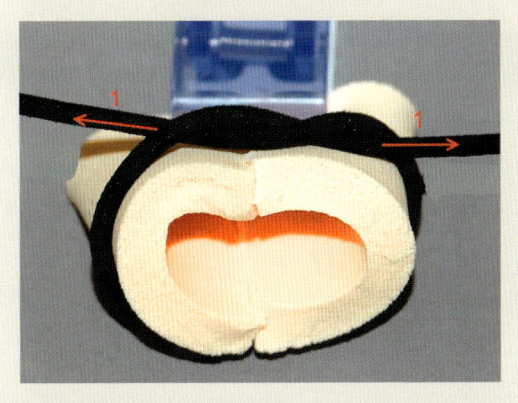

対称に横に引く（第 1 段階）．

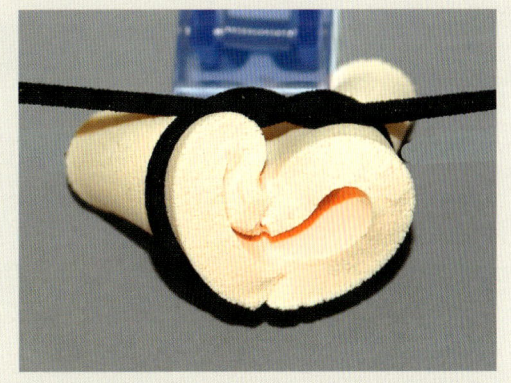

上半分が締まるが，下半分はゆるんでいる．

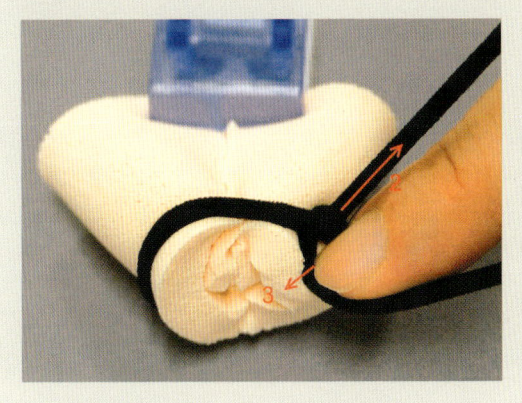

下半分の組織が圧縮される（第 2 段階）．

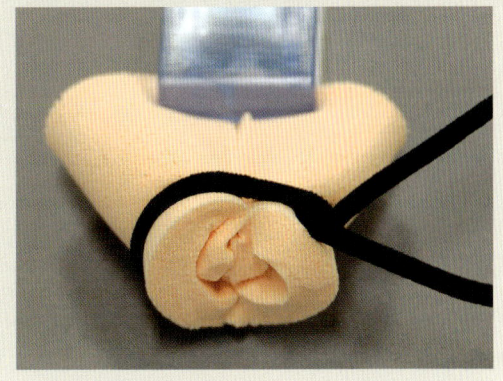

最終的に組織が均等に結紮される（第 3 段階）．

第1章　結紮法

■この時，第2と第3段階の間は0.5秒以下，糸の移動距離は1mmで一瞬のミクロの世界である．非科学的表現になるが「クッ・クッ」と「締める感じ」になる．この後，第2結紮を行うと結び目は教科書通りとなる．つまり，Square Knot の図はあくまで最終的な糸の状態を示している．しっかり組織を締めるためには，結紮の途中に糸を交差する操作が必要となる．この締まりの不均一さを利用して，消化管吻合時の結紮では締めすぎによる血流障害を防いでいる〔詳細は「こんな時どうする？」（➡p.138）を参照〕．

「一瞬の時間差で締めを極める」

こんな時どうする？　結紮する間にスポンジが動いてしまうまたは糸を締める間にスポンジが切れてしまう

■結紮点が移動している．Lesson 4（➡p.16）に戻り，輪ゴムが移動しないように再度練習する．

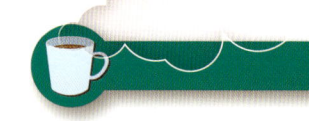

コラム＊COLUMN

ゆるみにくい糸は締まりにくい

　組織摩擦が少なく，かつ結び目がゆるみにくい糸，すなわち糸と組織の抵抗が少なく糸同士（結び目）の摩擦が大きい糸が理想的な結紮糸ということになる．網糸は表面をコーティングすることで組織抵抗を小さくし，もともと組織抵抗の少ないモノフィラメントの糸は表面を柔らかく処理することで糸の弾力によりゆるまないように工夫されている．糸による違いを理解したうえで「締め具合」を変える必要がある．

　モノフィラメントの吸収糸は，引き延ばされた時に糸同士の摩擦で結紮がゆるまないようにできているので，第1結紮を外科結びにすると一番肝心の第1結紮の締めが甘くなってしまう．このため，第3結紮を外科結びにする方法が推奨されている．

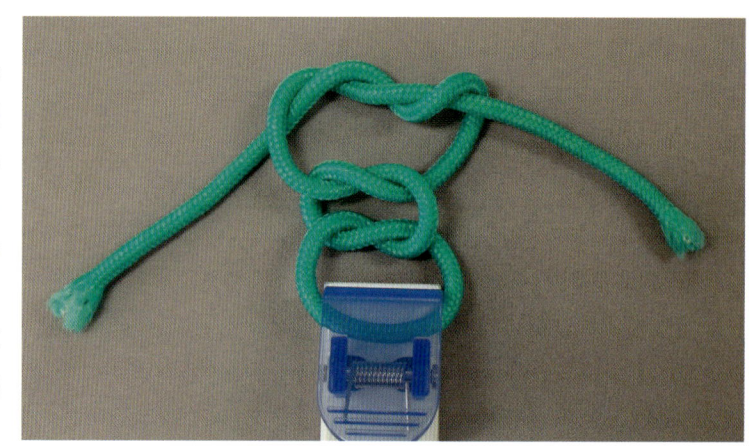

結紮法

深部結紮

Level 3

Level 2 で習得した結紮法を深部結紮に応用する．深部術野には術野の状況により右手が入りやすい場合と左手が入りやすい場合がある．Lesson 7 では深部術野に右手が入る場合，Lesson 8 では左手が入る場合を想定している．Level 2 で学んだ，指をのばして締める練習がここで役立つ．

ポイント
- 第 1 結紮と第 2 結紮を締めるのは同じ手の同じ指．
- 深部結紮では手が入ると術野が見えなくなる．
- 止血鉗子に糸をかける時には指先の感覚を使う．
- 深部結紮は立位で行い上からの視野で結紮する．

必要物品
- マグネットクリップ
- 模擬止血鉗子の先：ゼムクリップで作成〔付録（➡p.178）参照〕
- 結紮糸

Lesson 7　右手で糸の中点を運んで深部結紮する

DVD 1-3-7 解説
DVD 1-3-7 練習

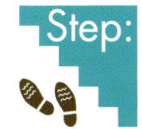

Step:
1. 左手で糸の中点をつかむ．
2. 左手の右側を，右手の 3-5 指でつかむ．
3. 左手の中の糸の中点に，右手第 2 指の先をかける．
4. 糸を滑らせながら，右手第 2 指を伸ばして糸の中点を深部に移動．
5. 模擬止血鉗子の先に糸をかける．
6. 右手をずらしながら手元に移動．
7. Lesson 6（➡p.21）に準じて，第 1，第 2 結紮を行う．

第1章 結紮法

Step ❶

左手で糸の中点をつかむ．

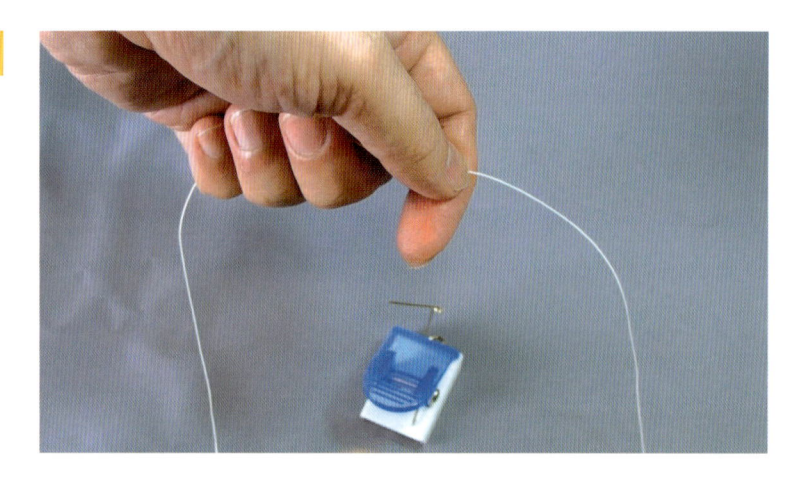

Step ❷

つかんだ手の右側を，右手の第3-5指でつかみ…

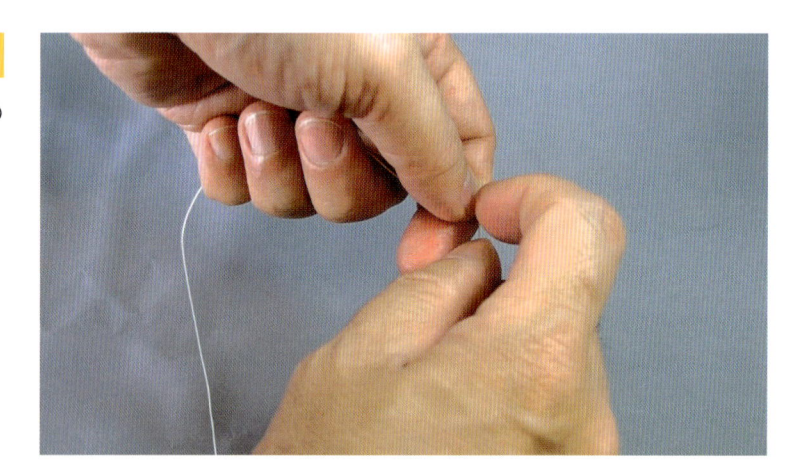

Step ❸

左手の中の糸の中点に右手第2指の先をかける．

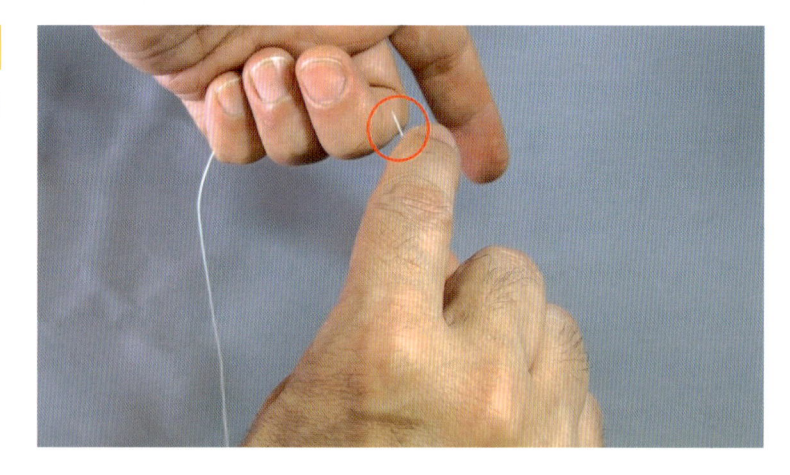

| Level 1 | Level 2 | **Level 3** | Level 4 |
| 両手結びで糸をからめる | 両手結びで糸を締める | **深部結紮** | 長糸を結紮する |

Step ❹

左手をゆるめて糸を滑らせながら，右手第2指をのばして糸の中点を深部に移動．

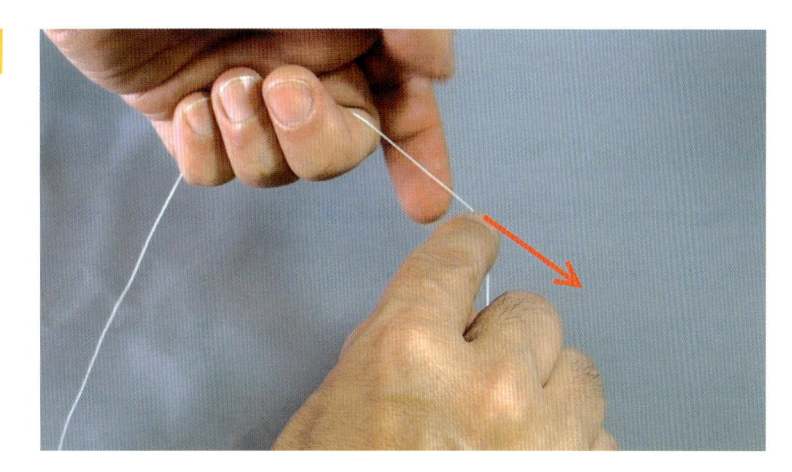

Step ❺

模擬止血鉗子の先に糸をかける．

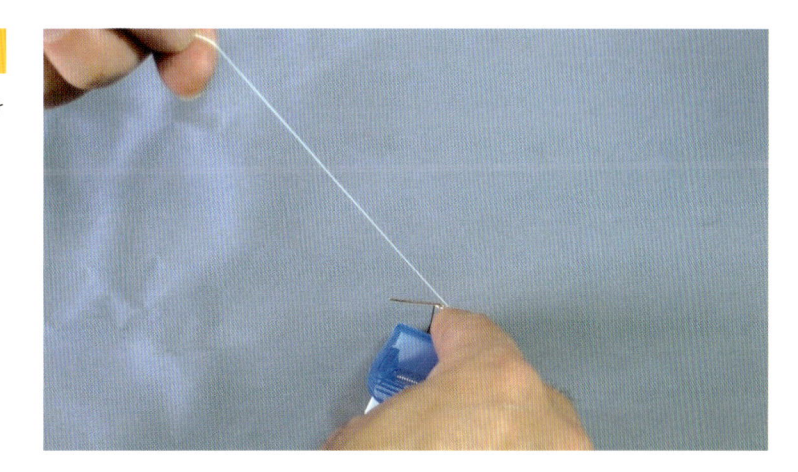

Step ❻

右手をずらしながら，右手を手元に移動する．

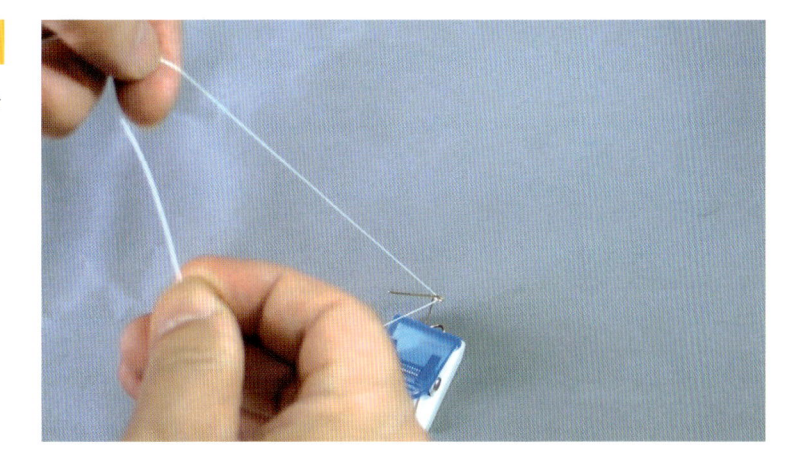

第1章　結紮法

Step ❼

Lesson 6 に準じて第1, 第2結紮を行う.

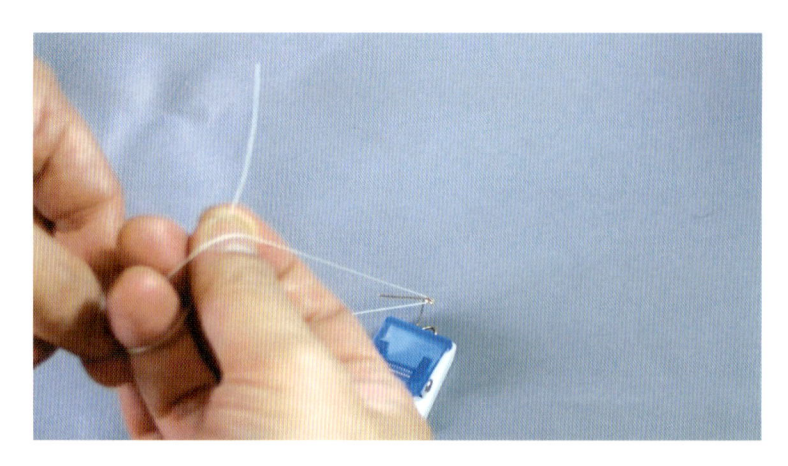

こんな時どうする？　糸が指先から外れる　　　DVD 1-3-7 解説

■糸に緊張がないと指先から糸が外れる．しっかりと指先にかけた糸を引き緊張を与える．糸がかかっている位置を調節し「結紮だこ」にかける（○）．ただし，いつでも外せる位置でないと鉗子の先に糸をかけられない（➡p.37）．

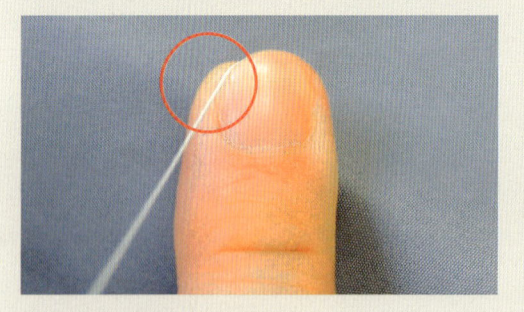

第2指の爪の尺側にかける．

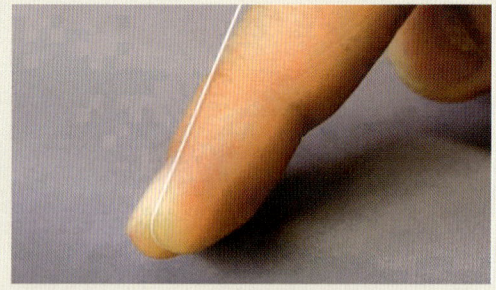

右に回旋し，第1関節を屈曲すると外れる位置に糸をかける．

Lesson 8　左手で糸の中点を運んで深部結紮する

DVD 1-3-8 解説
DVD 1-3-8 練習

　Lesson 7（➡p.31）を逆の手で行う．糸を渡してくれる手術介助者は助手の左手にいるので，糸を受け取るのは Lesson 7 と同じく左手を用いる．

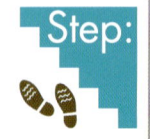

Step:
1. 糸の中央を左手で受け取る．
2. 左手に接して右手で糸を持つ．
3. 糸の中央を左手の第2指の先にかける．
4. 右手の糸を滑らせながら，左手第2指で模擬止血鉗子の先にかける．
5. Lesson 2 に準じて，第1, 第2結紮を行う．

| Level 1 | Level 2 | **Level 3** | Level 4 |
| 両手結びで糸をからめる | 両手結びで糸を締める | **深部結紮** | 長糸を結紮する |

Step ❶
糸の中央を左手で受け取る．

Step ❷
左手に接して右手で糸を持つ．

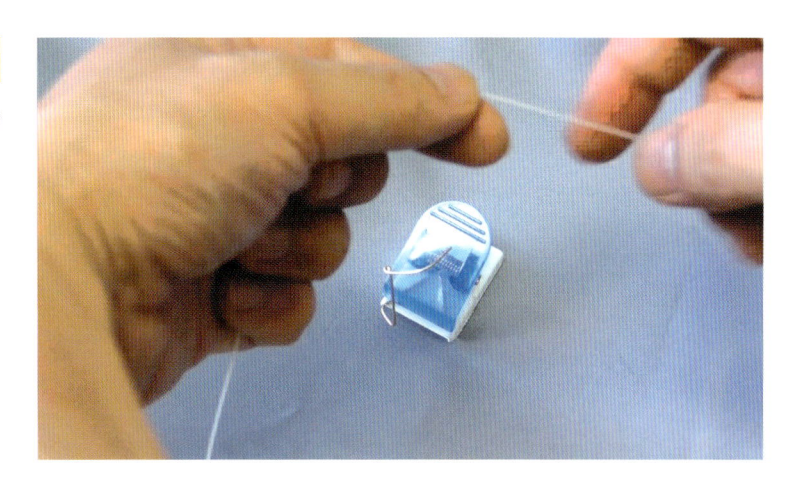

Step ❸
糸の中央を左手の第2指の先にかける．

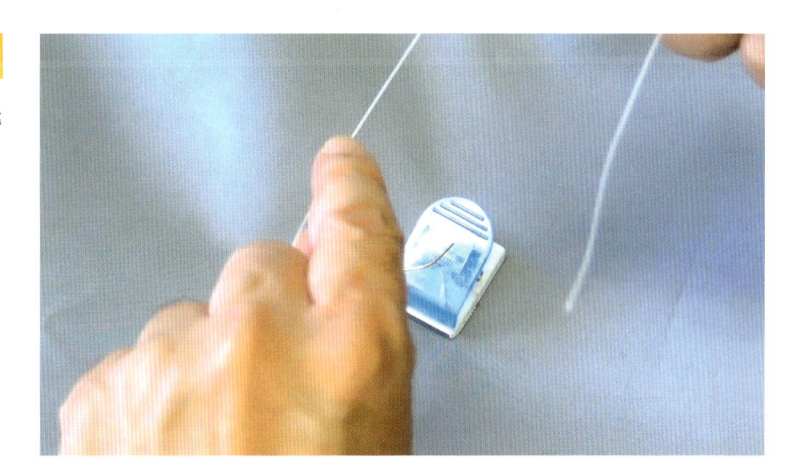

Step ❹
右手の糸を滑らせながら，左手第2指で模擬止血鉗子の先にかける．

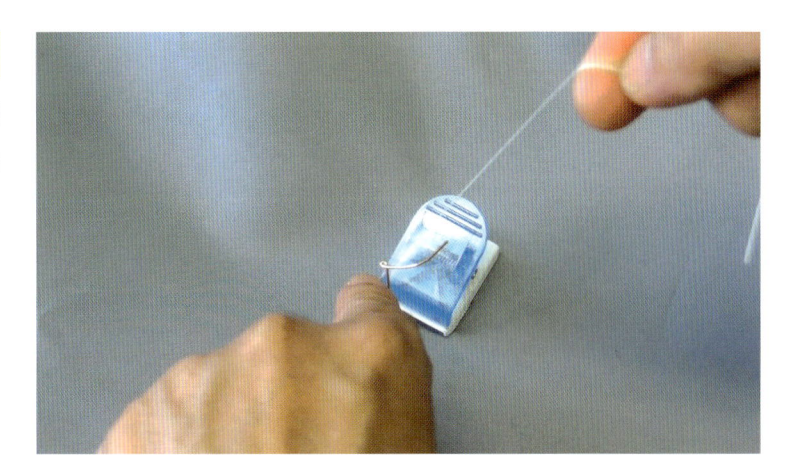

第1章　結紮法

Step ❺

Lesson 2 に準じて第1, 第2結紮を行う．

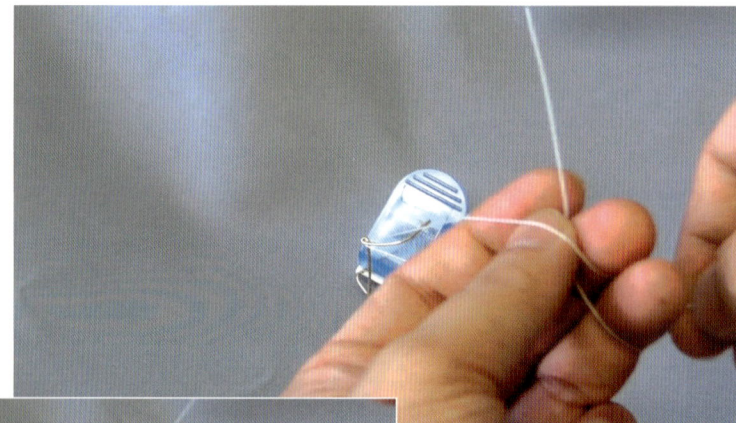

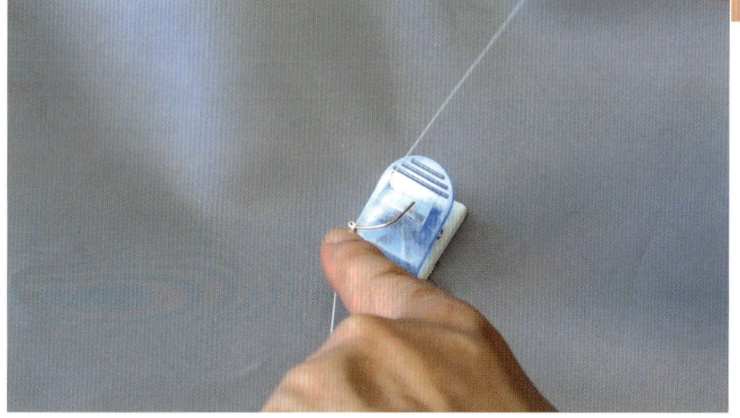

| Level 1 両手結びで糸をからめる | Level 2 両手結びで糸を締める | **Level 3 深部結紮** | Level 4 長糸を結紮する |

自己評価法 Level 3 ▶ コップをかぶせた模擬止血鉗子の先に糸をかけて結紮する

DVD 1-3-自己評価 解説
DVD 1-3-自己評価 練習

深部結紮で手を術野に入れると指先は見えなくなる．第2指の指先の触覚を利用して糸をかけて深部結紮する．

評価法

・指先の感覚で確実に糸をかけられる．
・糸の持ち替えを最小限に深部結紮する．

こんな時どうする？ 先端を見ないと糸をかけられない

DVD 1-3-7 練習

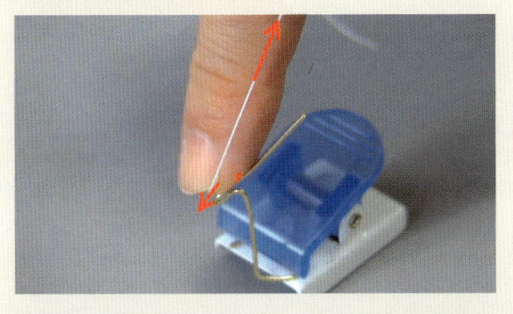

■① 糸と止血鉗子の軸が平行に近い方が先端にかかりやすくなる．つまり，創外にある糸を持った手の位置は鉗子のハンドルの近くに置く．
■② 第2指の指先の尺側で止血鉗子の左の角を触れながら，先端に向かって指を滑らせる．鉗子の先（フックの先）を指先に感じたら，その点を中心に第2指を時計回りに回転させ第1関節を少し屈曲させると，指先から外れた糸は自然に鉗子の先にかかる．

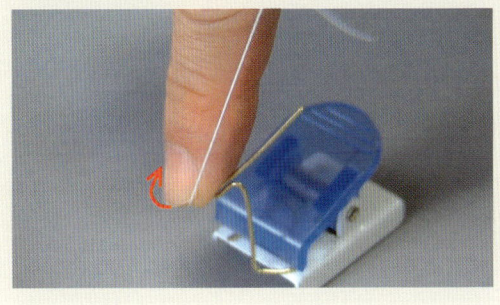

糸と鉗子の軸は平行にして，第2指の尺側（糸で囲まれた部分）で鉗子を触れながら先端方向に滑らせる．

指腹に先端を感じたら，そこを中心に指を時計方向に回転．

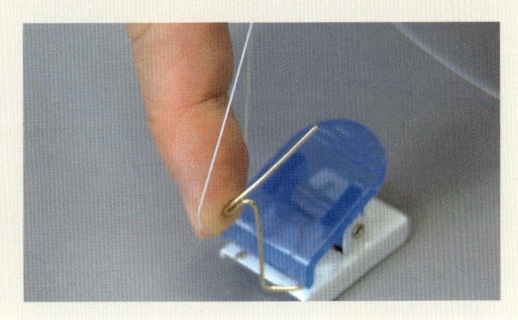

第1関節を少し屈曲させると，糸は指から外れる．

第 1 章　結紮法

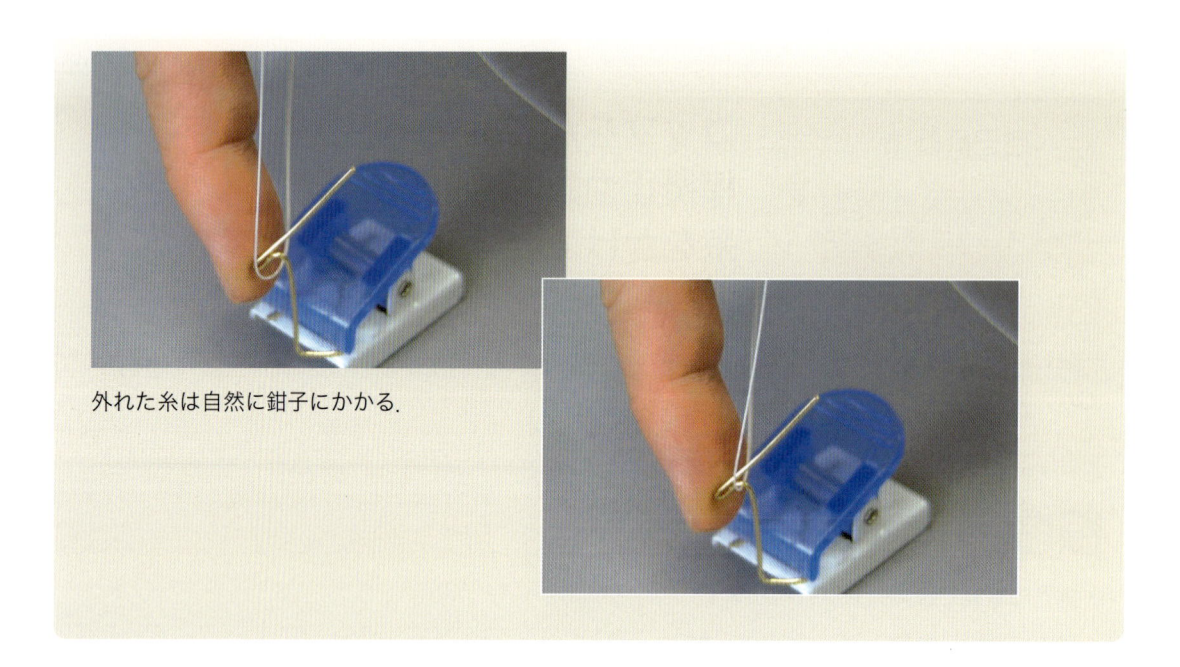

外れた糸は自然に鉗子にかかる.

Level 1	Level 2	Level 3	**Level 4**
両手結びで糸をからめる	両手結びで糸を締める	深部結紮	**長糸を結紮する**

□結紮法　　　　　　　　　　　　　　　　　　　　　Level 4

長糸を結紮する

　一方に針がついている長い糸を針をつけたまま結紮するには，Level 3 までの両手結びでの結び方はできない（長い Tail と針がじゃまになる）．結紮の応用編として，長糸の片方の端を使った深部結紮をマスターする．

ポイント
・片手結びになるので，糸のねじれを結紮時に補正する．

必要物品
・結紮糸：60cm 絹糸
・輪ゴム
・マグネットクリップ

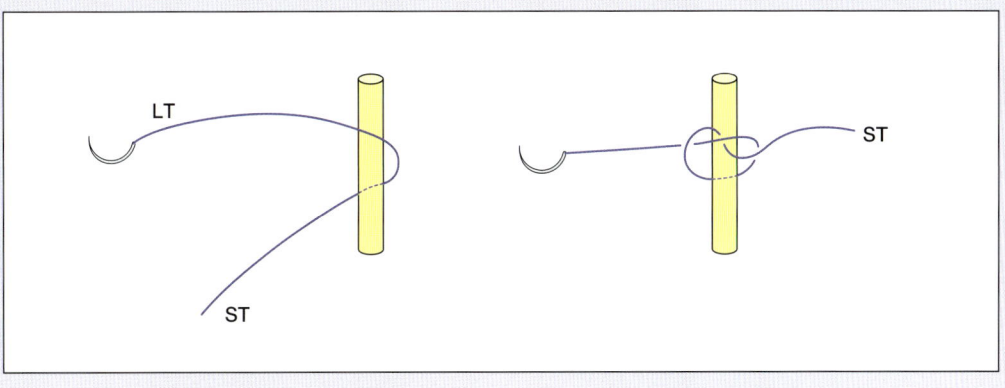

ST は手前左側において開始する　　　　　第 1 結紮

Lesson 9　針付き長糸の第 1 結紮

DVD 1-4-9 解説
DVD 1-4-9 練習

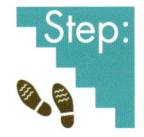

Step:
1 左側に出ている ST を右手で把持する．
2 左手第 1 指を下向きにして第 3-5 指で糸を上からつかむ（LT には針が付いていると想定，このあと握ったまま離さない）．
3 左手第 2 指の先に LT を引っかけて，ST の右側まで移動させる．
4 左手第 2 指の下にできた三角形（2 辺を LT，1 辺は ST）に下から左親指を入れる．

↓続く

第 1 章　結紮法

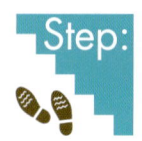

Step:
5 ST を左手第 1,2 指で把持する．
6 ST を持ったまま，親指を元に戻す．
7 右手で ST をキャッチする．
8 第 1 結紮を行う．

Step ❶

左側に出ている ST を，右手で把持する．

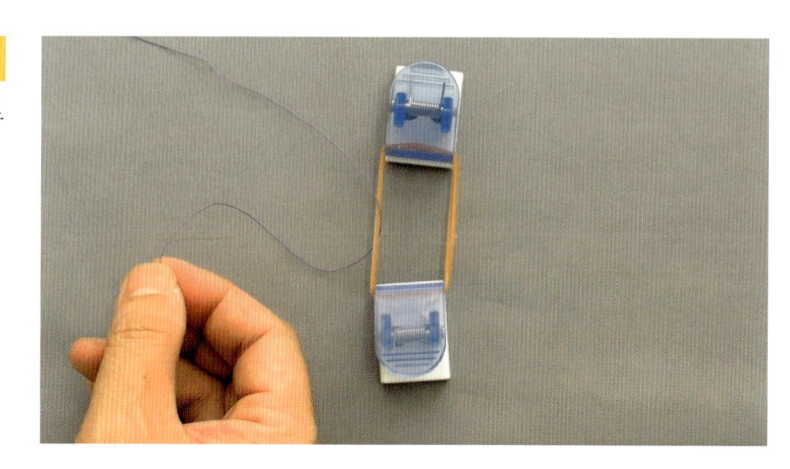

Step ❷

左手第 1 指を下向きにして，第 3-5 指で糸を上からつかむ（LT には針が付いていると想定，このあと握ったまま離さない）．

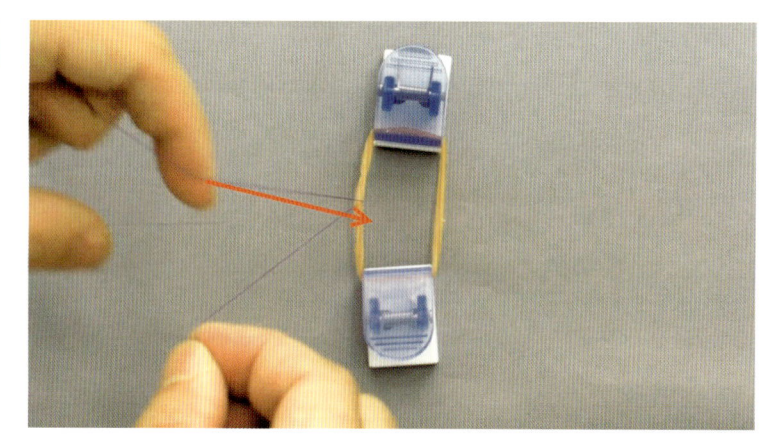

Step ❸

左手第 2 指の先に LT を引っかけて，ST 上を通して右側まで移動させる．

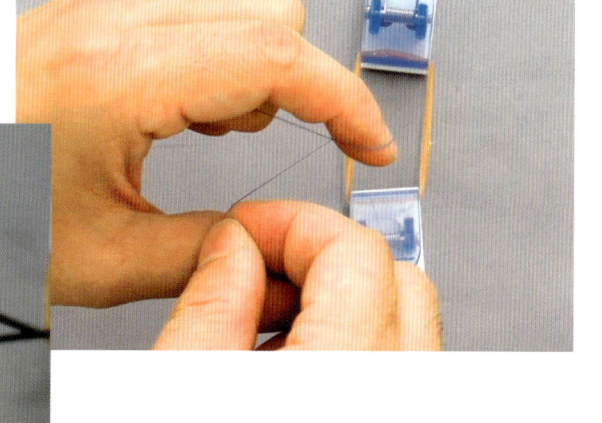

Level 1	Level 2	Level 3	**Level 4**
両手結びで糸をからめる	両手結びで糸を締める	深部結紮	**長糸を結紮する**

Step ❹

左手第2指の下にできた三角形（2辺をLT，1辺はST）に，下から左手親指を入れる．

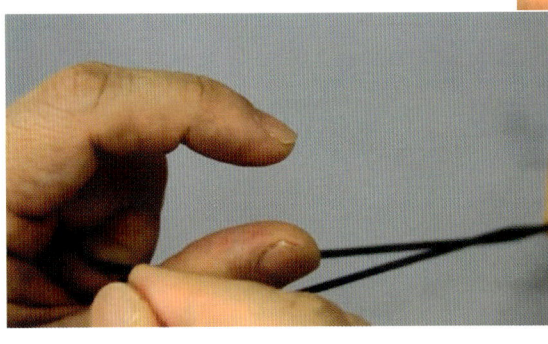

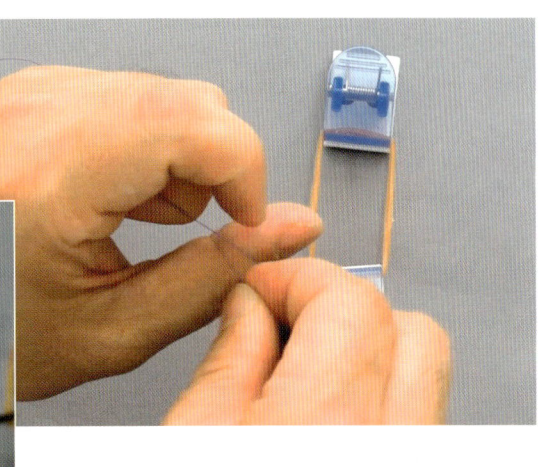

Step ❺

STを左手第1，2指で把持する．

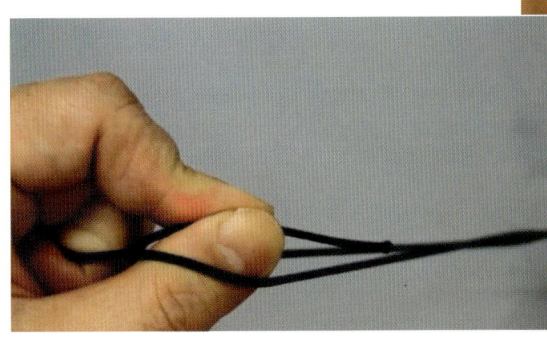

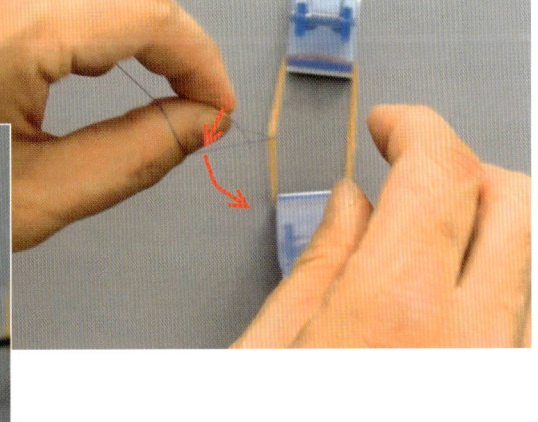

Step ❻

STを持ったまま，左手の親指を元に戻す．

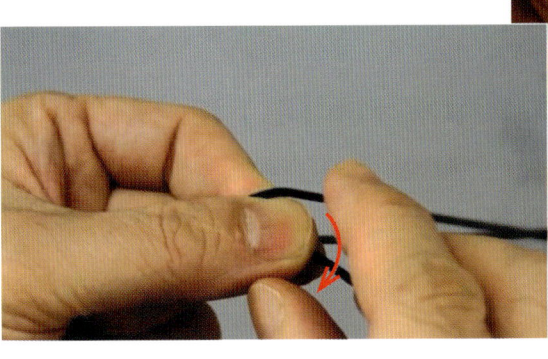

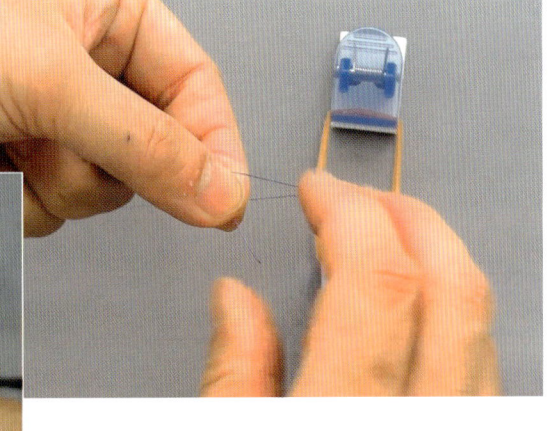

第1章　結紮法

Step ❼

右手第1, 2指でSTをキャッチする．

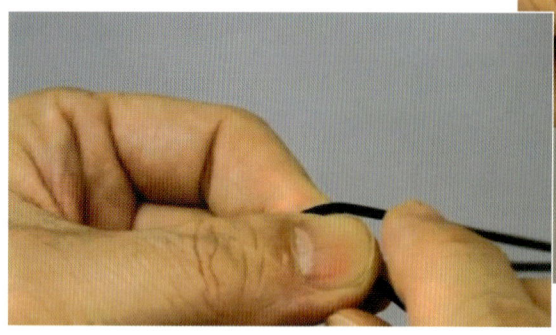

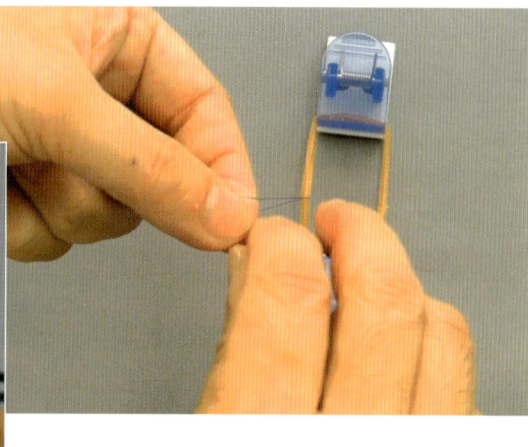

Step ❽

第1結紮を行う．

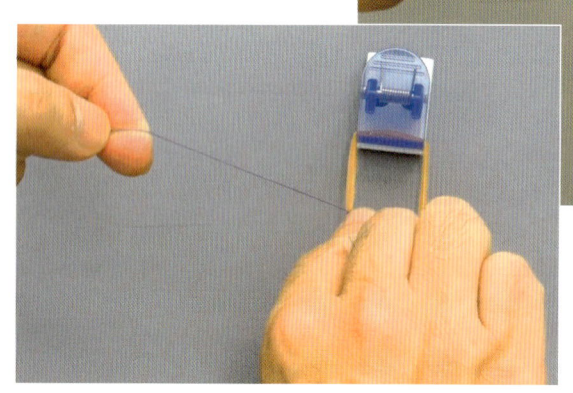

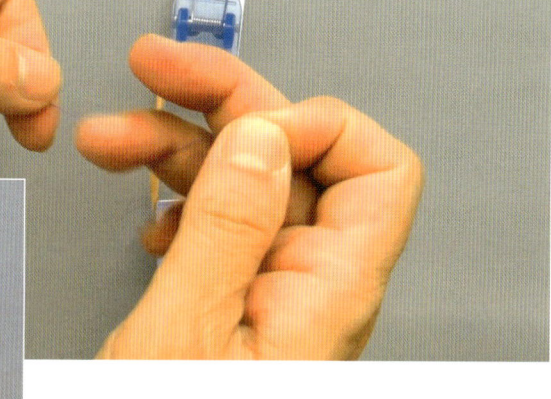

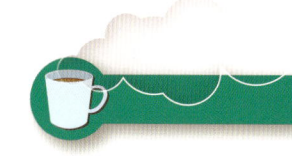

コラム＊COLUMN

術者が投げた「餌」に食いつく

　フライフィッシングでは糸の重さを使って目的のポイントに餌をキャスティングする．術者は持針器を竿代わりに糸を助手の左側に投げる．この時，助手は針が組織を通り終わるより先に「右手」でShort Tailをつかむ．もし左手でつかむと，次に針の付いた方の糸を左手でつかめなくなる．手元に糸が飛んできたらすかさず右手で餌に食いつこう．

| Level 1 両手結びで糸をからめる | Level 2 両手結びで糸を締める | Level 3 深部結紮 | **Level 4 長糸を結紮する** |

Lesson 10　針付き長糸の第2結紮

DVD 1-4-10 解説
DVD 1-4-10 練習

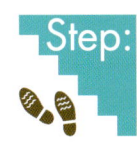

Step:

1. Lesson 9, Step❽（➡ 前頁）に続けて…
2. 左手第1指の爪の先にLTを引っかけて，STの右側まで移動させる．
3. 左手第1指の上にできた三角形（2辺をLT，1辺はST）に，上から左2指を入れる．
4. STを左手第1，2指で把持する．
5. STを持ったまま，第2指を元に戻す．
6. 右手でSTをキャッチする．
7. 第2結紮を行う．

Step ❶

Lesson 9, Step❽（➡ 前頁）に続けて…

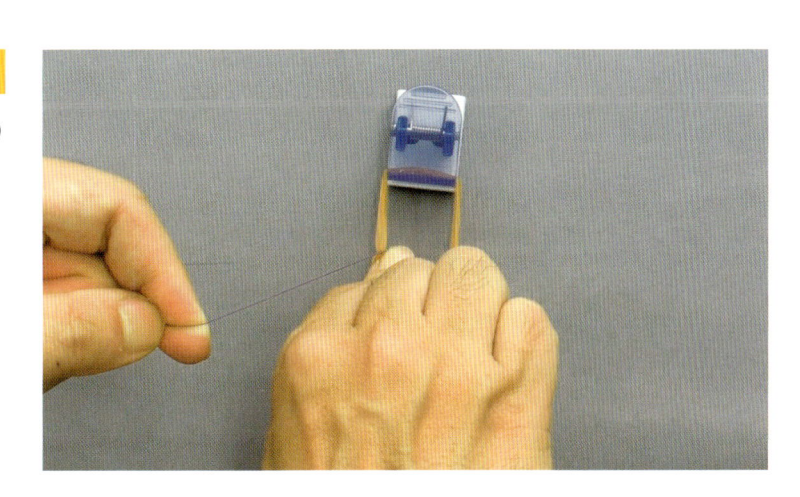

Step ❷

左手第1指の爪の先にLTを引っかけて，STの右側まで移動させる．

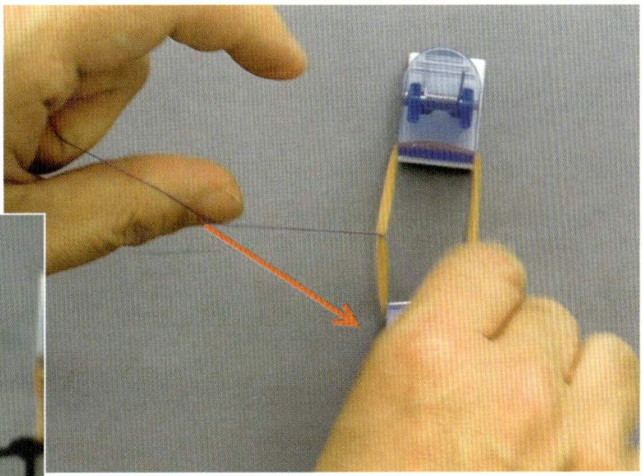

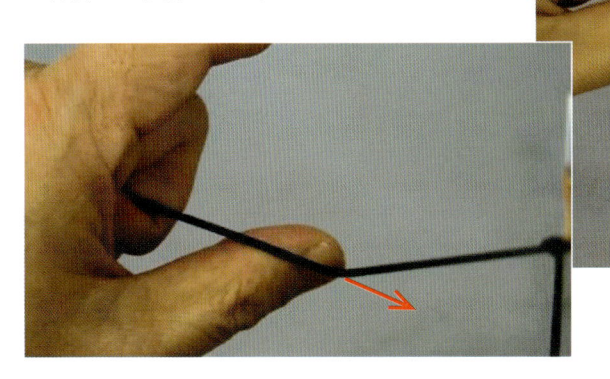

第1章　結紮法

Step ❸

左手第1指の上にできた三角形（2辺をLT，1辺はST）に，上から左2指を入れる

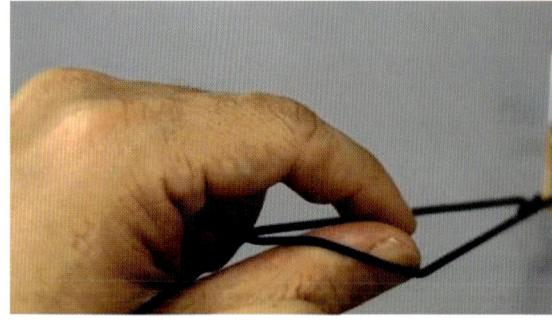

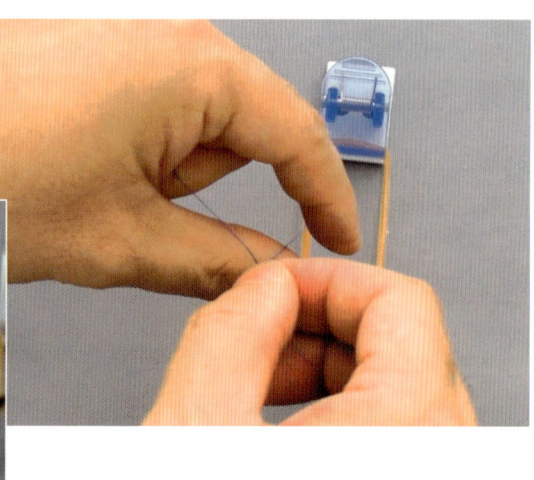

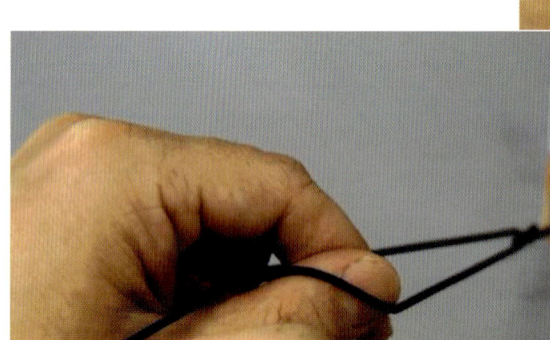

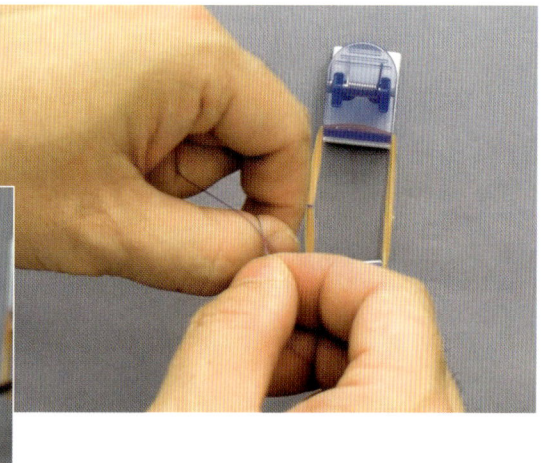

Step ❹

STを左手第1，2指で把持する．

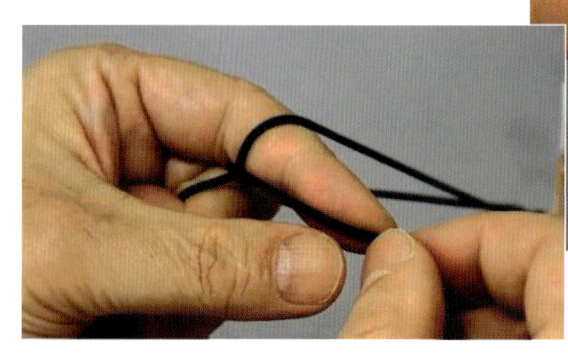

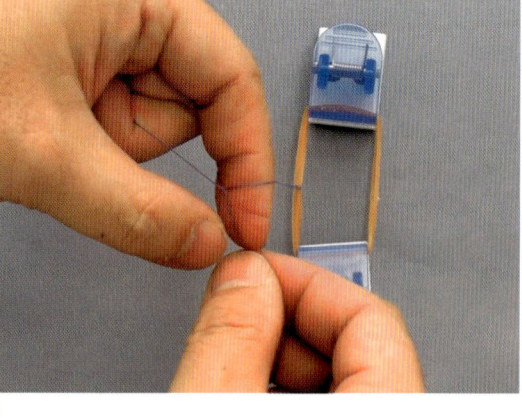

| Level 1 | Level 2 | Level 3 | **Level 4** |
| 両手結びで糸をからめる | 両手結びで糸を締める | 深部結紮 | **長糸を結紮する** |

Step ❺

ST を持ったまま，第 2 指を元に戻す．

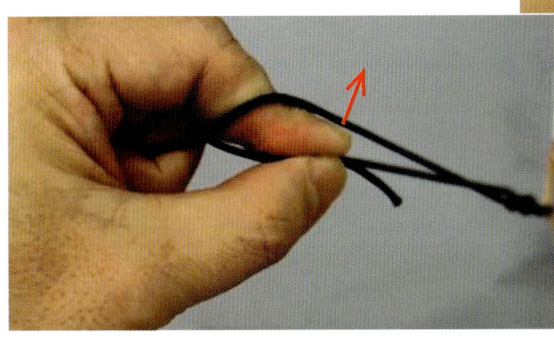

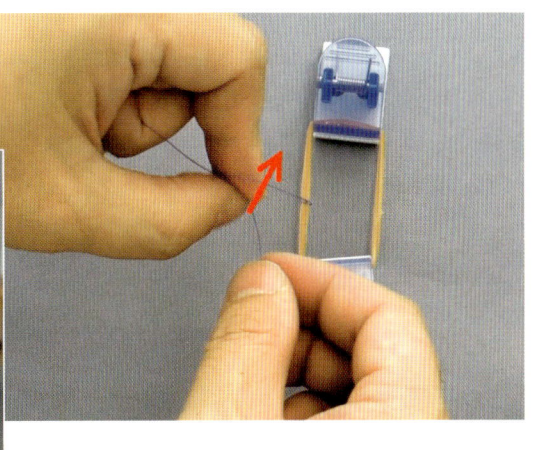

Step ❻

右手第 1，2 指で ST をキャッチする．

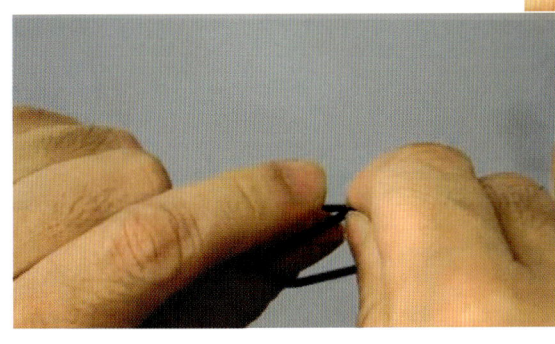

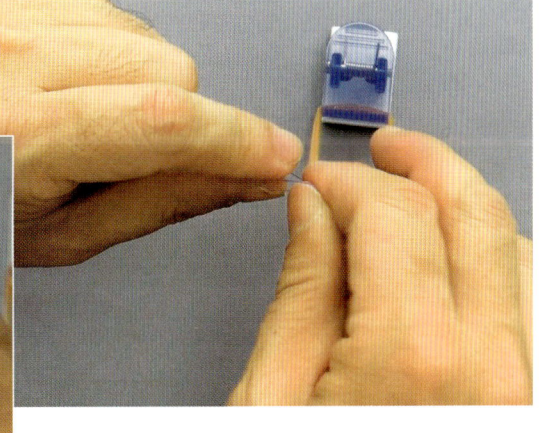

Step ❼

第 2 結紮を行う．

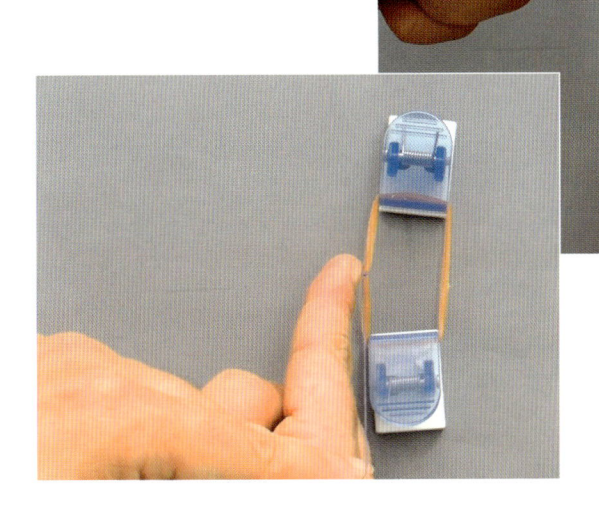

第1章　結紮法

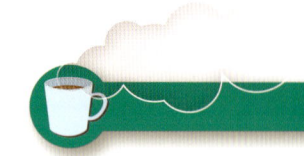

コラム * COLUMN

両手結びと片手結び

　Lesson 9（第1結紮）とLesson 10（第2結紮）では，糸を締めるときの指と結紮点の位置関係が逆になっている．「片手結び」の一種であるこの結び方特有の糸のねじれを解消するための技である．

　Lesson 1-8で学んだ両手結びは，右にあったTailは第一終了時には左に移動し，左にあったTailは右にくるので，そのまま横方向に締めれば糸はねじれない．

　糸を絡めたとき右にあったTailは，結紮の時には結び目の左にこないと糸にねじれが生じる．片手の糸が固定されている結び方「片手結び」では，左で持った糸はいつも左にあるので．糸を締める瞬間にねじれを戻す技が必要となる．

　糸がねじれたまま強く結紮すると，糸が切れる．特にモノフィラメントの吸収糸は表面を柔らかく加工してゆるみにくくしているので，「ねじれた結紮」には弱く切れやすい．Lesson 9のStep❷（➡p.40）で，右に出た糸（針が付いた先端）を左手でつかむのは大切な第1結紮がねじれないためでもある（下図）．次のLesson 11では，第1結紮をクロスした状態で締めることになる．

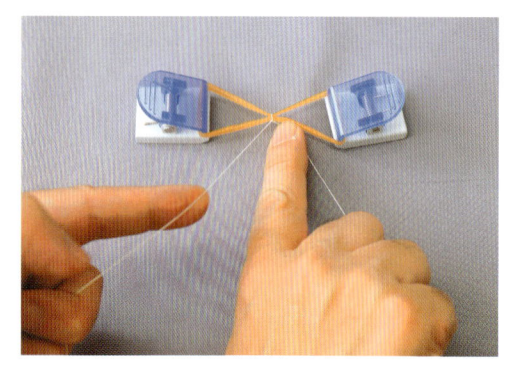

第1結紮はそのまま右手は右になる． 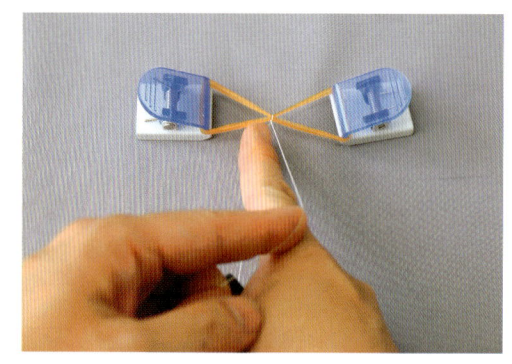　　　　第2結紮では右手は左にクロスする．

Level 1	Level 2	Level 3	Level 4
両手結びで糸をからめる	両手結びで糸を締める	深部結紮	長糸を結紮する

Lesson 11　糸を付けた鉗子を使って深部結紮する

DVD 1-4-11 解説
DVD 1-4-11 練習

コップをかぶせた模擬止血鉗子の先に，鉗子の先に付けた長糸を回して結紮する．長糸は必ずしも中点を結紮点にしなくてもよい．結紮の深さに合わせて，必要な長さを使用する．

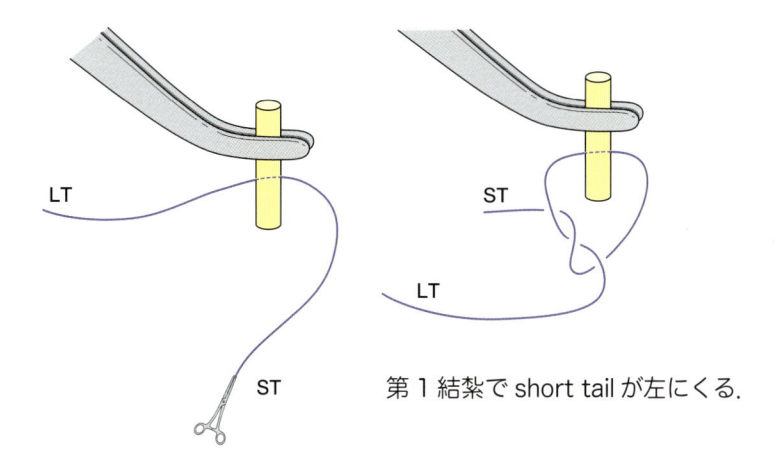

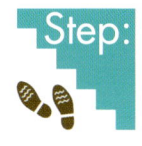

LT　　　　　　　　　　ST

　　　　　　　　　　　　LT

ST　　第1結紮で short tail が左にくる．

Step:

1. 右手に長糸付き鉗子を持って，結紮用フックの先に糸を回す．左手は3-5指で糸を把持する．
2. ST を把持している鉗子を引くと同時に左手第1指の爪で糸を押して，ST の下移動させる．
3. 左手首を手のひらを見る方向に回転させ，三角形に左手第2指を差し込む．
4. 左手第1指と第2指で ST をキャッチして，ST をつかんでいる鉗子を離す．
5. 左手首の回転を戻して，第1指を戻す．
6. Lesson 9，10と同様に第1，2結紮を行う．

Step ❶

右手に長糸付き鉗子を持って，結紮用フックの先に糸を回す．左手は3-5指で糸を把持する．

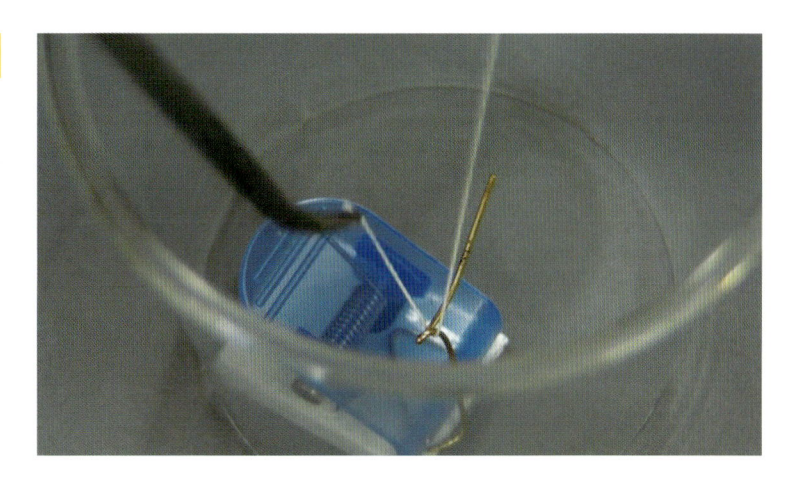

第 1 章　結紮法

Step ❷

STを把持している鉗子を引くと同時に左手第1指の爪で糸を押して，STの下に移動させる．

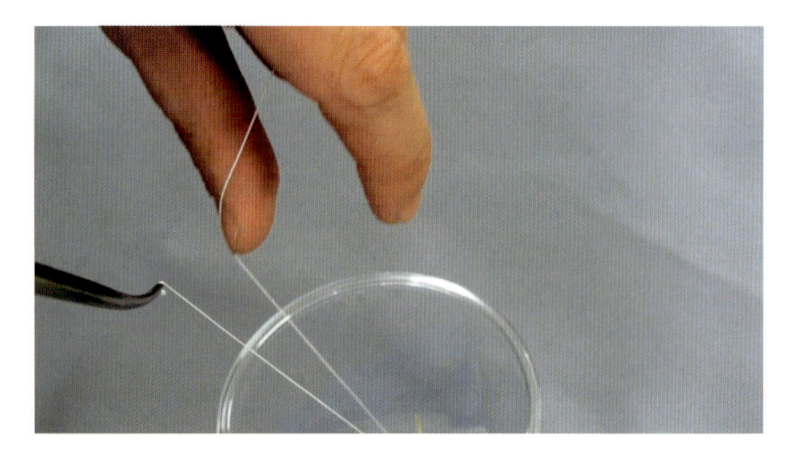

Step ❸

左手首を手のひらを見る方向に回転させ，三角形に第2指を差し込む．

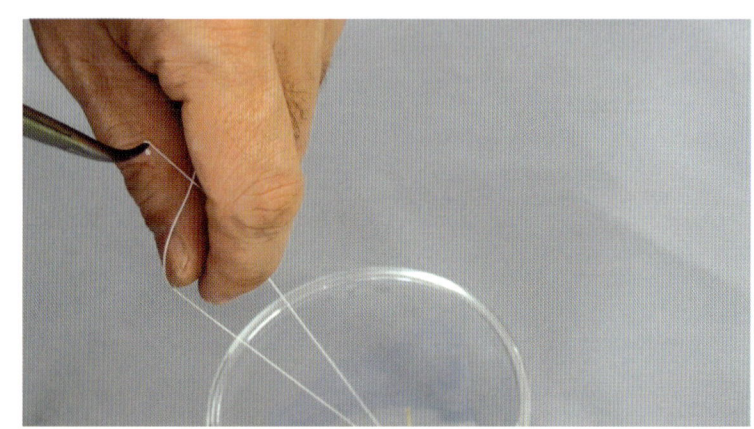

Step ❹

左手第1指と第2指でSTをキャッチして，STをつかんでいる鉗子を離す．

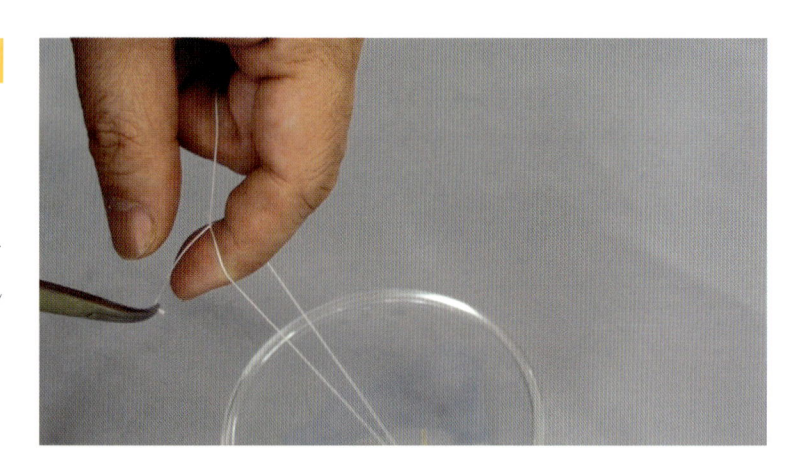

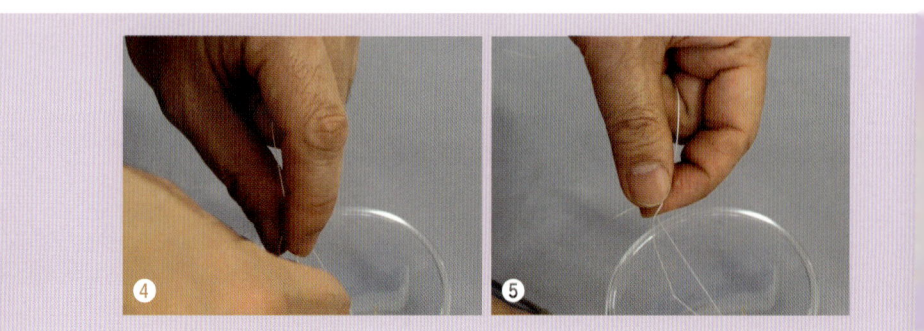

❹　　❺

	Level 1	Level 2	Level 3	Level 4
	両手結びで糸をからめる	両手結びで糸を締める	深部結紮	長糸を結紮する

Step ❺

左手首の回転を戻して，第1指を戻す．

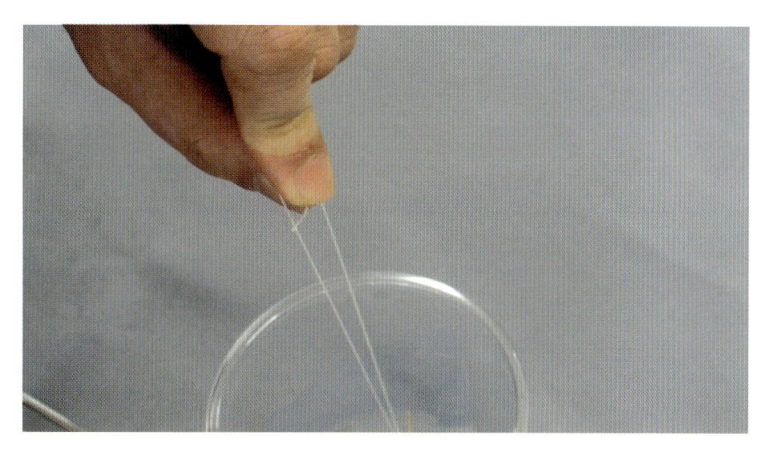

Step ❻

Lesson 9, 10 と同様に第1, 2結紮を行う．

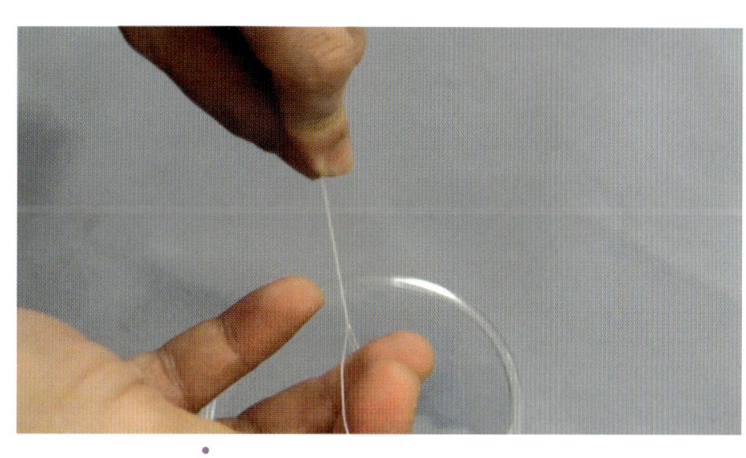

● 第2結紮（連続写真）

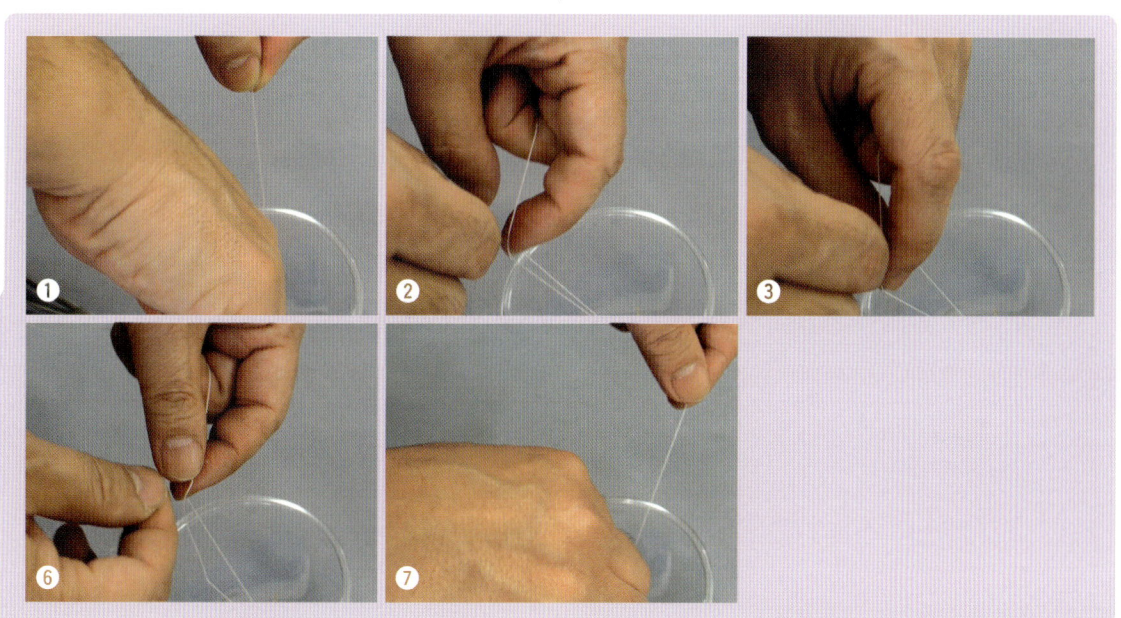

第 1 章　結紮法

Lesson 12　結紮点を移動させて結紮する

DVD 1-4-12 解説
DVD 1-4-12 練習

■血管を切る幅を残して結紮点を移動させて深部結紮を行う

　糸を通して結紮止血してから血管を切る操作は，鉗子で一時的に止血し血管を切ってから結紮する方法に比べて安全性が高いので助手が慣れていない時の深部操作によく用いられる．しかし，結紮方向が限定されるため結紮点が同じ場所になり血管を切る場所がなくなることがある．深部において意図した部分に結紮点を移動させて結紮する方法をマスターする．

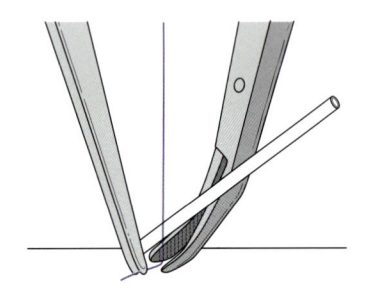

血管に糸を回して結紮

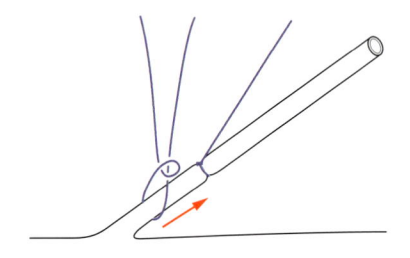

2 本目の結紮は同じ場所になりやすい

ポイント
・糸の張力をコントロールする．
・糸の Loop の大きさは必要最小限にする．

準　備
伏せたコップの内外で輪ゴムを渡してマグネットクリップで固定し，タンジェント方向の血管をシミュレートして結紮する．

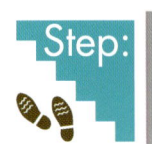

Step:
1. 創外で第 1 結紮を絡めて，指を曲げた状態で Loop に第 2 指を入れる．
2. 指を伸ばしながら深部の結紮点に Loop を移動する．
3. 指先を結紮点の手前に移動させて結紮する．

| Level 1 | Level 2 | Level 3 | **Level 4** |
| 両手結びで糸をからめる | 両手結びで糸を締める | 深部結紮 | **長糸を結紮する** |

Step ❶

創外で第1結紮を絡めて，軽く指を曲げた状態でLoopに第2指を入れる．

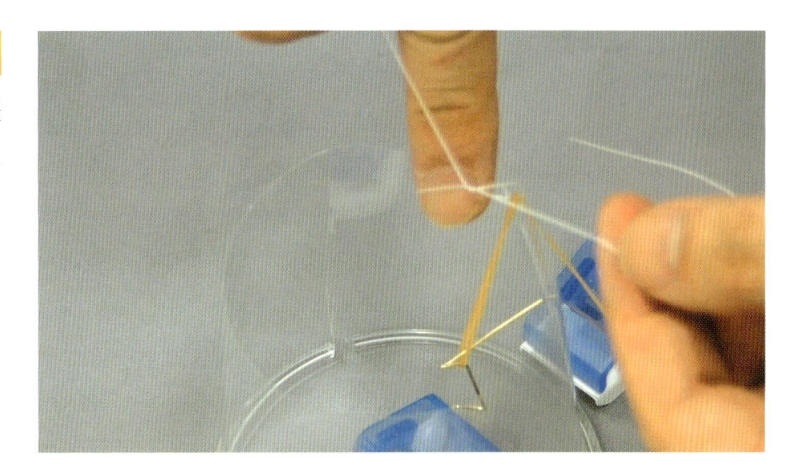

Step ❷

指を伸ばしながら深部の結紮予定部にLoopを移動する．

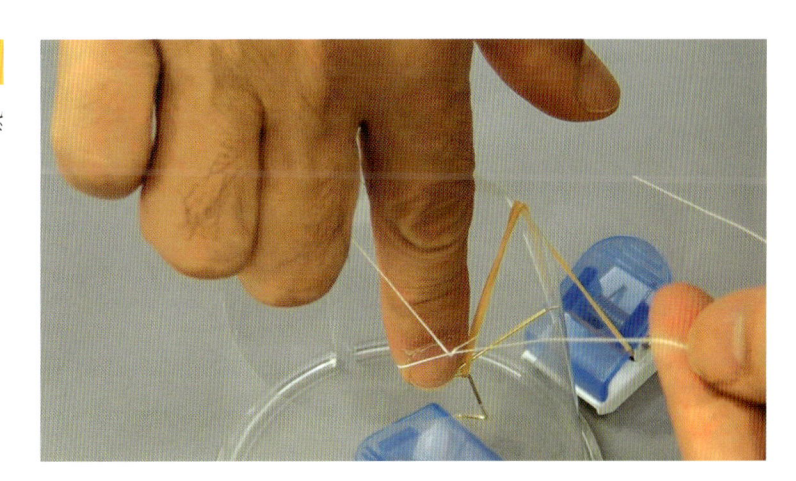

Step ❸

指先を通常の結紮で爪が当たる部分に移動させ…

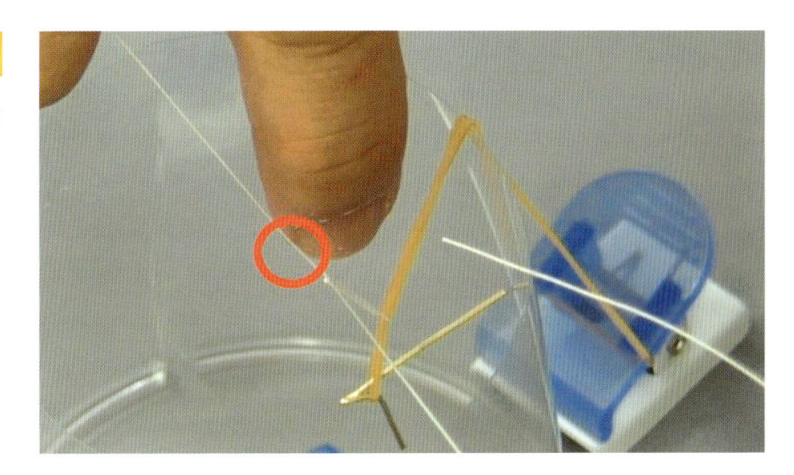

第1章　結紮法

目的の位置で結紮する．

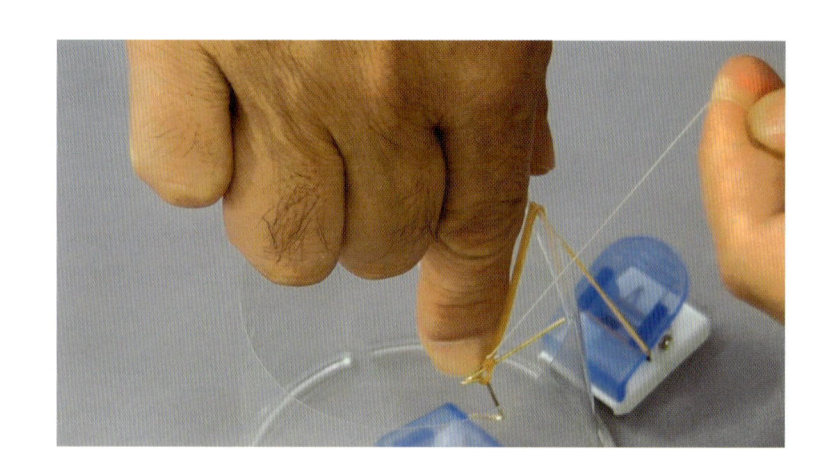

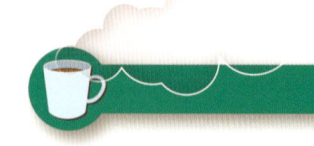

コラム＊COLUMN

鉗子の先に付ける糸の付け方

? 深部結紮用の鉗子の先への糸の付け方は…

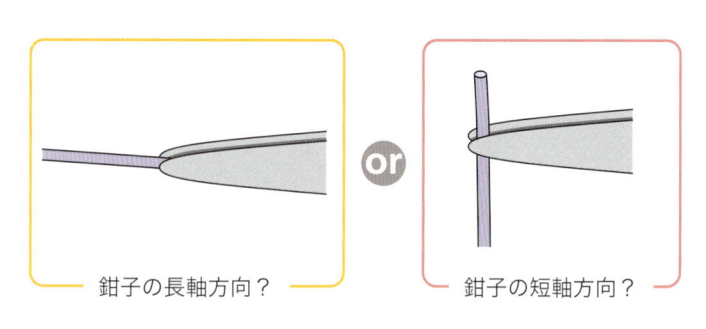

鉗子の長軸方向？　or　鉗子の短軸方向？

　糸が先端からずれて鉗子の先が出ると，止血鉗子の先にかけられなくなる（A）．

　しっかりつけようと把持している部分を長くすると，ますます先端から糸が外れやすくなる（B）．これは，手前にものが挟まると先端把持力は弱くなる鉗子の構造上の特性による．

　鉗子は横溝であり，糸が引かれるのは横方向であることを考慮して実験すると，先端は把持力が強く糸がスリップしても横溝に沿ってずれるため外れにくい（C）ので「先端に一番近い横溝に短軸方向で糸を挟んだものが最も外れない」はずであるが，なぜか長軸方向につけるのが「伝統」である．

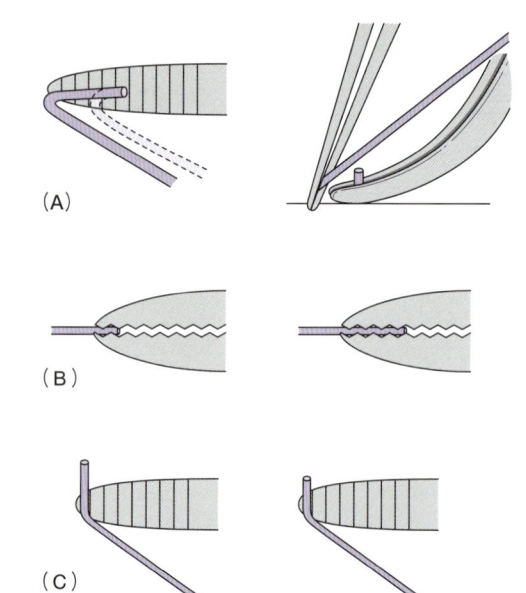

(A)
(B)
(C)

Level 1	Level 2	Level 3	**Level 4**
両手結びで糸をからめる	両手結びで糸を締める	深部結紮	長糸を結紮する

自己評価法 Level 4

糸を付けた鉗子を使って深部結紮する

DVD 1-4-自己評価 解説

深部結紮した糸を血管に見立てて鉗子で把持し，鉗子の先につけた糸を鉗子の先端に回し，深部結紮する．結紮した糸を血管に見立てて再び鉗子で把持し，同様の深部結紮を繰り返す．

評価法

・糸が抜けずに結紮できる．

こんな時どうする？　糸がうまくかからない

■糸に張力をかける．糸と止血鉗子の軸が平行に近くなるように，左手を止血鉗子のフィンガーリングの近くに置く．

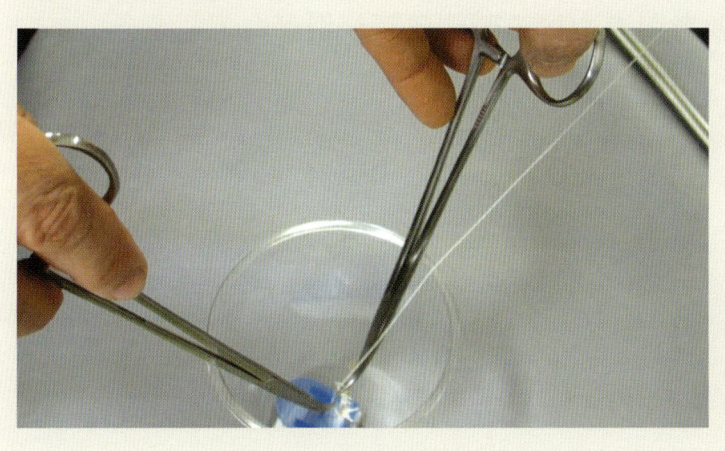

ピンと張った糸と止血鉗子の軸が平行になると，先端に糸をかけやすい．

第1章　結紮法

こんな時どうする❓　糸を引く時に血管をこする抵抗がある

■ Lesson 7, 8 では指で結紮部位を結紮点に運ぶが，鉗子に付けた糸を使うとフックにかかるのは糸の端になるので，結紮可能な位置まで Short Tail を「引き上げる」ことになる．この時，糸の摩擦力が直接血管にかかるとのこぎり効果（Sawing effect）で血管に損傷を与える．「引き上げる」時に左手に持った糸を止血鉗子の右側（向こう側）に置くことで Sawing effect を鉗子が受け止め，血管損傷を防ぐことができる．

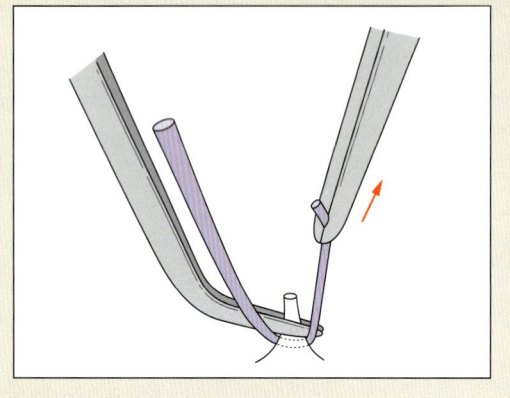

血管に Sawing effect がかかっている． 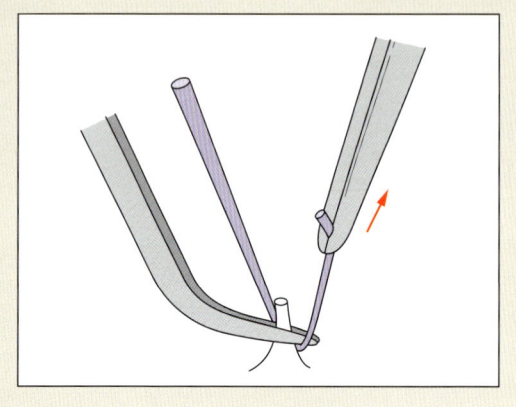　　　　　止血鉗子が Sawing effect を受け止めている．

こんな時どうする❓　糸を引き上げる時に血管が引かれてしまう

■ 糸に張力をできるだけかけずに結紮することは大切であるが，この場合は止血鉗子を持った術者が糸の張力に負けないように鉗子の先を保持し，血管が引かれないようにすることも大切である．止血鉗子を外す役は，結紮が終わるまで鉗子をただ持っているだけが仕事ではない．糸がかかりやすい方向に先端を向け，結紮の間に血管を守る大切な役目がある．

第 2 章

縫合法

Chapter 2 ── Suture

縫合は結紮とならんで手術手技の基本である．正確な針のコントロールは吻合や縫合止血に欠かせない．

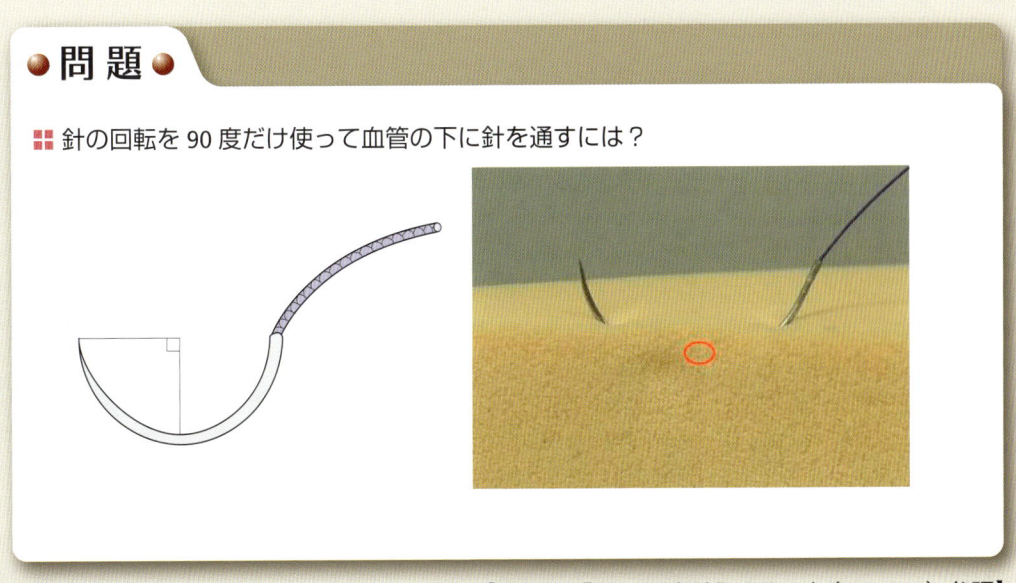

● 問 題

針の回転を 90 度だけ使って血管の下に針を通すには？

【正解は「こんな時どうする？」（➡p.116）参照】

第2章　縫合法

□縫合法　　　　　　　　　　　　　　　　　　　　　　Level 1
縫合針の扱い

縫合は針を穿刺する動作と糸を結紮する動作に分けられる．Level 1 では前者をマスターする．

ポイント
- 針の彎曲の中心点を中心に針を回転させる．
- 針を意図した点から刺入する（In point），
- 想定した位置に針先を出す（Out point）．
- 手首のスナップを使って素早く針を通す．

必要物品
- 丸針：糸は不要．大きさは数種類，最初は大きめの針で訓練
- パフ：化粧用のスポンジ（付録参照）
- マグネットクリップ：2個

Lesson 1　縫合針を回す

DVD 2-1-1 解説
DVD 2-1-1 練習

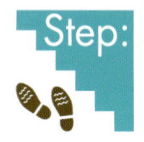

Step:
1. 針尻から 5mm 離れた部位（Holding point）を持針器の先で把持する．
2. スポンジに垂直に針先が当たるように穿刺する（In point）．
3. 針のカーブに沿って回転させ，針先を出す（Out point）．

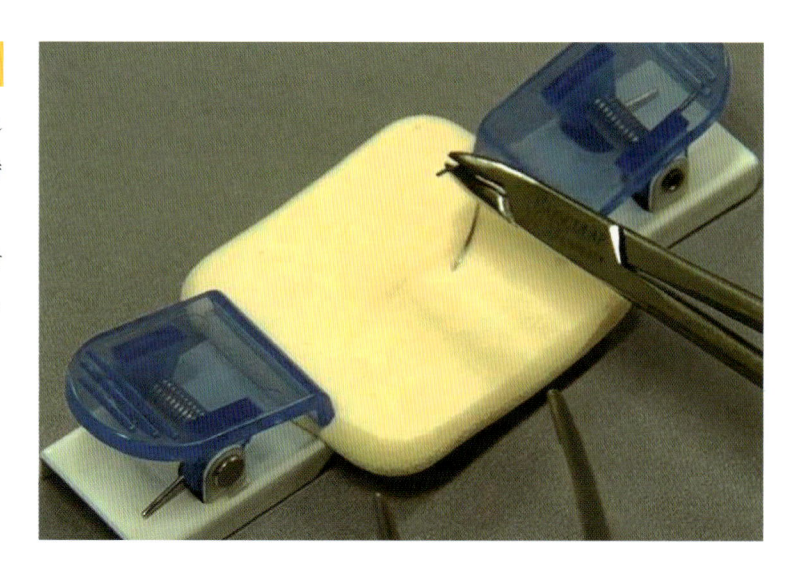

Step ❶, ❷

Step ❶：針尻から 5mm 離れた部位（Holding point）を持針器の先で把持する．

Step ❷：スポンジに垂直に針先が当たるように穿刺する（In point）．

| Level 1 縫合針の扱い | Level 2 器械縫合 | Level 3 埋没縫合 | Level 4 Z縫合 |

Step ❸

針のカーブに沿って回転させ，針先を出す（Out point）．

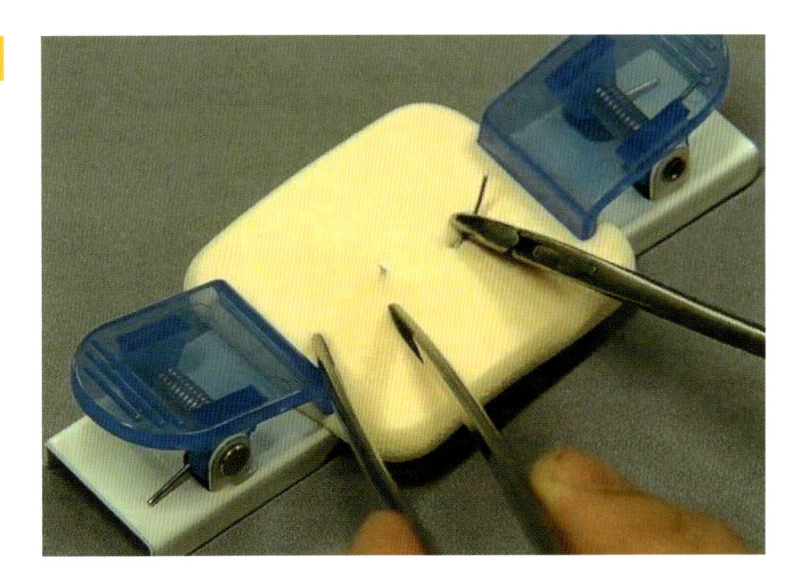

こんな時どうする？　針が安定しない

■ ① 針に糸が固定されている所の針の断面が丸く，固定が悪い．針尻から5mm先端側に寄った部位（Holding point）を把持する．

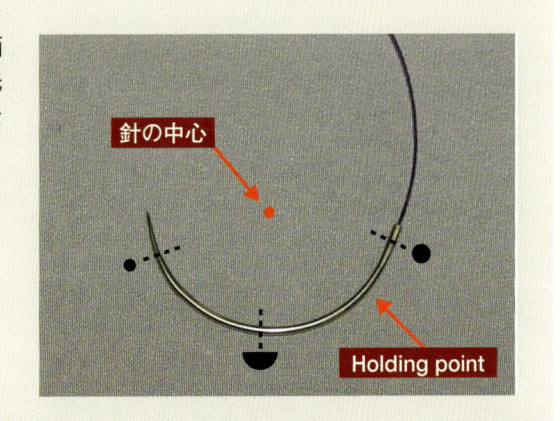

針の中心

Holding point

■ ② 手首を伸ばして前腕の長軸と持針器の軸を一致させ，手首の回転を用いる．

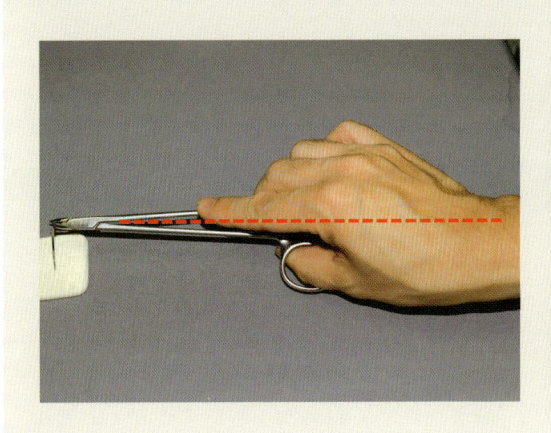

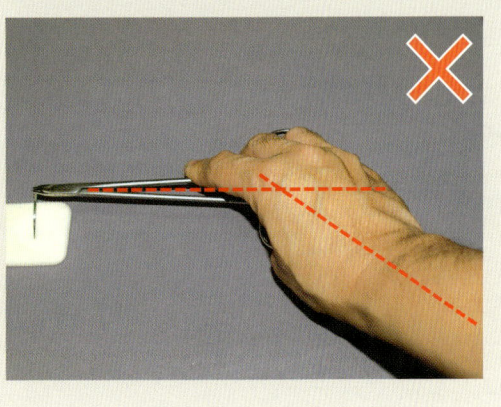

57

第2章　縫合法

こんな時どうする？　針が曲がる　　　DVD 2-1-1 解説

■針の弯曲の中心は持針器で持った所ではない．持針器を中心に軸回転させようとすると，針は Holding point を中心に曲がる．理想的な針の通過経路を外れると組織はより多くの損傷を受ける．

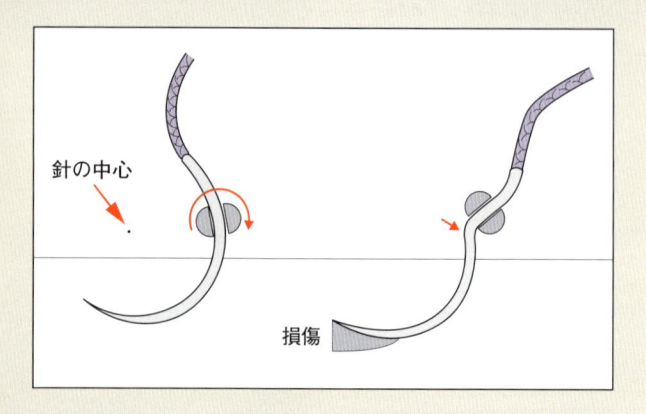

針の中心

損傷

■キャップなどの円筒を使った針回し練習機を用いて〔作成方法は付録（➡p.178）参照〕中心点の周りを円周に沿って回転させた時の感覚を体得する．最初は大きい円筒を用いるとわかりやすい．写真は瞬間接着剤の容器．

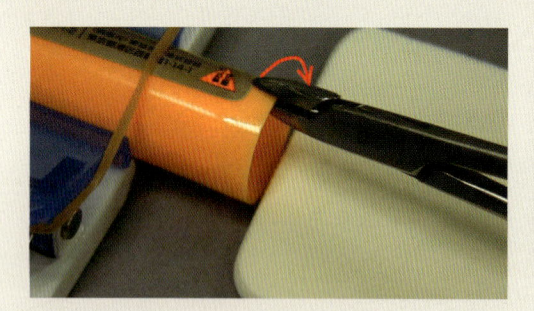

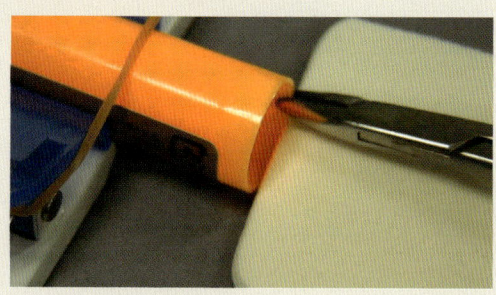

こんな時どうする？　スポンジが大きくへこむ　　　DVD 2-1-1 解説

■縫合針もメスと同じく「刃物」なので，損傷を最小にするには刃物（針先）と組織との相対速度が必要となる．In point で手首のスナップをきかして組織を「切る」．

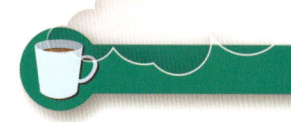

コラム＊COLUMN

寿司屋で切る技を学ぶ

　寿司ネタは切り離される時に動かない．縫合針も包丁と同じく「刃物」なので，挫滅を防ぐには刃物と組織との相対速度が必要である．切れる刃物で速度を持って組織が切離されるとその周囲には力が波及しない．切られる組織の変形具合により組織損傷の多寡を評価できる．

| Level 1 縫合針の扱い | Level 2 器械縫合 | Level 3 埋没縫合 | Level 4 Z縫合 |

自己評価法 Level 1 その1 ▶ Out point のマークに正確に針先を出す

DVD 2-1-自己評価その1 解説

スポンジ上に直径 1mm の点状のマークをマジックインクで書いて「標的」にする．方向，距離を変え針先がマーク内に出るように運針する．逆針も同様に行う．意図した Out point に針先を出せる技術が均一で整った縫合に必要である．

評価法

- 目標誤差 1mm 以内（マーク内に針先が出る）．
- 針の通過時に大きくスポンジが変形しない．

●穿刺距離を変えて……

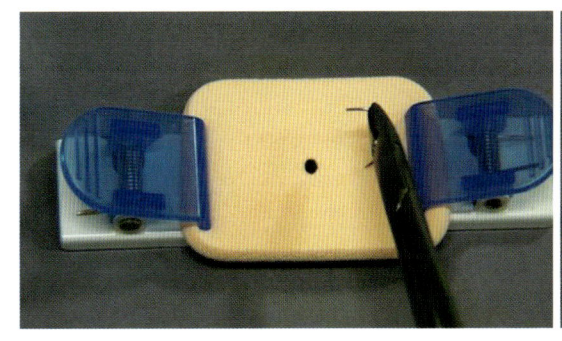

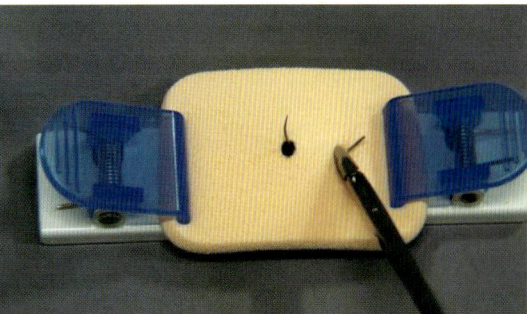

●穿刺方向を変えながら……

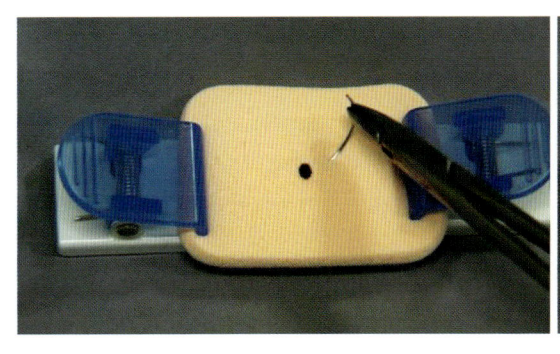

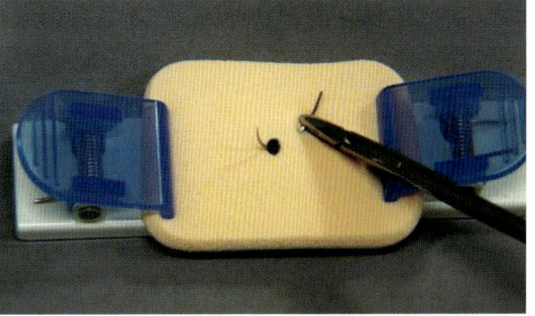

第 2 章　縫合法

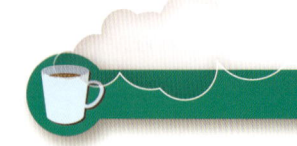

コラム＊COLUMN

キャベツの千切りに学ぶ縫合の体位

　キャベツの千切りは，右の足を一歩引いて体と前腕との角度が 45 度，手首を伸ばした体位で同じ場所で包丁を上下させることで，薄くかつ均一の厚さで作られる．この時「きき目」と「肩関節」，「肘関節」，「手首」，「包丁」が同一平面上にある．もし，手首が曲がった状態で包丁を正確に上下させようとすると，手首だけでなく肘や肩関節の角度を連続的に微妙に調節をしなくてはならない．ロボット工学でも関節が一つ増えるだけで手先を制御するプログラムは何倍も必要となる．

　持針器に持たせた針を正確に回転させるには，可動関節を少なくする体位，つまり脇を締めて持針器の軸と前腕の軸が一致する体位と持ち方が大切である．運針方向が変わる時には体ごと回転させる．

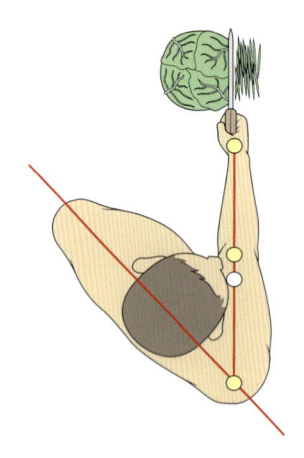

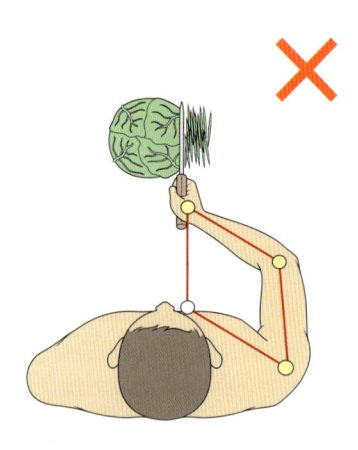

Lesson 2　縫合針を抜く

DVD 2-1-2 解説
DVD 2-1-1 練習

　左手の鑷子で弯曲に沿って回しながら針を組織から抜く．持針器で針を抜くと，次の 1 針のために再度針を持ち直さなければならないので，Step が多くなる．次の 1 針が連続する時には，鑷子で針を抜いた方が有利である．

ポイント
・鑷子を針のカーブに沿って回す．
・針を回しやすい位置と角度で把持する．

| Level 1 縫合針の扱い | Level 2 器械縫合 | Level 3 埋没縫合 | Level 4 Z縫合 |

Step:

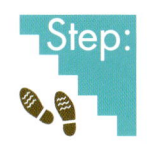

1. ラチェットを外した状態（針を持ったまま）で，針先が出るまで持針器で針を回転させる．
2. 左手の鑷子で針を把持し，持針器を開く．
3. 鑷子で針を回転させながら抜く．

Step ❶

ラチェットを外した状態（針を持ったまま）で，針先が出るまで持針器で針を回転させる．

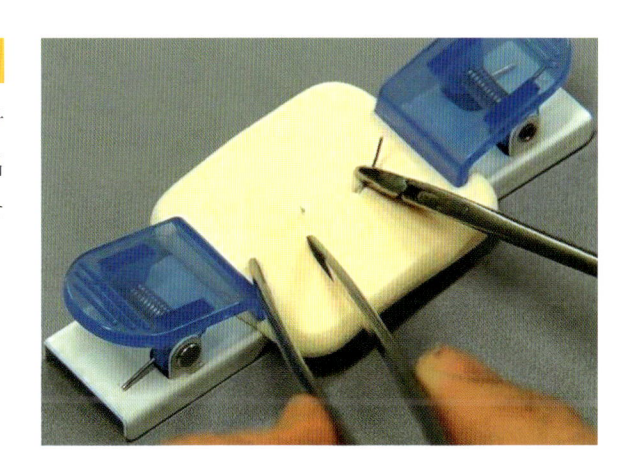

Step ❷

左手の鑷子で針を把持し，持針器を開く．

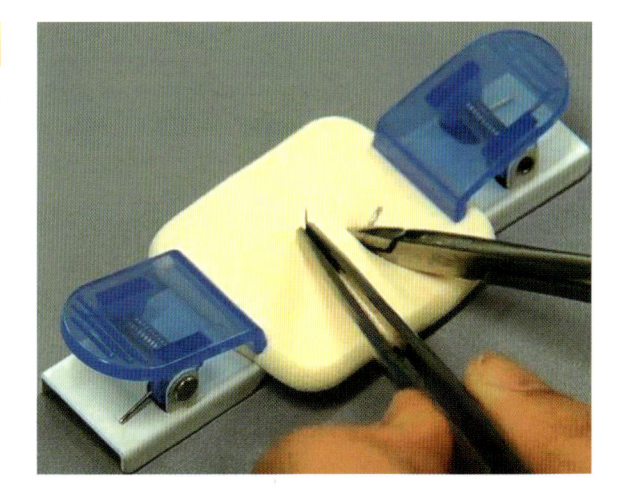

Step ❸

鑷子で針を回転させながら抜く．

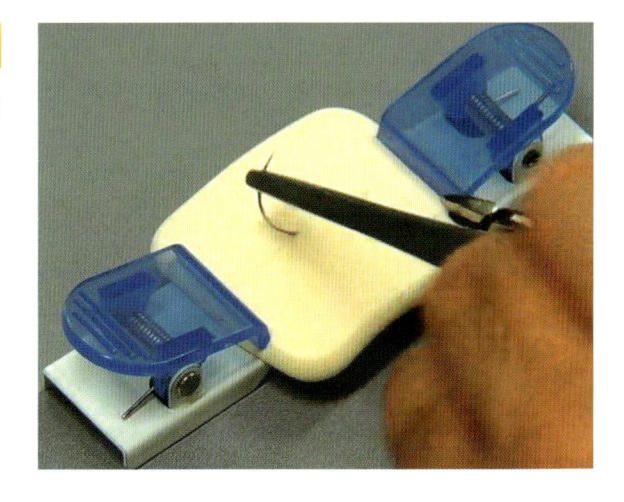

第2章　縫合法

こんな時どうする？　針が円弧を描いて抜けない

DVD 2-1-1 解説

■持針器と鑷子の角度が開いていると左手首の回転のみでは針が回らない．持針器の軸と鑷子の軸を平行に近くする（左の脇を締める）．

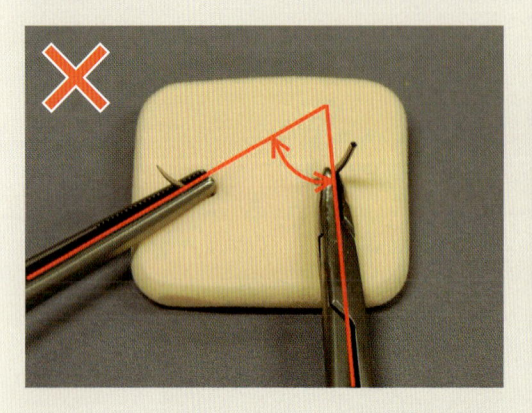

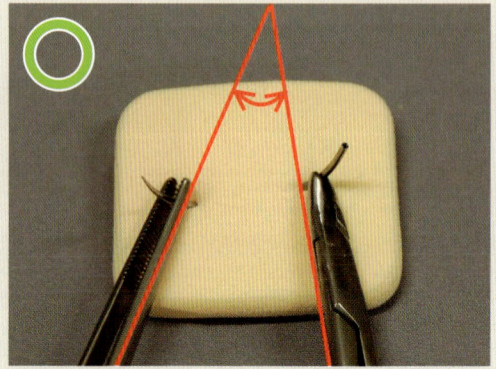

■縫合線が横向きの場合には，鑷子と持針器の先が向きあうようにすると，針は回しやすくなる．

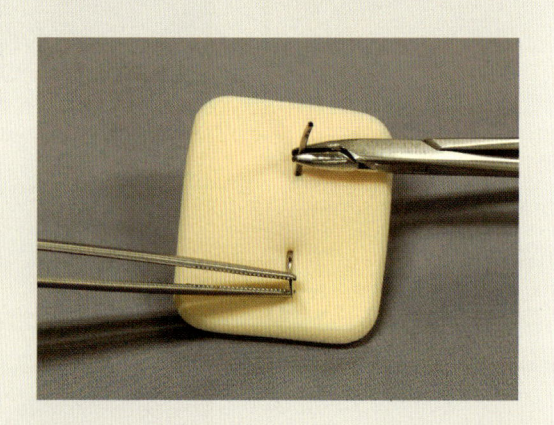

こんな時どうする？　鑷子で針を持ってから時間がかかる

DVD 2-1-2 解説
DVD 2-1-2 練習

■鑷子で受け取る位置が先端に近いほど，針を抜くのに必要な回転角のうち，鑷子が担当する分が多くなる．針を回転させるのに適した状態にあるのは持針器なので，持針器を離す前になるべく針を回転させておいたほうが有利である．
左手の鑷子で針を受け取る瞬間に，右手持針器で針をさらに回転させ，同時に鑷子を針を最初につまんだ位置から持針器側に滑らせて，針の根元寄りで把持する．この時組織は持針器と鑷子で挟まれ圧縮された状態となり，持針器を開くと組織の弾力で針は途中まで自然に抜ける．皮膚・皮下縫合や腸管の全層縫合に応用できる．

Level 1	Level 2	Level 3	Level 4
縫合針の扱い	器械縫合	埋没縫合	Z縫合

■ 針の先端を軽く鑷子で保持し，針を滑らせながら持針器をさらに回す．

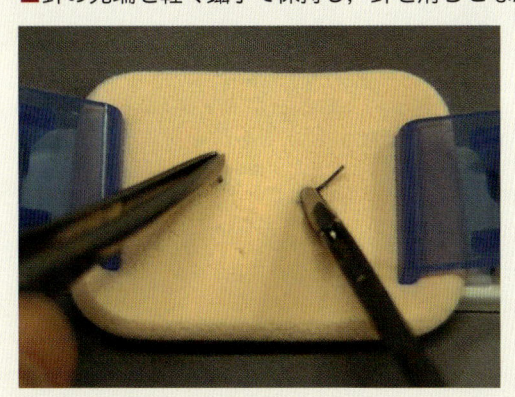

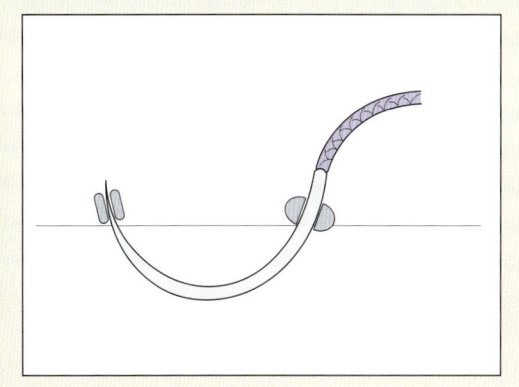

■ 持針器と鑷子の距離が縮まり，挟まれた組織は圧縮される．

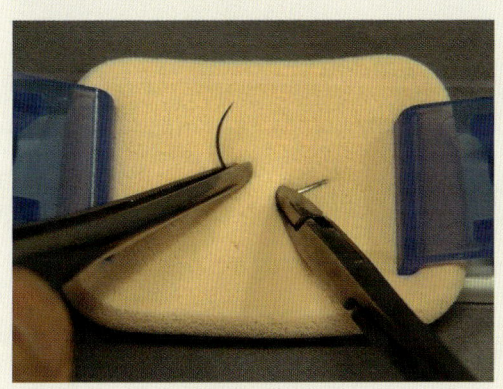

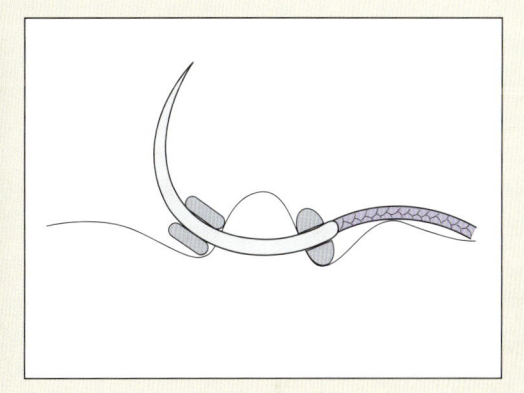

■ 持針器をリリースすると，組織の弾力により針はほとんど抜けた状態になる．

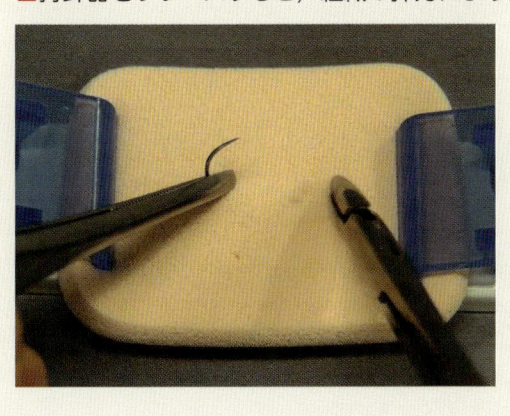

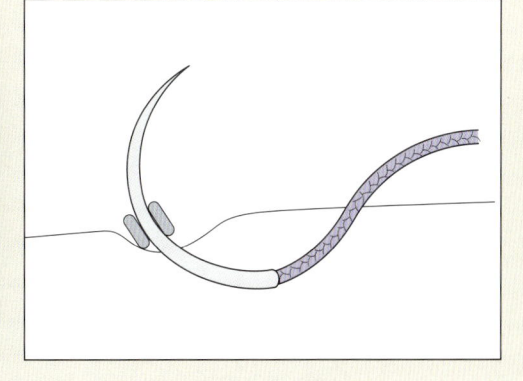

第 2 章　縫合法

コラム * COLUMN

実質臓器と管腔臓器

　組織の弾性を利用した針の抜き方は，組織になるべく外力を与えずに縫合するという Lesson 1 の趣旨と一見矛盾する．組織の可塑性と弾力性の違いを理解し，対象組織により手技を使い分ける必要がある．

　細胞が多く生理学的に運動しない臓器，即ち肝，膵，脾，などの実質臓器は組織が固く，もろいので組織に力がかからないように縫合する必要がある．一方，間質が多く細胞が少なく，そして生理的に絶えず運動し外力がかかっている組織，たとえば皮膚や腸管などは柔らかく弾性に富んでいる．ただし，腸管の中でも粘膜だけは細胞が多く，「実質臓器」に近い特性を持っている．したがって，粘膜に乱暴に針を通すと粘膜は裂けてしまう．

　組織に優しい手術には，相手，即ち対象組織を知ることが大切である．

Lesson 3　順針から逆針への持ち替え

DVD 2-1-3 解説
DVD 2-1-3 練習

　針を鑷子で逆針に持ち替える方法をマスターする．縫合操作のうち，目的とする操作は針を組織に通すことである．そのための準備の針の持ち替えは，無駄をなくして短時間で済ませたい．ここでは糸付きの針を用いるが，針を抜いた後の糸が組織を通る時の摩擦力を利用して，逆針で持ちやすい方向に針を回す．

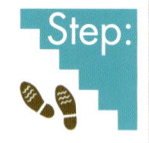

Step:

1. Lesson 2 の最後に続けて針を鑷子で抜く．この時，鑷子に対して針は 45 度で把持されている．
2. 鑷子の先を縫合点に向けて糸を引くと，針が回転して 0 度で把持される．
3. 左手の手首の回転を使って針先を下に向け，Holding point を持針器で把持する．
4. 次の逆針縫合に適した針の向きになっている．

Level 1	Level 2	Level 3	Level 4
縫合針の扱い	器械縫合	埋没縫合	Z縫合

Step ❶

針を鑷子で抜く．この時，鑷子に対して針は45度で把持されている．

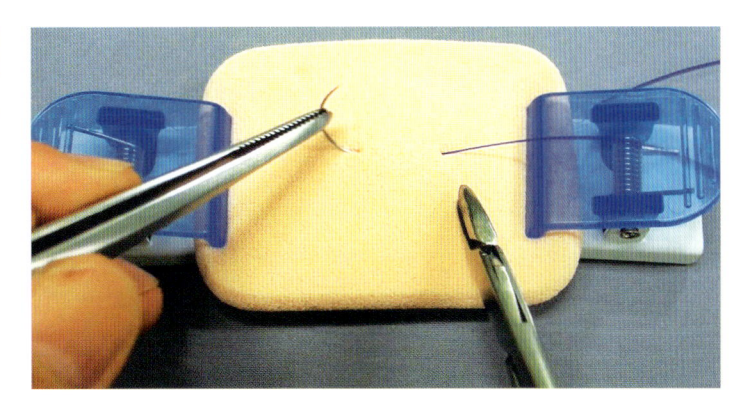

Step ❷

鑷子の先を縫合点に向けて糸を引くと，針が回転して0度で把持される．

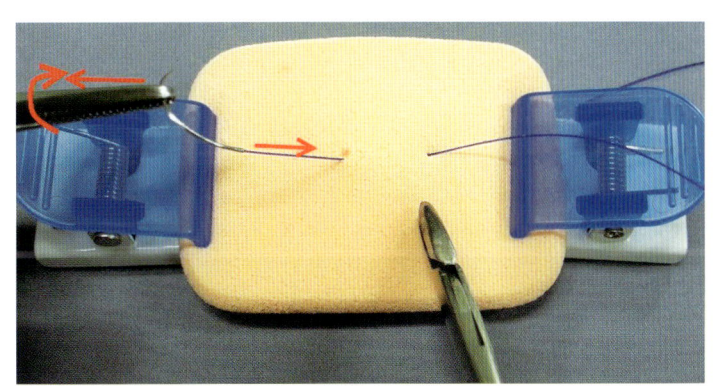

Step ❸

針を引く時に左手の手首の回転を使って針先を下に向けておき，Holding point を持針器で把持する．

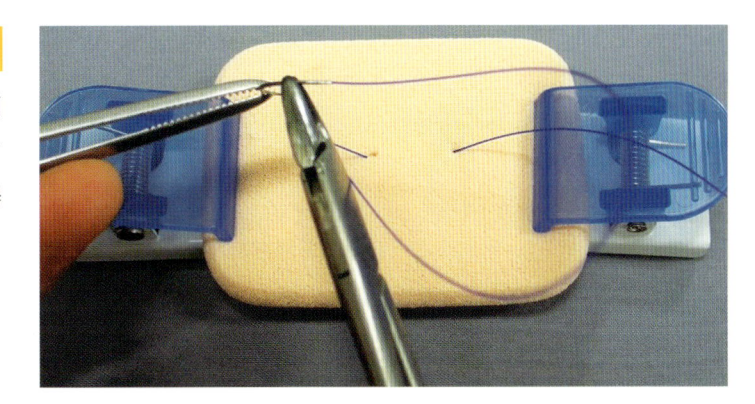

Step ❹

次の逆針縫合に適した針の向きになっている．

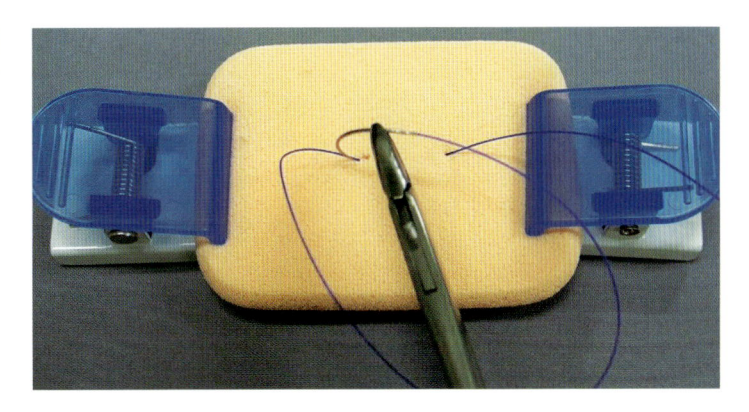

第2章 縫合法

こんな時どうする❓ 鑷子から針が落ちてしまう　　DVD 2-1-3 解説

■針先が下に向くまで左手首を回転させる必要がある．この時，針を持つ鑷子の力が抜けて，針が落ちてしまうことがある．鑷子を軸回転させる時，最後の90度で鑷子を閉鎖しているのは第1指と第3指になる．

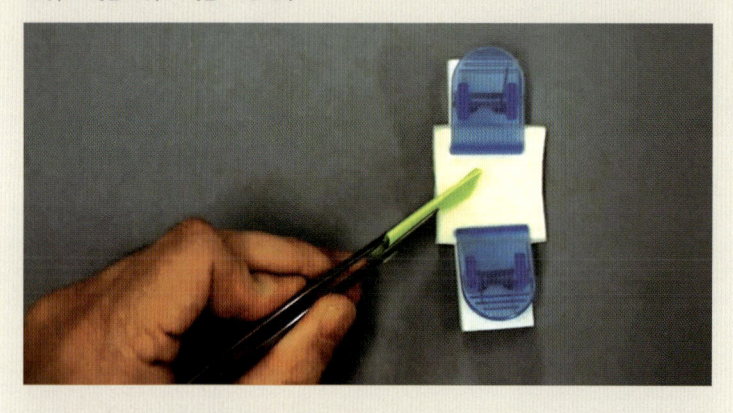

針を受け取った時，鑷子を閉鎖しているのは第1, 2, 3指．

■手首を回転させ，鑷子の把持面（紙の面）が水平となった時，鑷子を閉鎖しているのは第1指と第3指となる．

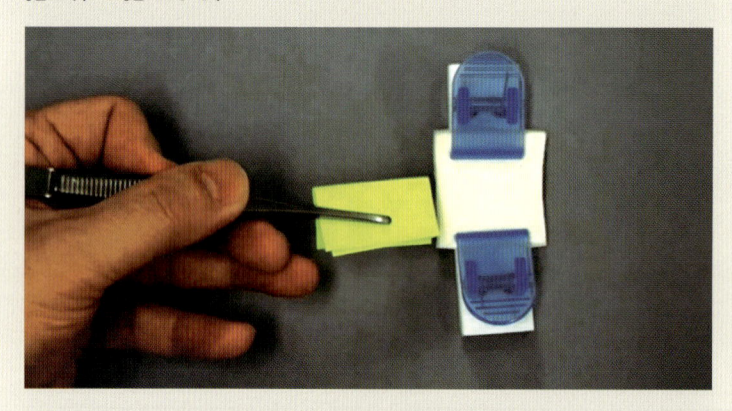

■さらに親指の末節を曲げて90度鑷子を回転させる．これで針先は下を向く．

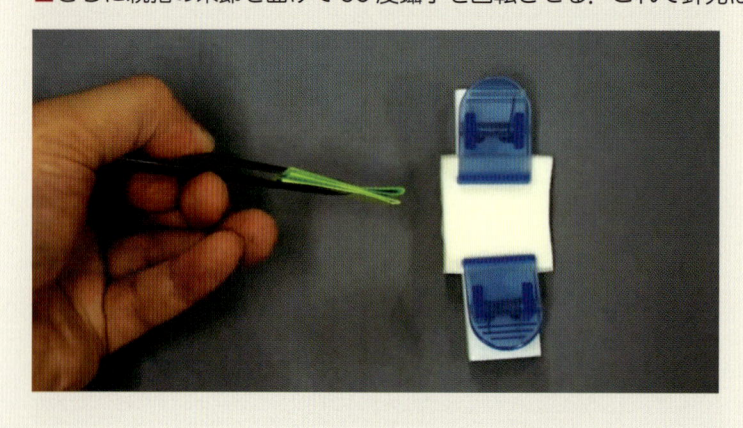

| Level 1 縫合針の扱い | Level 2 器械縫合 | Level 3 埋没縫合 | Level 4 Z縫合 |

自己評価法 Level 1 その2 ▶ 針付きの縫合針で連続縫合する

DVD 2-1-自己評価その2 解説

印のないスポンジを均等の縫い幅で平行に連続で運針し，同じ経路を逆針で戻り運針の正確さを評価する．糸は In point と Out point の位置を示している．

評価法

- 同じ点から2本糸が出ている．
- まっすぐ等間隔で並んでいる．
- 針は鑷子でコントロールし，手で持たない．

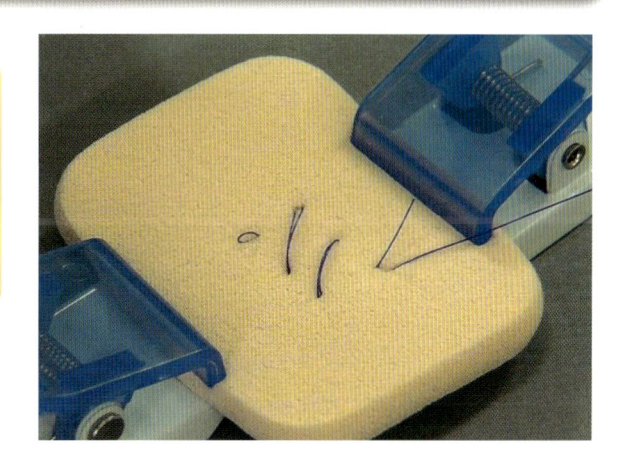

こんな時どうする？ きれいに整わない

■ 等間隔に運針するには距離感覚が必要である．そのためには前とその前の Point を注視し，2点を結ぶ同一直線上で同じ距離をおいた点を次の Point に設定する．3針を正確にかけられれば，同じ操作の繰り返しで規則正しい運針ができる．

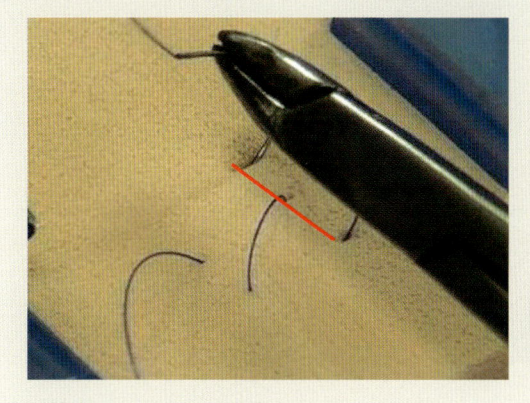

3針目の In point の設定

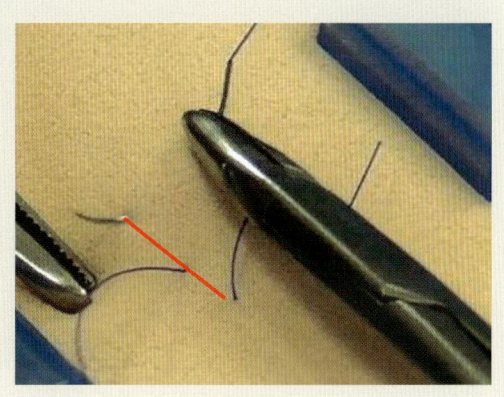

3針目の Out point の設定

第2章 縫合法

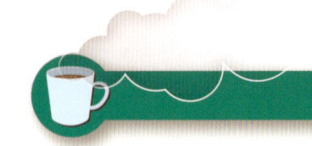

コラム＊COLUMN

持針器の違いと実用レベルのラチェットコントロール

　ヘガールとマッチュー持針器は，握りの部分の形以外にラチェット部の構造が異なる．マッチューはラチェットを離す時に柄を握りこまなくてはならない．針の動きを細かく調節する必要がある時は，ヘガール持針器でラチェットはかけないで扱う．普段より持針器が手を離れるとき以外は，ラチェットを外した状態で針を扱えるように訓練する．

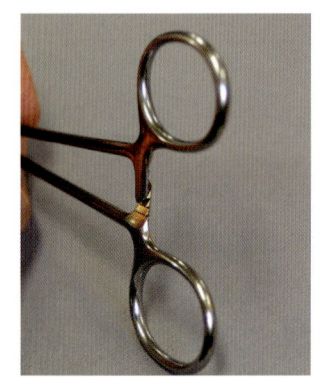

ヘガール持針器
ラチェットを外すのが容易．

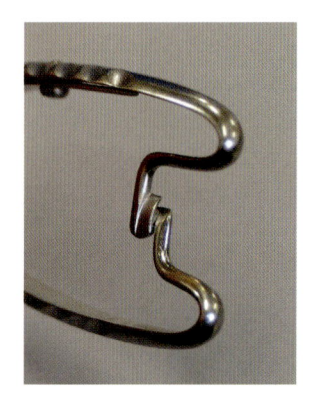

マッチュー持針器
一度握らないと外れない．

　また，ヘガールのリングには拇指の第1関節を全部入れてはいけない．拇指は軽く添える．この時，持針器を安定させているのは第2，3，4指である．

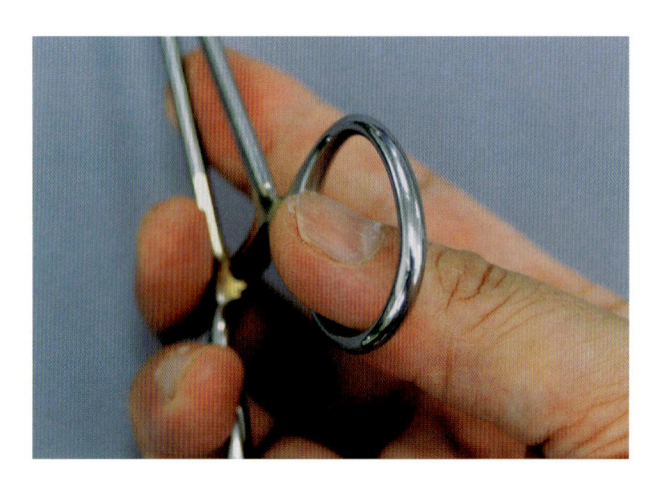

半分拇指がかかった状態で，開閉を微妙にコントロールする．

| Level 1 縫合針の扱い | Level 2 器械縫合 | Level 3 埋没縫合 | Level 4 Z縫合 |

　介助者から針付きの持針器を受け取ったら，ラチェットを OFF でハンドルをいっぱいに閉じた状態で針を組織に穿刺する．針を離す時にラチェットを OFF にするのでは遅くて実用レベルではない．また，鑷子で針を受け取る瞬間は，針は持針器と鑷子で固定され，わずかな動きが針による組織損傷を招く．鑷子が針を把持した瞬間に持針器をリリースする必要がある．

　このラチェット操作は持針器だけでなく，糸を先に付けたケリー鉗子で血管下に通した鉗子に糸を渡す場合にも同様である．

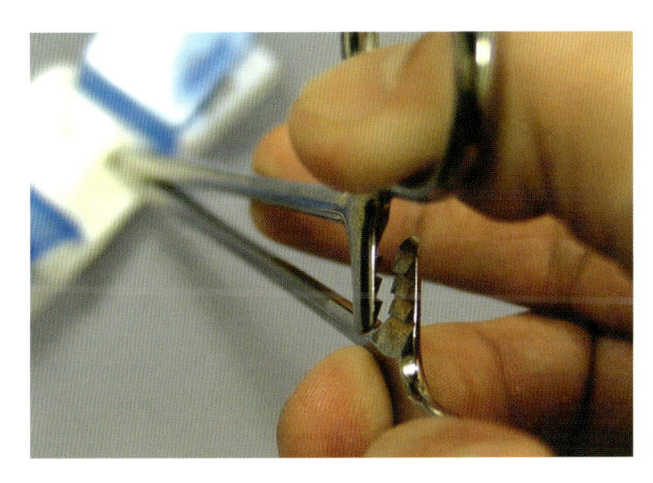

DVD 2-1-2 解説

持針器のワーキングポジション．ラチェットは OFF で，持針器は一番閉じた状態．

第 2 章　縫合法

縫合法　　　　　　　　　　　　　　　　　　　　Level 2
器械縫合

　持針器を用いた縫合結紮を習得する．ここでの目的操作は糸を締める操作であり，持針器が糸を挟んでいない時間をなるべく短縮する．このとき持針器を持った右手以上に糸を持った左手が重要な働きをする．

ポイント
- Short Tail（糸の端：以下 ST）は結紮ごとに縫合線を越え対側に移動．
- 左手首の回転で糸の Loop の向きをコントロール．
- 糸を絡める持針器の動きは最小限に．
- 持針器が ST を離している時間を短く．

必要物品
- 輪ゴム：2 本
- マグネットクリップ
- 結紮糸：40cm 絹糸

Lesson 4　持針器で第 1 結紮をする（ST が向こう側）
DVD 2-2-4 解説
DVD 2-2-4 練習

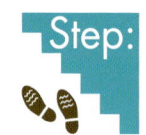

Step:
1. 持針器で ST を持ち，左手に持った糸の Long Tail（以下 LT，長さ 10cm）を縫合線の手前側に置く．
2. LT を持針器の上を越えて向こう側に移動する．
3. 持針器は ST を離して先を持ち上げる．
4. LT を持針器の下をくぐらせる．
5. 持針器で ST をつかみ直す．
6. ST を手前側，LT を向こう側に移動して糸を締める．

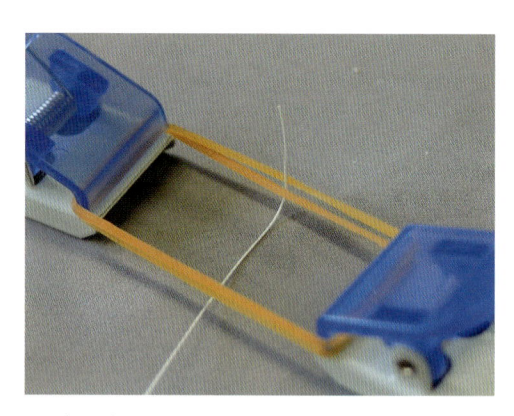

輪ゴム（縫合線）の間に ST をはさむ．

| Level 1 縫合針の扱い | **Level 2 器械縫合** | Level 3 埋没縫合 | Level 4 Z縫合 |

Step ❶

持針器でSTを持ち，左手に持った糸のLong Tail（以下LT，長さ10cm）を縫合線の手前側に置く．

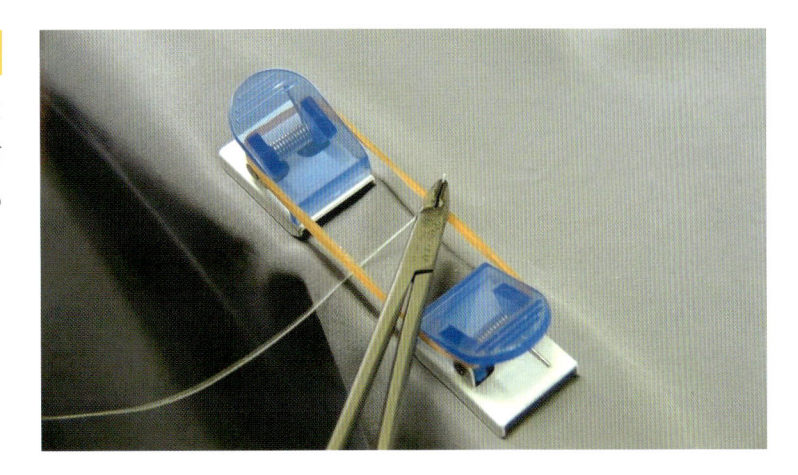

Step ❷

輪ゴムに挟んだSTを持針器で持ち，左手のLTを持針器の上を通して向こう側に移動．矢印は左手のLTの動き．

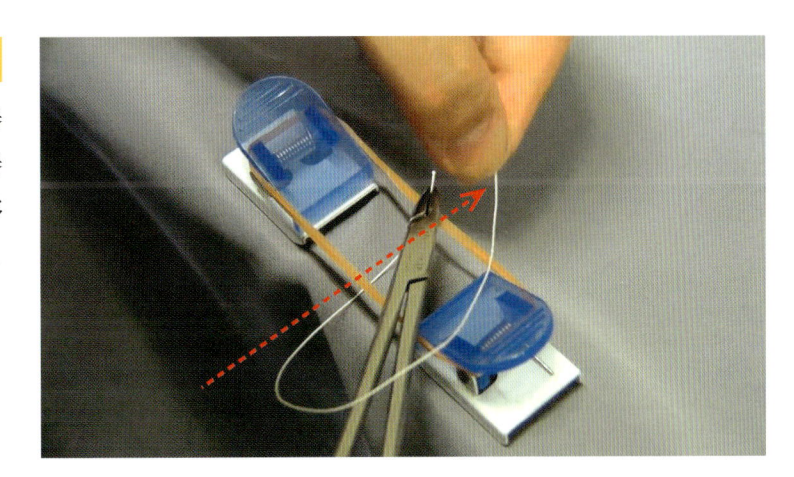

Step ❸

STを離して持針器の先を持ち上げる．

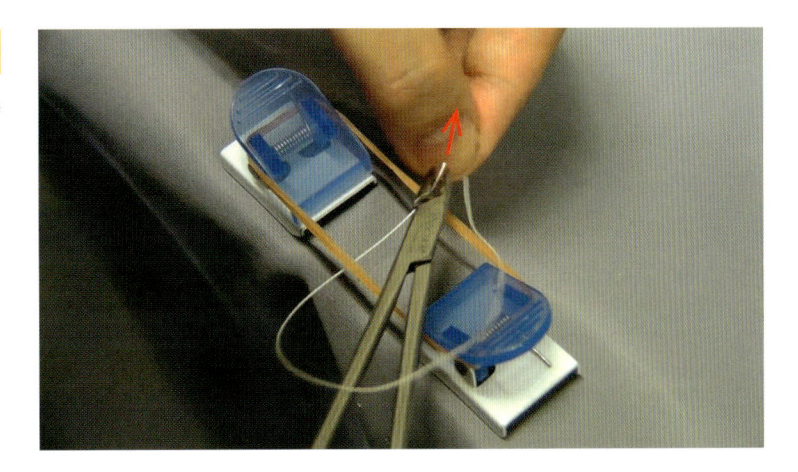

第 2 章　縫合法

Step ❹

LT を，持針器の下を通して手前に移動する．

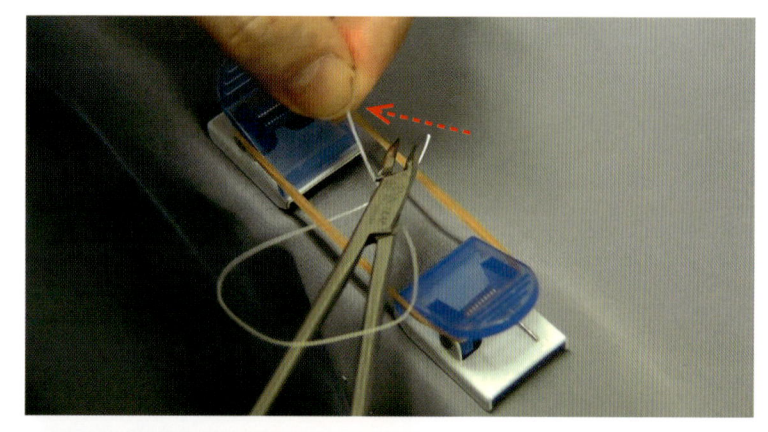

Step ❺

持針器で ST をつかみ直す．

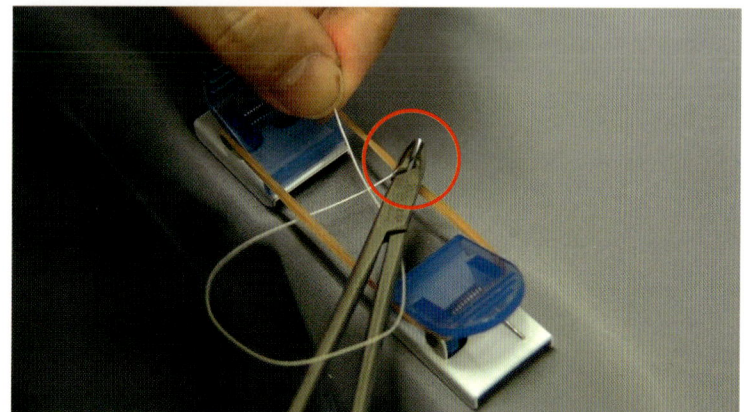

Step ❻

ST を手前側，LT を向こう側に移動して糸を締める．

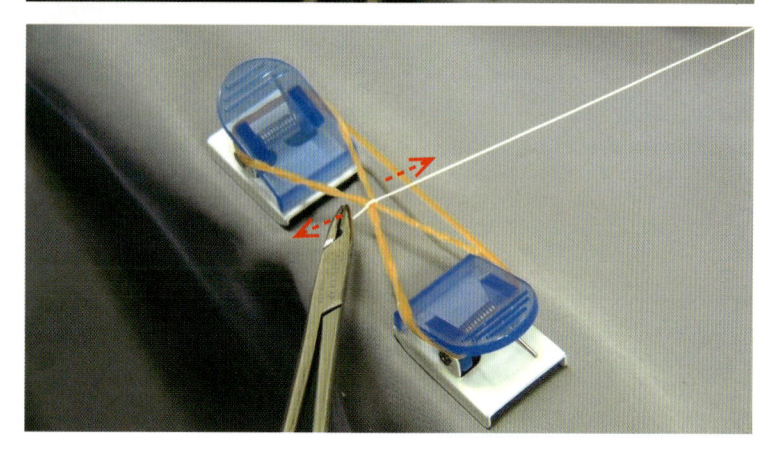

Lesson 5　持針器で第 2 結紮をする（ST が手前側）　DVD 2-2-5 解説

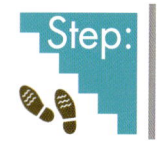

Step:
1. Lesson 4 の Step 6（上図）に続けて…
2. LT を持針器の上を通して手前側に移動する．
3. 右手の持針器は，ST を離して先を持ち上げる．

↓続く

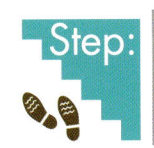

| Level 1 縫合針の扱い | **Level 2 器械縫合** | Level 3 埋没縫合 | Level 4 Z縫合 |

Step:
4 LTを持針器の下を通して向こう側に移動する．
5 STをつかみ直す．
6 STを向こう側，LTを手前に引いて結紮する．

Step ❶

Lesson 4 の Step❻（➡ 前頁）に続けて…

Step ❷

LTを持針器の上に通して手前側に移動する．

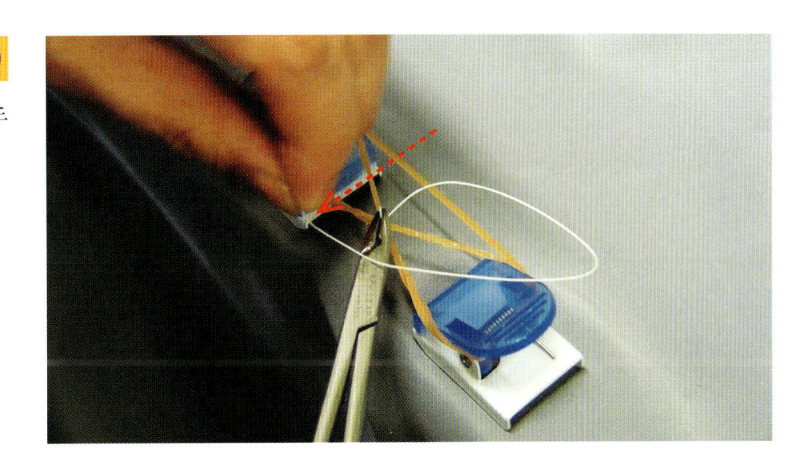

Step ❸, ❹

右手の持針器はSTを離して先を持ち上げ，LTを持針器の下を通して向こう側に移動する．

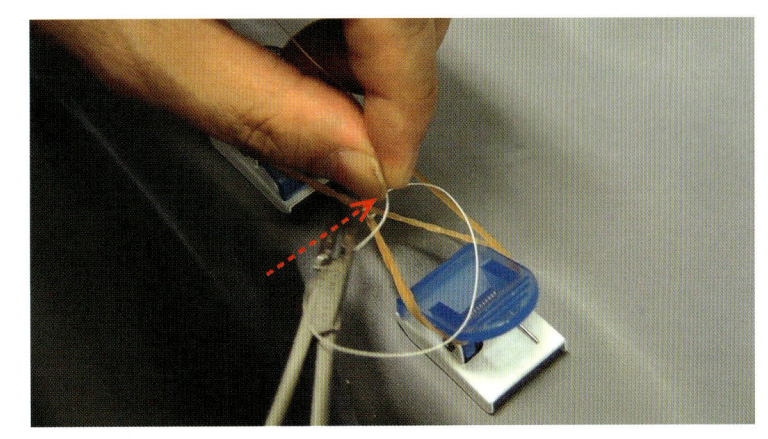

Step ❺

STをつかみ直す．

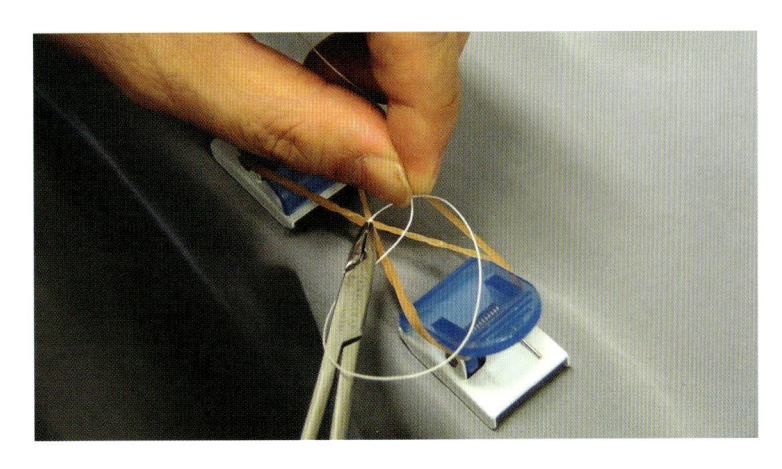

第 2 章　縫合法

Step ❻

ST を向こう側，LT を手前に引いて結紮する．

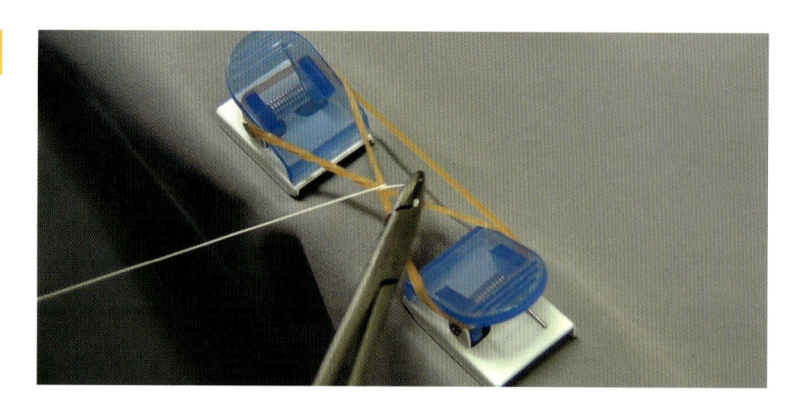

こんな時どうする？　ST が長くなってしまう
　DVD 2-2-4 解説

■ 第一結紮の時，LT 側を移動させて糸を締める．持針器の先を移動させない（➡ p.80）．

こんな時どうする？　うまく糸が巻き取れない
　DVD 2-2-4 解説

■ 手に持った糸（LT）のベクトルを，持針器の軸と平行にする．持針器の先端は左手の近くで動かす．

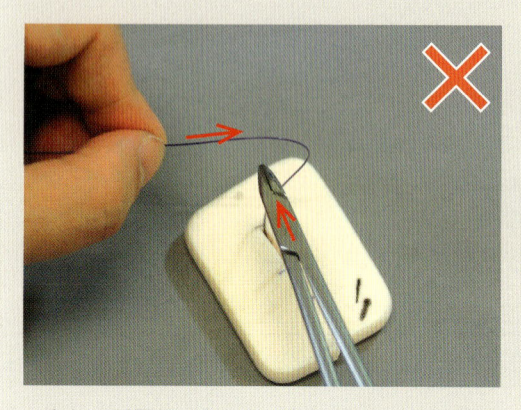

ベクトルが平行でないと，巻きとるためには持針器の短軸回転が必要になる〔Lesson 6（➡ p.78）〕．

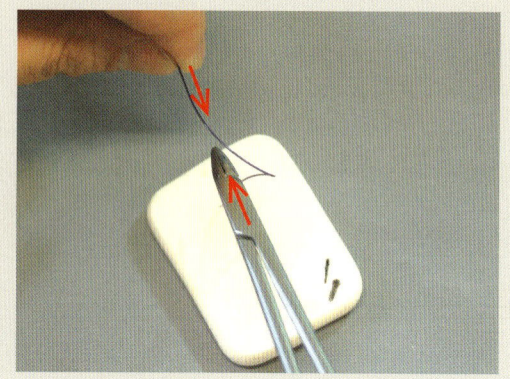

LT の糸の方向と持針器が平行の時に巻きやすい．

こんな時どうする？　巻きやすい方向に Loop ができない
　DVD 2-2-4 解説

■ LT で作る Loop の向きは左手でコントロールする．縫合の開始時や糸を締める時に糸に張力がかかり引き伸ばされると，糸のねじれはリセットされる．その後手首を 180 度回転させた後に糸をたわませることで，持針器に絡めやすい方向に Loop が形成される．糸をたわませてから糸を捻っても Loop は変わらない．最初に糸にトルクをかけてから，LT を ST に近づける．

1）ST が向こう側にある場合（第1結紮）

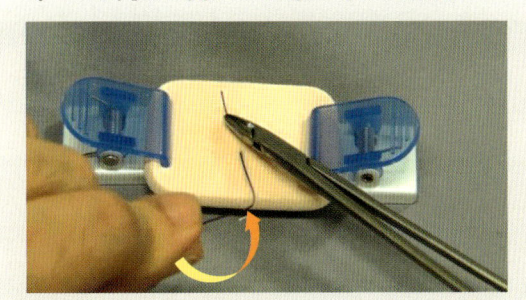

拇指の爪が下を向いている．

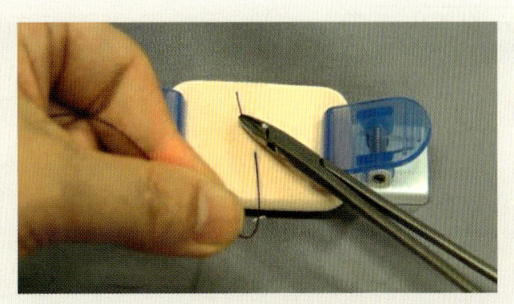

手首を回して，拇指の爪が上を向くように180度回転させる．

■ LT を ST のそばに持って行くと，Loop が作成される．

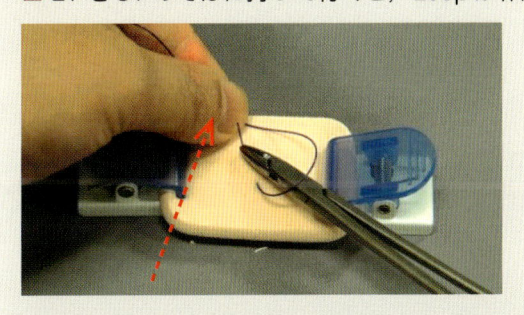

Loop は指に向かって左回転．拇指の爪は上向き．

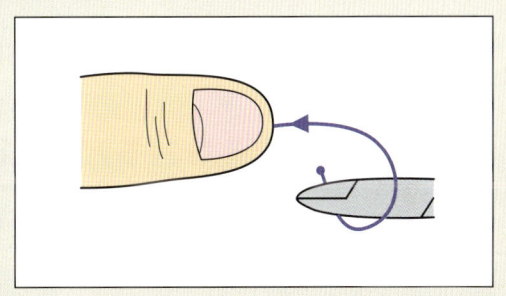

2）ST が手前にある場合

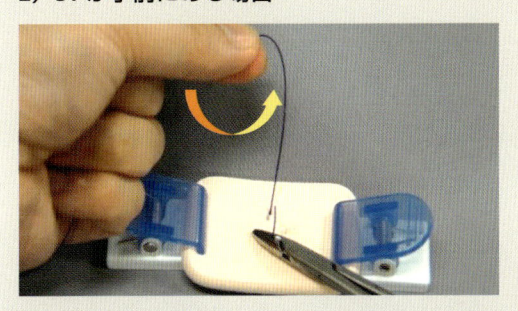

拇指の爪は上を向いている．

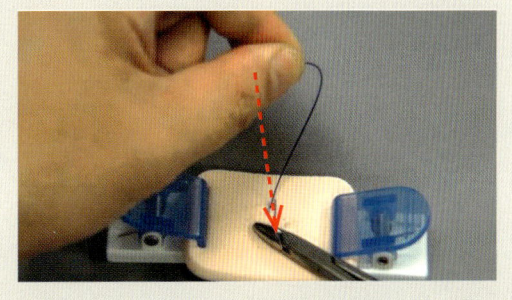

拇指の爪が下になるように手首を回転して，糸にトルクをかける．

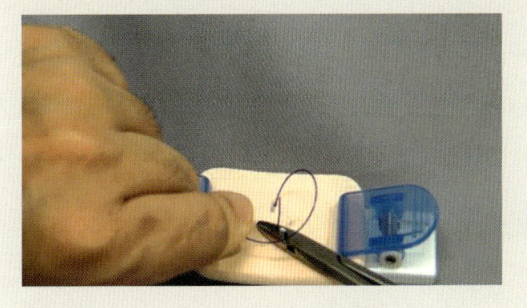

ST に近づけると，糸は Loop となる．

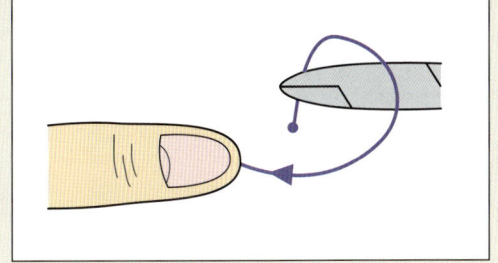

Loop は指に向かって右回転．拇指の爪は下向き．

第2章　縫合法

コラム＊COLUMN

大腸内視鏡と器械結紮

　大腸内視鏡は，スコープのLoopをスコープを持った手のひねりとスコープの出し入れでLoop解除しながら直線化して挿入する．Loopが形成された状態で手元のスコープを捻っても先端をコントロールすることができないが，スコープが直線化されLoopが解除される直前で先端にトルクが伝わり，奥に進む力がかかる．

　縫合糸も少したわんで適切な方向にトルクがかかっていると糸が「固くなり」，操作性が良くなる．

こんな時どうする？　ひねる方向がわからない

■ LTの動きを示す．第1指の爪が上向きか下向きかを表示する．

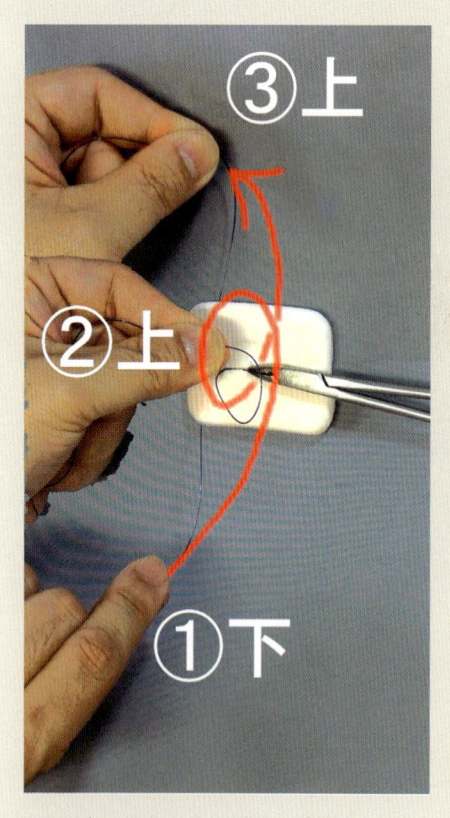

③上　②上　①下

④上　⑤下　⑥下

STが向こう側にある場合　①-③
左手は手前側から向側へ移動．

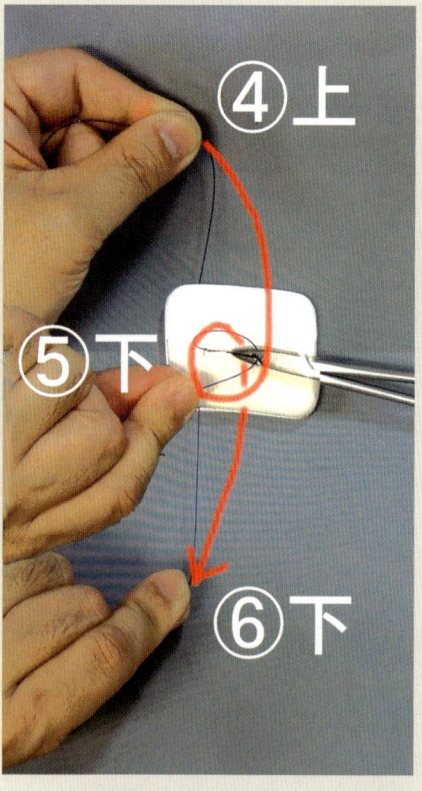

STが手前側にある場合　④-⑥
左手は向こう側から手前側へ移動．

| Level 1 縫合針の扱い | **Level 2 器械縫合** | Level 3 埋没縫合 | Level 4 Z縫合 |

右下ページの使用法

次のページを開いて，折り線に沿ってページを折る．ページを左手1-2指で図の通りにつまみ，左手の動きを練習する．

- 糸を締めたら左手首を180度返す．
- LTが手前にある時は拇指の爪は下向き．
- 向側にある時は拇指は上向きがホームポジション．

こんな時どうする？ どちらに回したらよいかわからなくなる

■第1結紮も第2結紮も，最初のStepは「糸を持った手を持針器の上を通過させる動作」である．

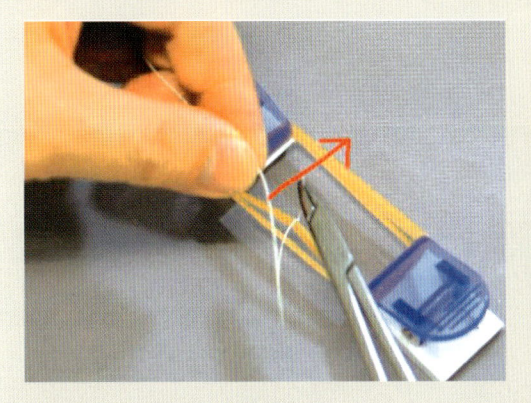

STが向こう側の時（時計回り）

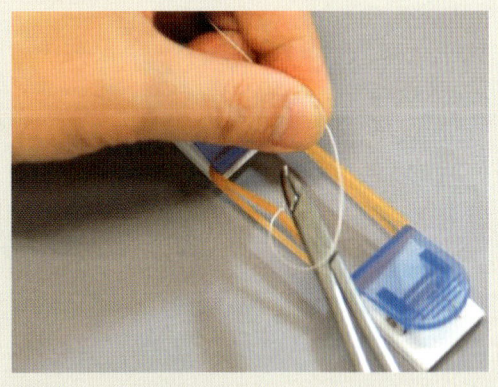

最初のStepはSTの上を糸が通過する．

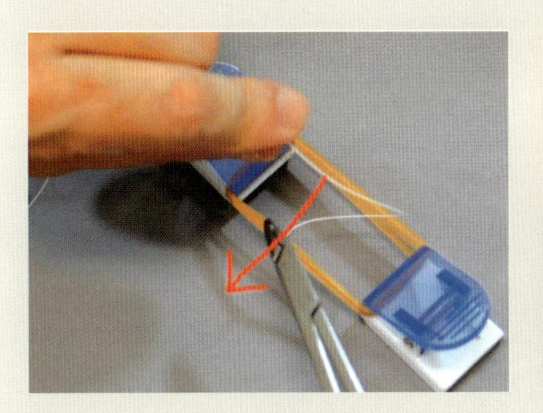

STが手前側の時（反時計回り）

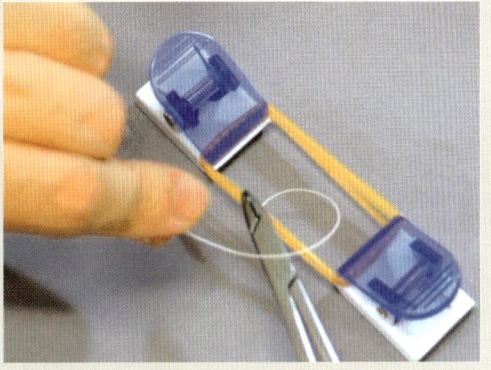

やはり最初のStepはSTの上を糸が通過する．

第2章　縫合法

Lesson 6　持針器で糸を巻き取って結紮する

DVD 2-2-6 解説
DVD 2-2-6 練習

　Lesson 4, 5 では左手の糸のコントロールを主に用いたが，ここでは持針器の先端を「の」の字を書くように回して糸を巻き取り，結紮する．

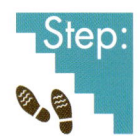

Step:

1. ST のある側より LT の下に持針器の先端を入れ，糸の下をくぐらせるように時計方向に先端を回転させて糸を巻く．
2. ST をつかむ．
3. ST を手前，LT を向こう側に引いて糸を締める．
4. LT の下を反時計回りに持針器の先端を回して糸を絡める．
5. ST をキャッチして糸を締める．

Step ❶

持針器を，LT の下を通して糸を巻き取る．

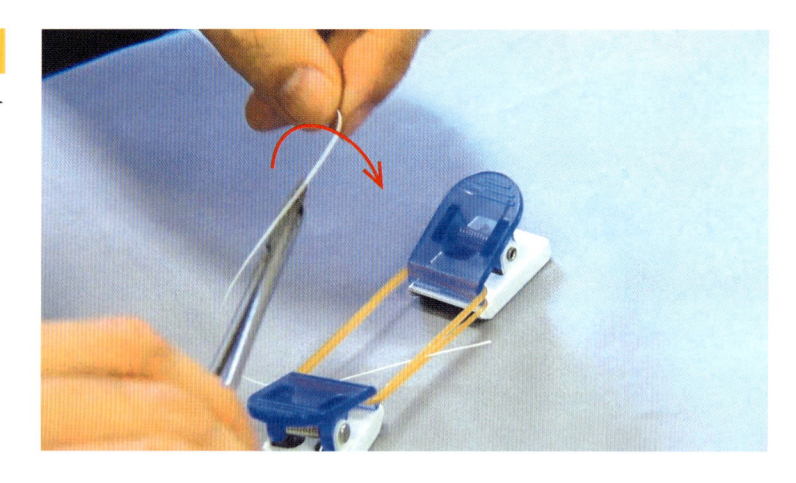

Step ❷

LT も同方向に同時に回す．

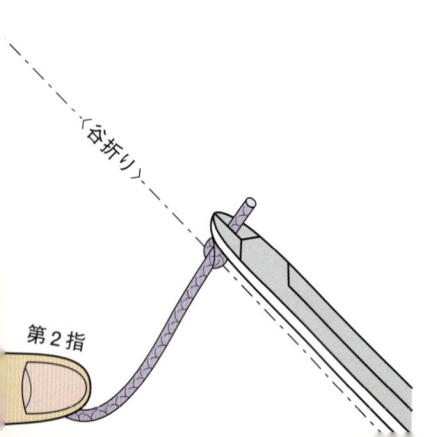

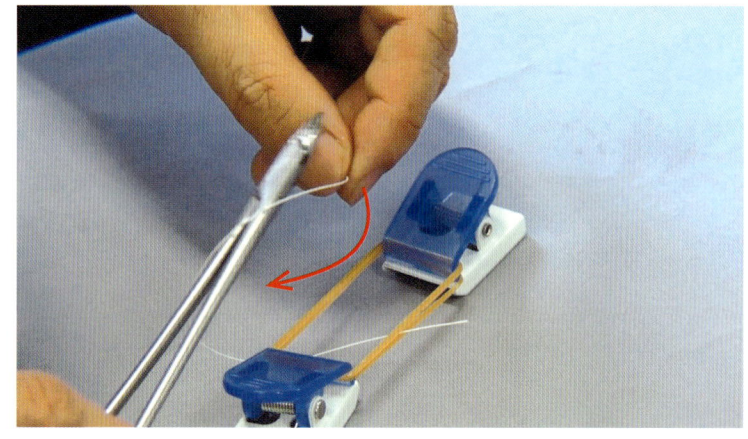

| Level 1 縫合針の扱い | **Level 2 器械縫合** | Level 3 埋没縫合 | Level 4 Z縫合 |

STをキャッチする．

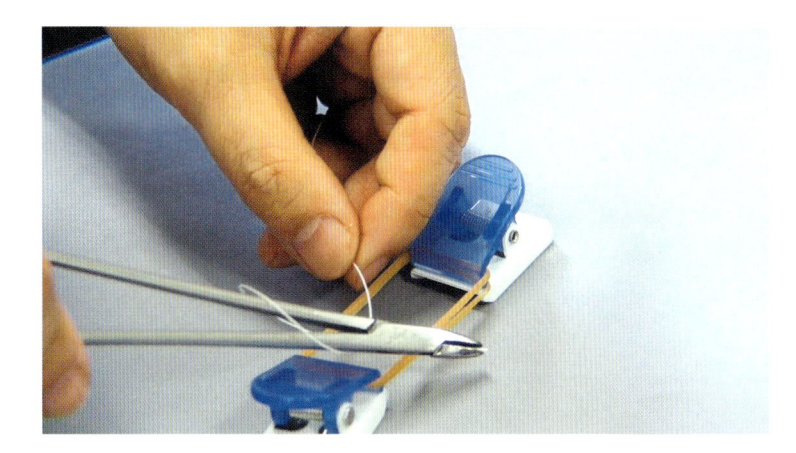

Step ❸

STを手前に引いて糸を締める．

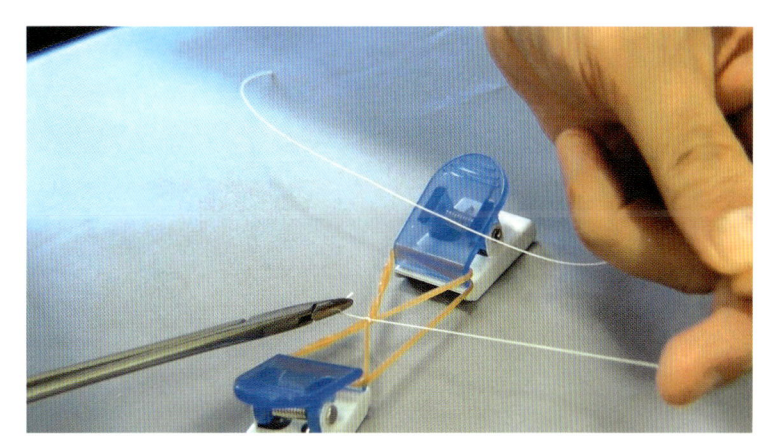

Step ❹

LTの下に持針を入れて…

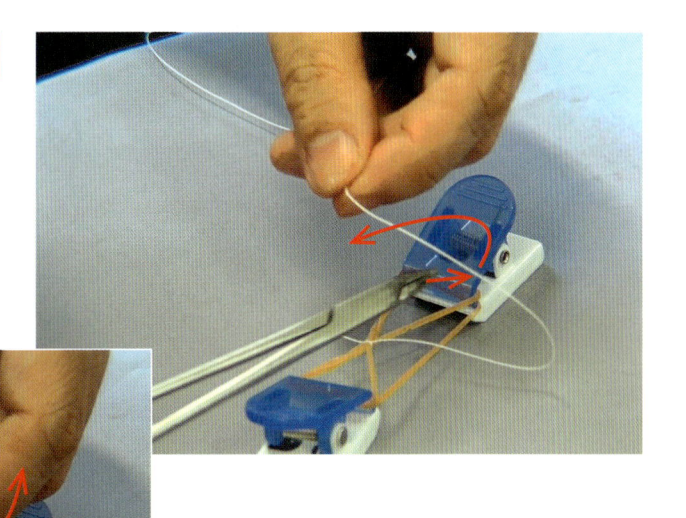

持針器の先を反時計方向に回転と同時にLTも回転させる．

第 2 章　縫合法

Step ⑤

ST をキャッチして…

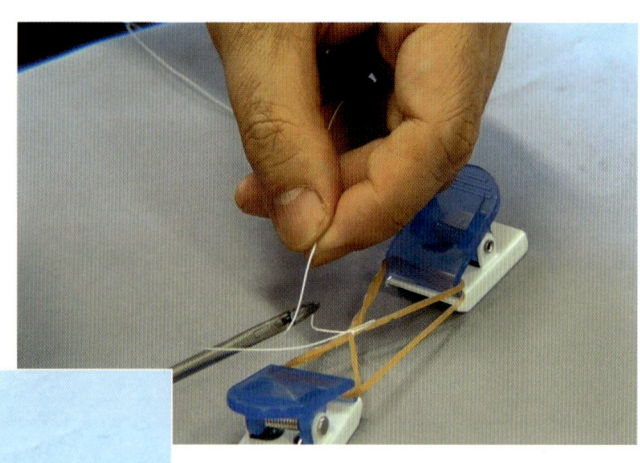

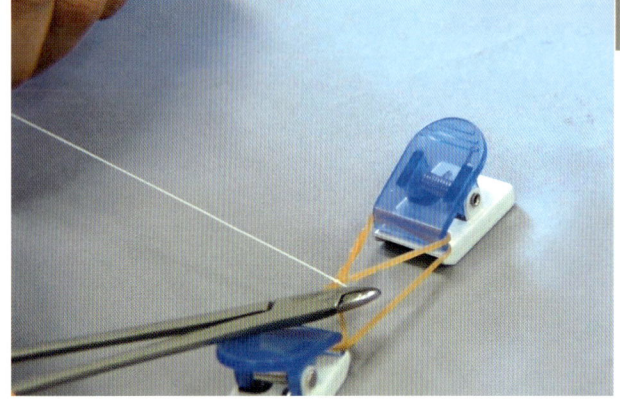

ST を向こう側に引いて締める．

こんな時どうする？　ST が長くなってしまう　DVD 2-2-4 解説

■第 1 結紮で ST を LT を同じように引いてくると，ST が長くなってしまう．ST をつかんだら持針器を結紮点から動かさないで，糸の輪が小さくなるまで LT を引いて締める．最後に糸を締める時に ST，LT を引いて締める．

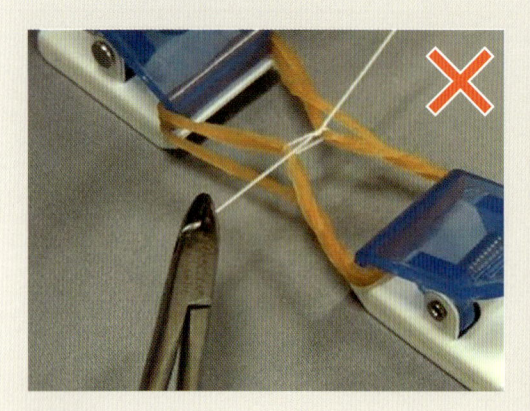

ST を引くと長くなってしまう． 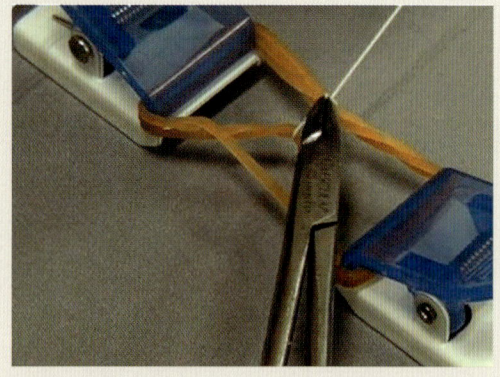　　　　　LT を引いて最後まで ST は動かさない．

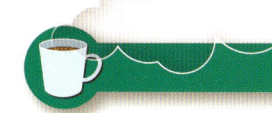

| Level 1 縫合針の扱い | **Level 2 器械縫合** | Level 3 埋没縫合 | Level 4 Z縫合 |

コラム ＊ COLUMN

開腹術と鏡視下手術の修練

　Lesson 4, 5では持針器の軸を可能な限り固定したまま糸を絡めている．従来より，Lesson 6のように持針器自体を短軸回転させるようにして糸を絡める方法を教えてきたが，鏡視下手術手技へスムーズに移行できるように，ここではあえて持針器の移動を最小限にする手法をLesson 4, 5として先に学んでいる．

　鏡視下手術では持針器はポートにより一点が固定されているために，Lesson 6のように持針器をひねるように回転させることはできない．開腹術においても鏡視下手術での手技を念頭に置いて訓練することが最終的な技術向上の近道である．開腹手術も鏡視下手術もお互い学ぶべきことは多い．

Lesson 7　Short Tail の調節

DVD 2-2-7 解説
DVD 2-2-7 練習3

　運針に続けて器械結紮を行うためにSTの長さの調節を行う．糸の端に針がついていると仮定して，3本束にした輪ゴムで運針後の状態を作り，スタートする．

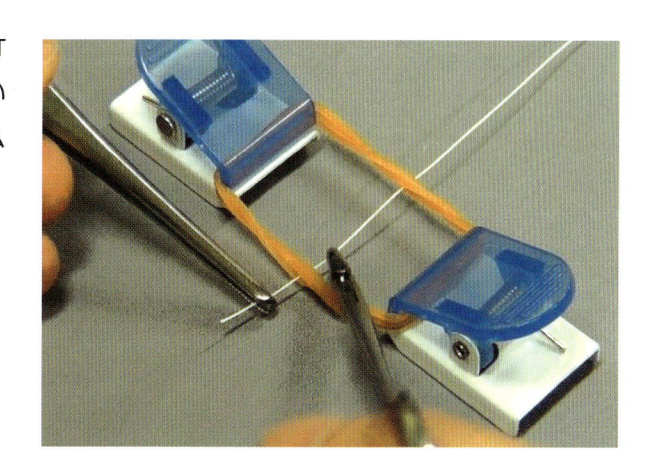

ポイント
- 右手と左手が同時進行．
- 結果的にLTの長さが10cmとなるように無駄なく糸を引く．
- 右手で糸を引く時には，鑷子・持針器は手のひらの中に納めておく．

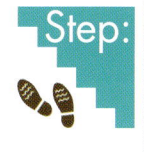

Step:
1. 手前の糸の端（針があると仮定）を左手の鑷子で引き…
2. 右手は手のひらで持針器を握る．
3. あいた右手第1，2指で糸をつまみ，STが6cmとなるまで引く．同時に鑷子は左手の中に握る．

↓続く

第2章　縫合法

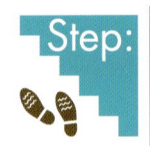

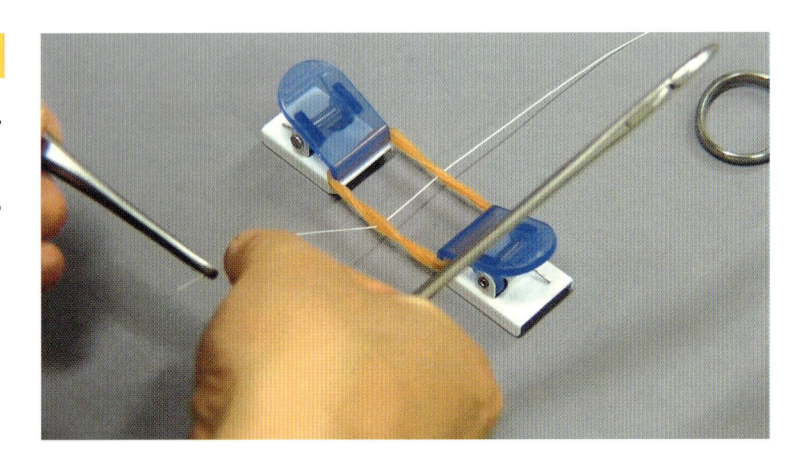

Step:
4 縫合線から 4cm 手前の糸を左手でつかむ（これで LT が 10cm）．
5 ST が 1cm になるまでさらに糸を引く．
6 Lesson 4，5 に従って器械結紮する．
7 右手にはさみを持って糸を切る．

Step ❶
手前の糸の端（針があると仮定）を左手の鑷子で引き…

Step ❷
右手は手のひらで持針器を握る．

Step ❸
右第 1，2 指で糸をつまみ，ST が 6cm となるまで引く．同時に左手の鑷子は手のひらの中に握る．

Step ❹
縫合線から 4cm 手前の糸を左手でつかむ（これで LT が 10cm）．

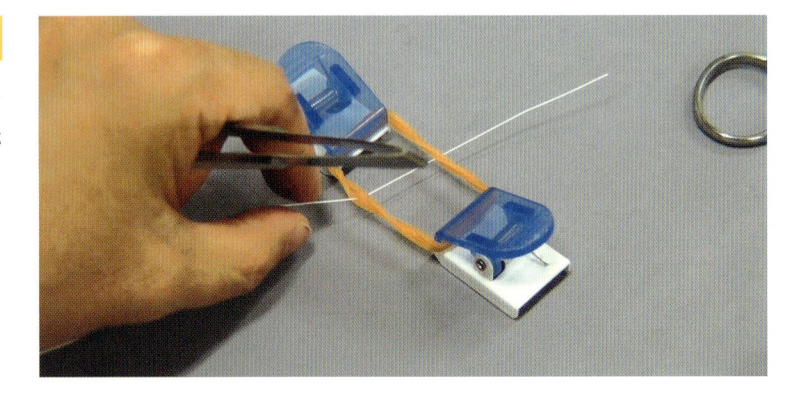

Step ❺
ST が 1cm になるまで，さらに糸を引く．

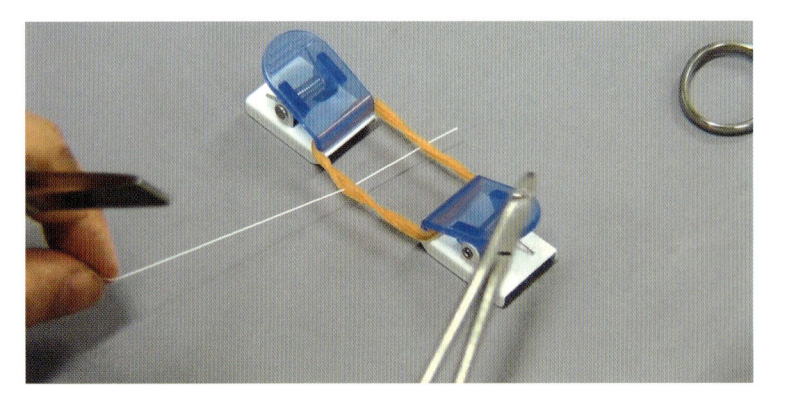

| Level 1 縫合針の扱い | **Level 2 器械縫合** | Level 3 埋没縫合 | Level 4 Z縫合 |

Step ❻

Lesson 4, 5に従って器械結紮する.

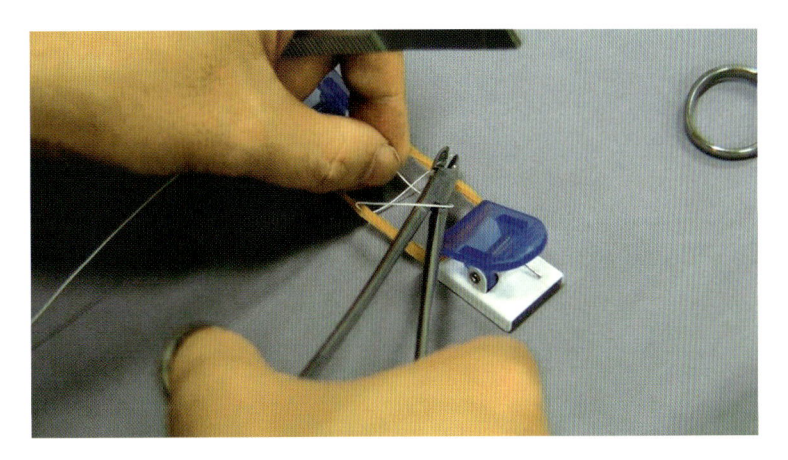

Step ❼

右手にはさみを持って糸を切る（持針器は手のひらの中）.

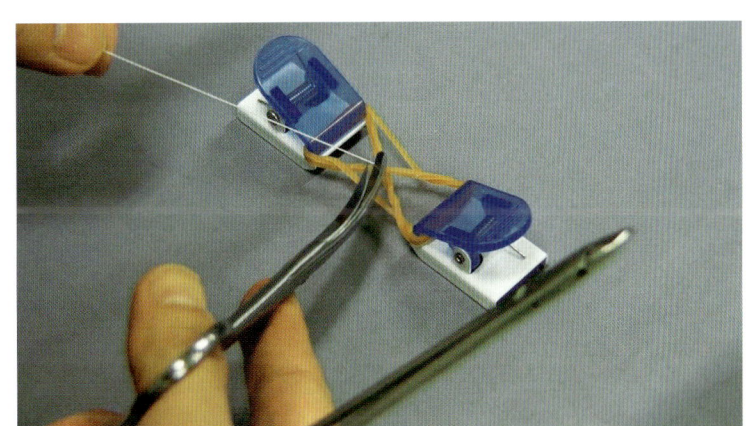

こんな時どうする？ **Loop が思うようにできない** DVD 2-2-自己評価 練習 1

■左手で糸をつかむ時，糸の左側から親指の爪が下を向くようにする．糸をつかんだら180度ひねってからStep❻へ進む．

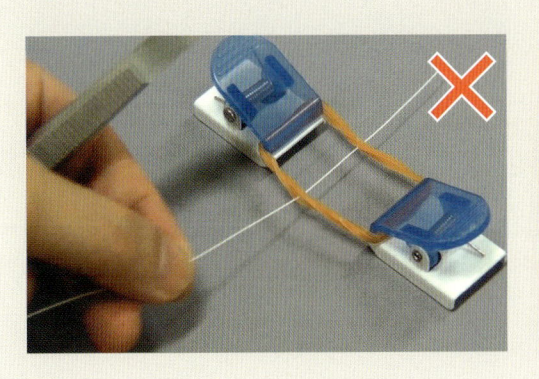

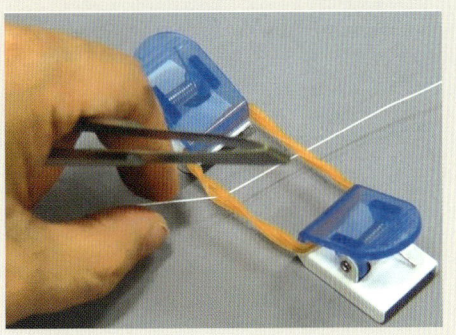

第 2 章　縫合法

こんな時どうする？　右手のひらに持針器を納められない

DVD 2-2-7 解説
DVD 2-2-7 練習 2

■左手で糸を引いている間に，右手は持針器を手のひらに握り第 1，2 指を Free にする．

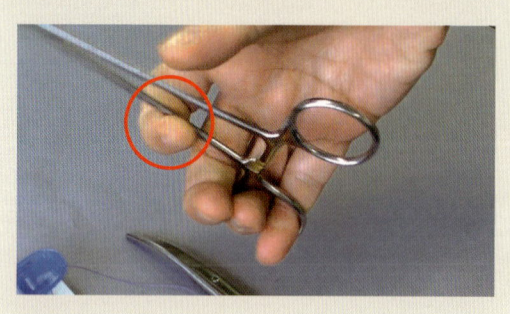

親指をリングから抜いて第 2 指で柄を持ち上げると，持針器は時計方向に回転して第 1，2 指の間でつかめる．この時小指をリングの中に入れる．

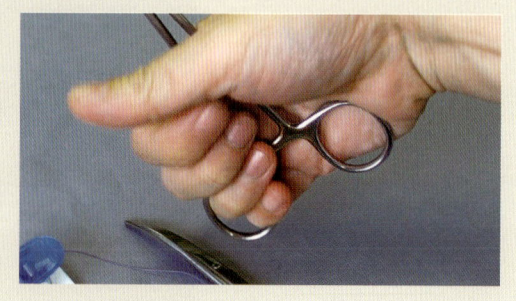

第 1，2 指が Free になる．

こんな時どうする？　ST がつかみにくい

■器械結紮で最も時間がかかる操作は持針器での ST の再キャッチである．

1）ST から目を離さない
ST から目を離さずに結紮するが，そのためには両手結紮と同様，糸を絡める動作は見ないでもできるように訓練する．

2）第 2 結紮では LT を持ち上げる
第 2 結紮で ST が左指の陰で見にくくなる．LT の長さは糸を締める時に糸を滑らせることで長くすることができる．また，ST を再キャッチする瞬間に LT を少し持ち上げると ST が見やすくなる．

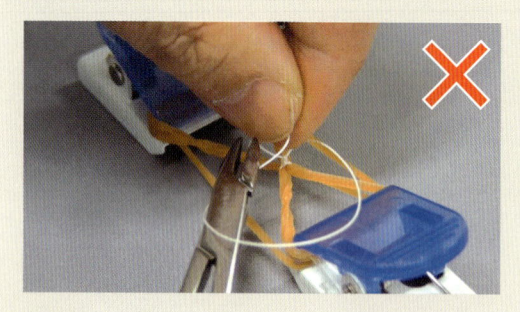

左指がじゃまで ST が見にくい．

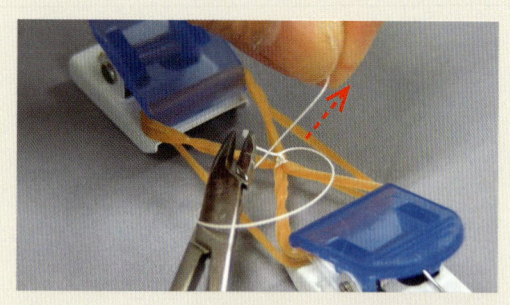

LT を引き上げると ST が見やすくなる．

3）ST を長くしない
最低 5mm あればよい．

4) 糸を締める時に ST に折り癖をつける
持針器の把持面を水平にして締めると ST はまっすぐのまま寝てしまうが，糸を締める瞬間に持針器の軸を回転させると ST の先が上を向き，再キャッチしやすくなると同時によく糸が締まる．

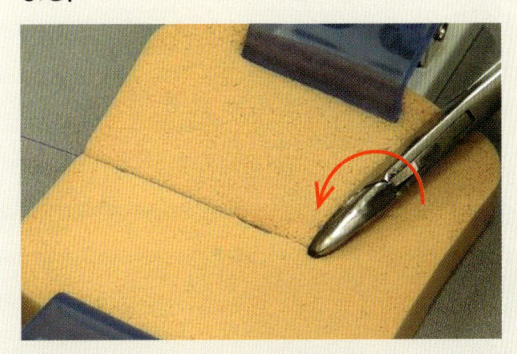

糸を締める瞬間，持針器を回転させる．

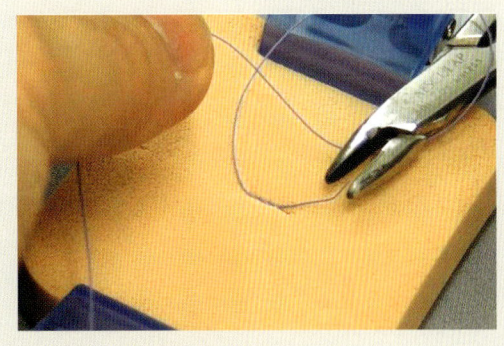

ST の先が上を向く．

第 2 章 縫合法

| 自己評価法 Level 2 | ▶ スポンジを縫合し，器械結紮する |

DVD 2-2-自己評価 解説
DVD 2-2-自己評価 練習 1

続けて 3 針スポンジを縫合し，器械結紮を行う．

評価法

- 糸を結紮する時は，鑷子を手に持ったまま行う．
- 糸を引く時も糸を切る時も持針器を置かない．
- 縫合が均等で整っていること．
- 持針器の動きを最小限に．

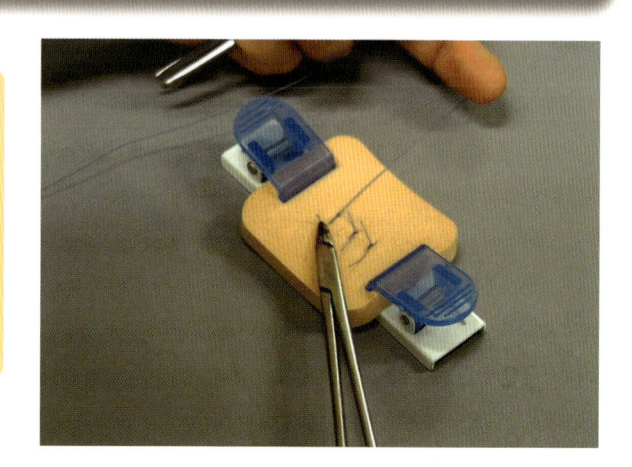

こんな時どうする？ LT の長さを調節するのに何度も持ち替えてしまう

DVD 2-2-自己評価 解説

■鑷子で針を抜いたら，ST が 6cm になるように右手で糸を引き，左手で縫合点から 4cm の所をつかむ．針を鑷子で抜く時に，持針器が針を離したらラチェットをかけないまま親指をリングから抜いて，手のひらで持針器を持って第 1，2 指をあける．糸を鑷子の下でつかみ，ST 長さを調節する．

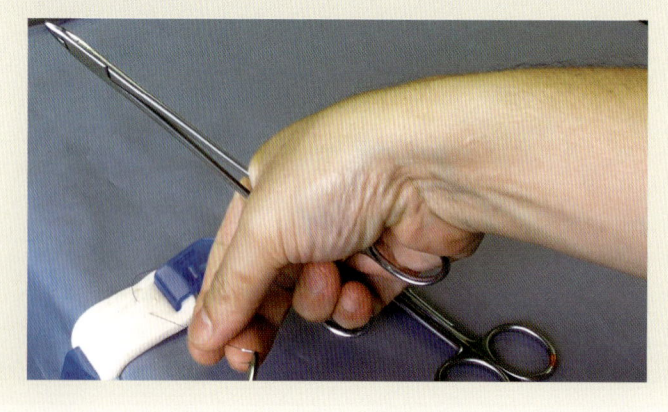

鑷子で引いてきた針の下を右手でつかみ，糸を ST が 6cm になるまで引く．

| Level 1 縫合針の扱い | **Level 2 器械縫合** | Level 3 埋没縫合 | Level 4 Z縫合 |

■結紮点から4cm（糸の端から10cm）の部位を左手でつかみ，STが1cmになるまで引く．この時，鑷子も手のひらの中に握ると同時に，右手のひらの中の持針器をホームポジションにもどす．

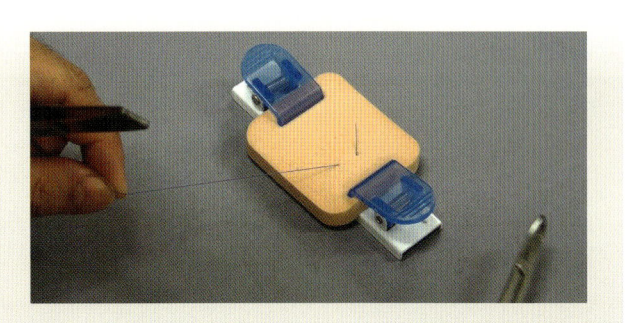

こんな時どうする？　糸を切る時に持針器を置いてしまう　DVD 2-2-7 練習2

■糸を引いてSTを調節する時と同様に，糸を締めたら親指を抜いて第1，2指の間で持針器をはさみを持つ．

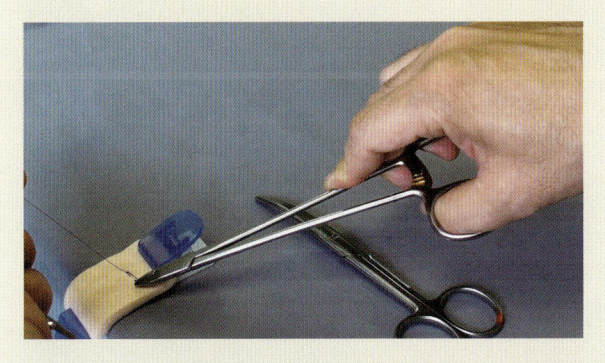

糸を締め終わったら，親指をリングから抜き…

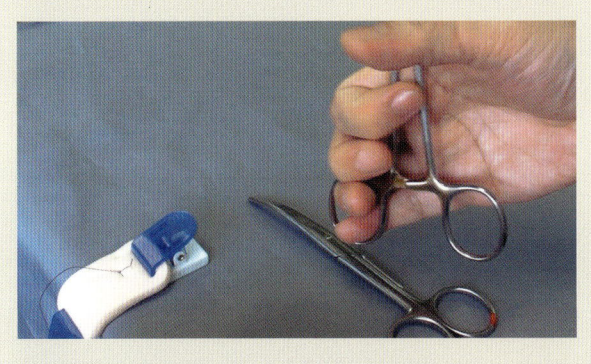

持針器を手のひらの中に入れたら，Freeになった指ではさみを持つ．

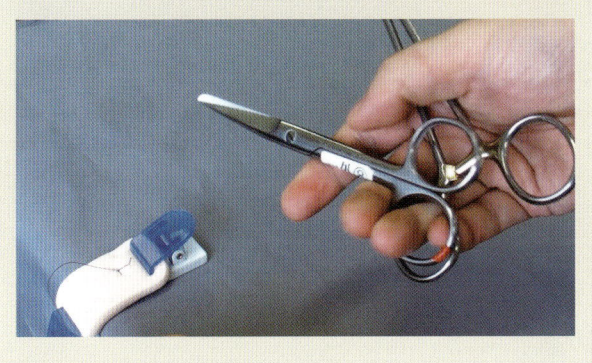

はさみのリングに親指を入れて糸を切る．使い終わったはさみを置く時に小指を使って持針器をホームポジションに戻す〔コラム（➡p.104）参照〕．

第 2 章　縫合法

こんな時どうする？　次の縫合に移る時に時間がかかる

DVD 2-2-自己評価 解説
DVD 2-2-自己評価 練習 2

■いったん LT を離してしまうと，次の縫合のための針を持つのに時間がかかる．
糸を切った後，左手 1-3 指で糸をつかんだまま LT を持針器ではさんで右に引く．針が左手の手元まできたら持針器で針を持ち，次の縫合に移る．

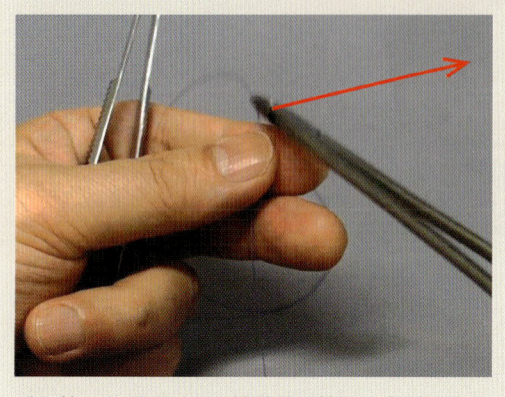

手に持った近くで糸を持針器で挟み，左手の下に針がくるまで糸を引く．

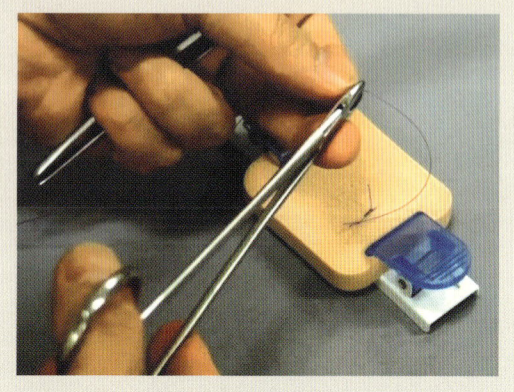

第 3 指の下に針がきたら，持針器で針を持つ．

こんな時どうする？　鑷子を持ち直せない

DVD 2-2-7 解説
DVD 2-2-7 練習 1

■手のひらに握った鑷子をホームポジションに戻す．

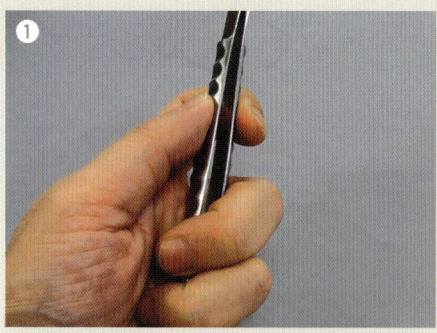

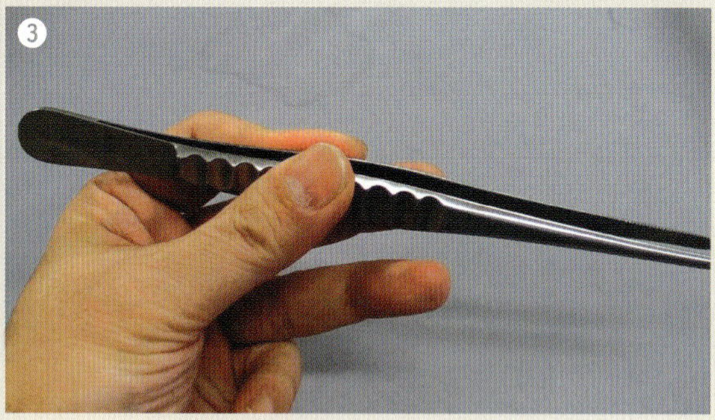

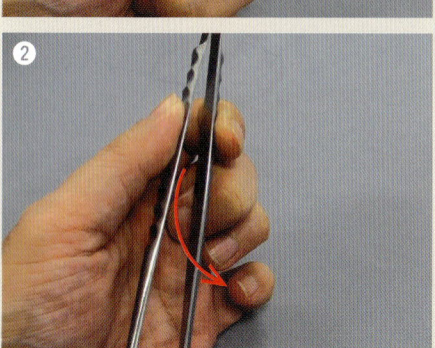

❶ 第 1，2 指でつまむ．
❷ 第 3 指の爪で回転させる．
❸ ホームポジションで持つ．

	Level 1	**Level 2**	Level 3	Level 4
	縫合針の扱い	**器械縫合**	埋没縫合	Z 縫合

こんな時どうする？ 持った針が持針器と直角にならない

DVD 2-2-自己評価 練習 2

■針を持ちなおす時間を省いても，針が持針器と直角方向に向いていないと再度持ち直さなくてはならない．
持針器を時計方向に少し回転させた状態で針を把持することで，針先が右を向く．糸を引いて回すというより，持針器を軽く右にひねる感じになる．

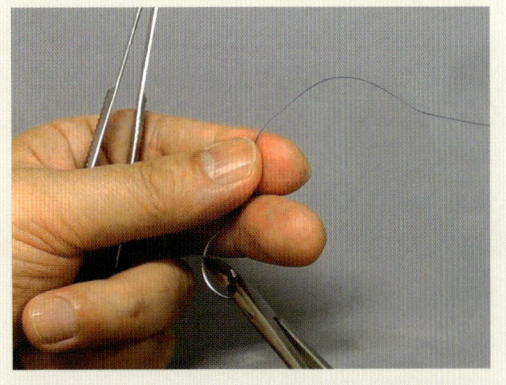

Holding point に開いた持針器を差し込む．

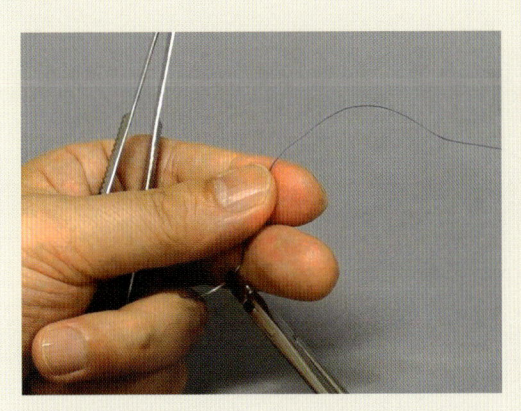

持針器を時計方向に少しひねりながら先を閉じる．

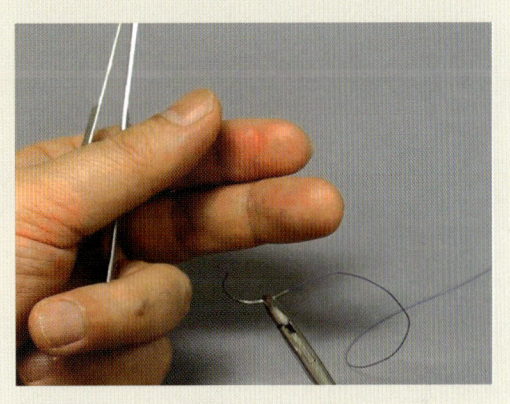

針は右向きにして直角に把持できる．

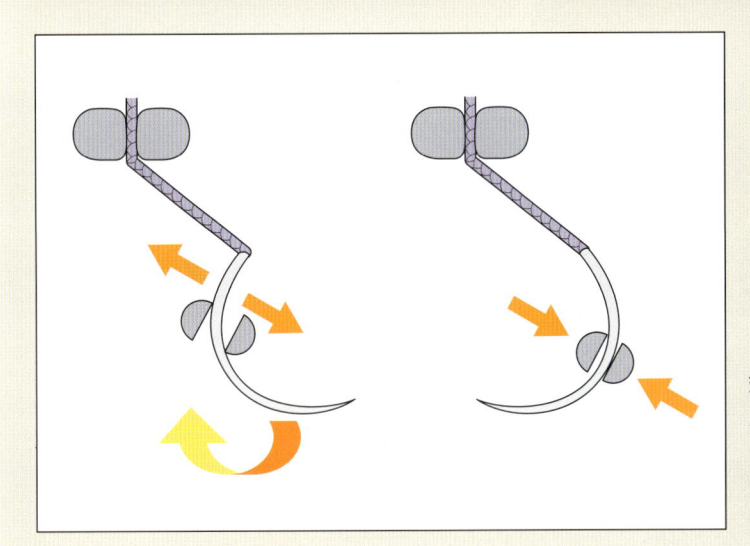

針が回転する原理
上から吊した針を持針器を右にひねった状態でつかむと，針は最も安定する向き（左向き）に回転する．

第2章 縫合法

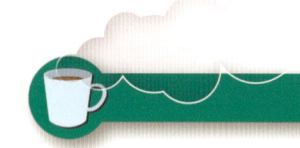

コラム * COLUMN

鏡視下手術用持針器が片開きの理由

　針を手のひらにのせて持針器で針をつかむ時に，下側の Jaw を手のひらに押しつけ固定した状態で上側の Jaw で針を押さえるように Jaw を閉じると，針は自然に起立して直角に持つことができる．この針の起立法も，鏡視下手術ではよく利用されている．鏡視下用の持針器は下側の Jaw が固定された片開きとなっているが，これは持針器の強度を確保するためだけではない．鏡視下手術での鉗子操作の不自由さを克服しようとする努力がこのような知恵を生んだ．便利な「技」は鏡視下手術だけに使うはもったいない．

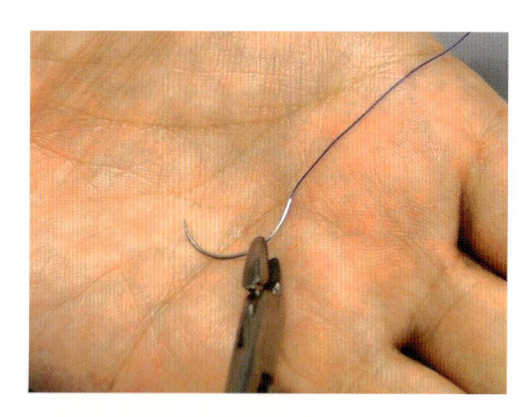

横に寝た針をつかむ時．

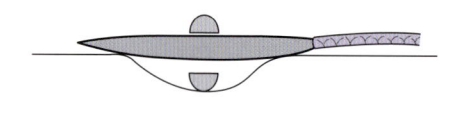

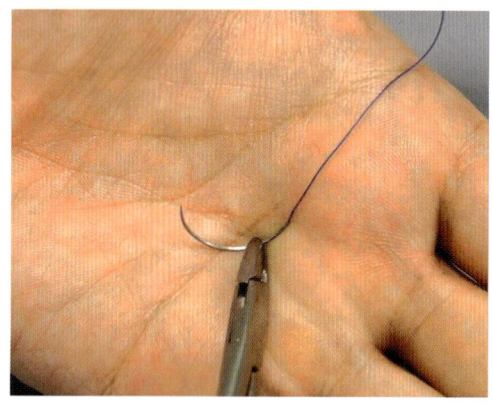

上側の Jaw で針の湾曲部を押さえると，針は垂直に把持される．

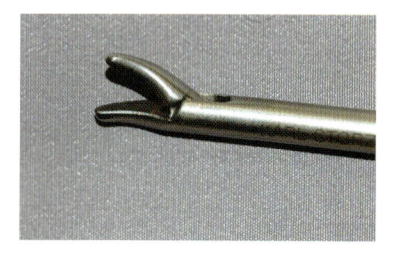

鏡視下手術用持針器の先端は片開きになっている．

縫合法 　　　　　　　　　　　　　　　　　　　　　　　　　Level 3

埋没縫合

　切開創を小さく目立たなくすることが配慮されるようになり，吸収性モノフィラメント糸を用いた真皮埋没縫合が多用されている．真皮縫合が主体となるので血流のよい真皮下組織を接合するため創傷治癒の面からも理想的であり，また知覚神経が分布する表皮に糸の力がかからないため，術後疼痛の軽減効果も期待できる．組織損傷を最小限にして，無駄のない運針による縫合をマスターする．

ポイント
- 段差がないように対称点を意識する．
- 鑷子での皮膚の把持は最小限にする．
- Long Tail の長さが 10 cm．
- 創面に垂直に針を穿刺する．

必要物品
- 切り込みを入れたスポンジ：切開創が横向きになるようにスポンジを置く．
- マグネットクリップ：2個

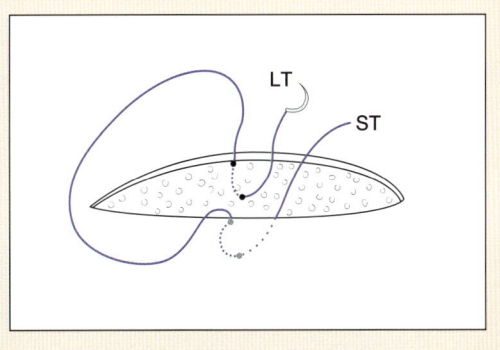

埋没縫合は真皮に糸を通し，結び目は皮下組織に埋まる．

Lesson 8　埋没縫合の運針

DVD 2-3-8 解説
DVD 2-3-8 練習

■埋没縫合の対側の運針を練習する
　埋没縫合の対側の運針では，針を穿刺する時の針先のベクトルが他の縫合にはない方向を向いている．対側の創縁に針をかけるには工夫が必要である．

第2章　縫合法

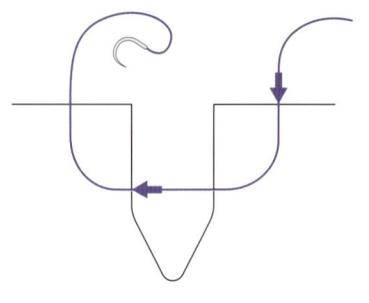

通常の縫合では，針先のベクトルは下向きか左向き（運針面を右側より見た図）．

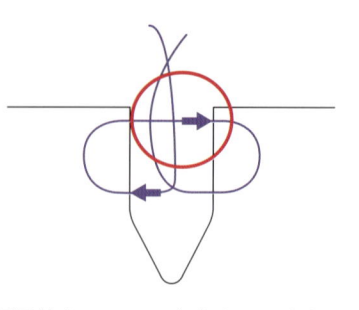

埋没縫合でのみ，右向きのベクトルとなる．

　この運針を正確に創面に対して垂直に行うために弱弯の針を用いることもある．ここでは通常の針（$\frac{1}{2}$針）を用いて運針の練習をする．真皮に直角に針を当てるためには手首を大きく回さなくてはならないが，指の可動域には限界があるので親指を持針器のリングから抜き，持針器を軸回転させる．通常の持ち方にスムーズに戻れるように，親指以外は持針器から離さないようにする．

ポイント
- 針を斜めに装着する．
- 持針器から親指をぬいて軸回転させる．
- 円錐の表面に沿うように持針器を移動させながら回転させる．

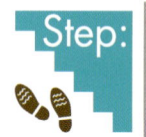

Step:
1. 持針器の小指をリングに入れ，親指をリングから抜く．
2. 親指で持針器の柄を押して軸を回転させ，針の先端を真皮下に穿刺する．
3. 2-5指で持針器を回転させつつリングエンドを持ち上げて針先を出す．
4. 持針器が回転し終わるとリングが親指に近づく．
5. 親指でラチェットを外して元の持ち方に戻る．

Step ❶

持針器の小指をリングに入れて，持針器を安定させる．

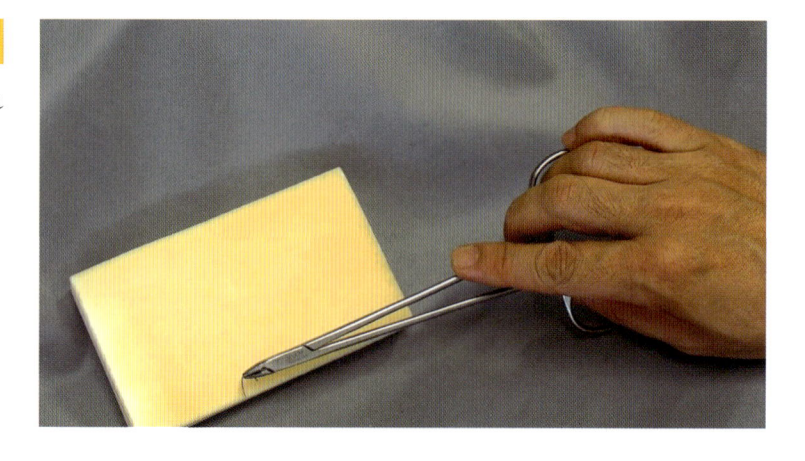

| Level 1 縫合針の扱い | Level 2 器械縫合 | **Level 3 埋没縫合** | Level 4 Z縫合 |

Step ❷

親指で持針器の柄を押して軸を回転させ，針の先端を真皮に穿刺する（強く押すとラチェットが外れるので注意．床屋のはさみのような持ち方になる）．

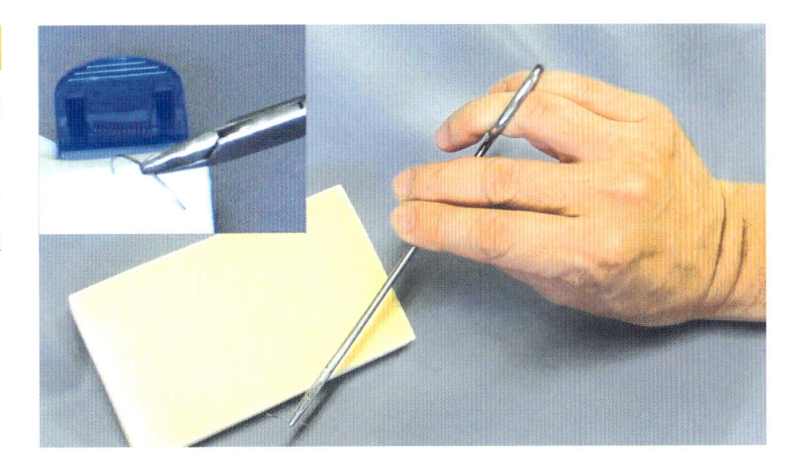

Step ❸

第2-5指で持針器を回転させつつリングエンドを持ち上げて針先を出す．

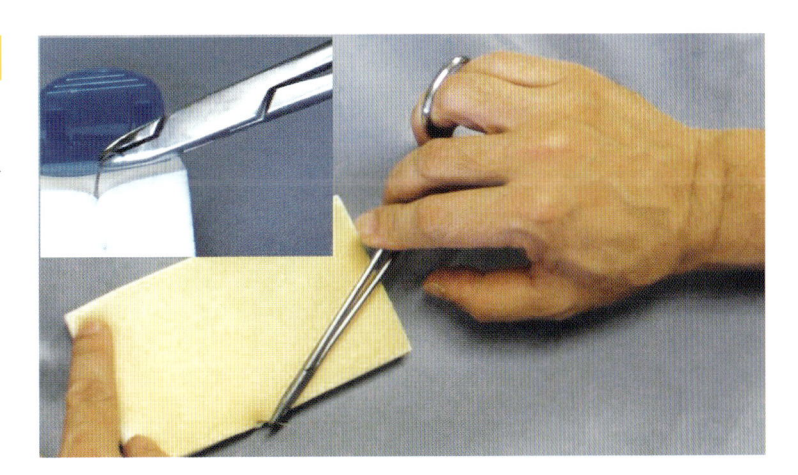

Step ❹

持針器が回転し終わると，リングが親指に近づく．

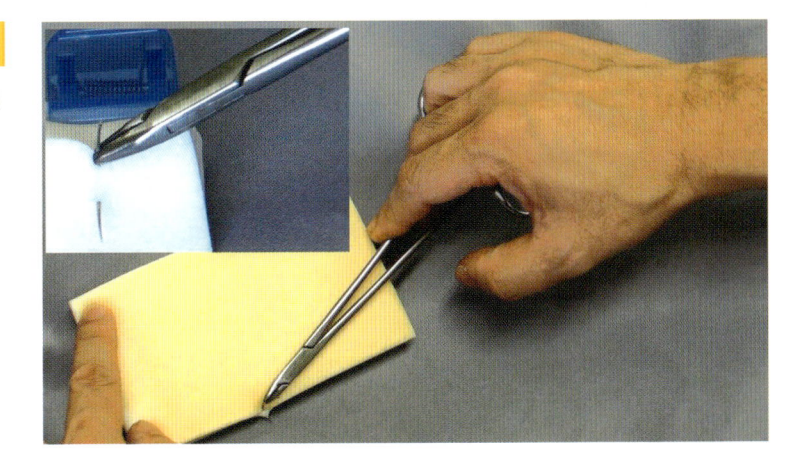

第2章　縫合法

Step ❺

親指でラチェットを外して元の持ち方に戻る.

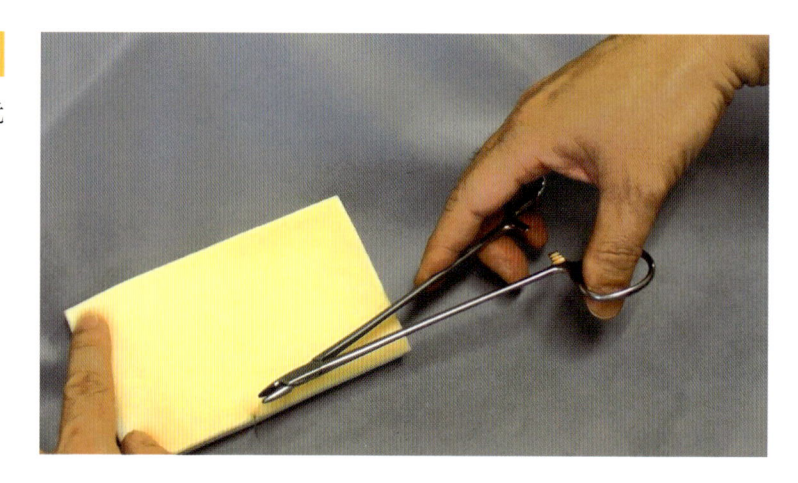

こんな時どうする❓　針を離すと針が左側を向く　DVD 2-3-8 解説

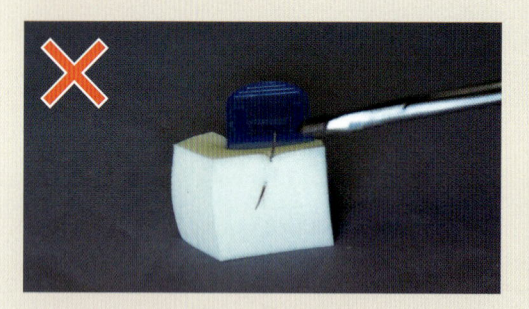

持針器を軸回転だけで運針した時.

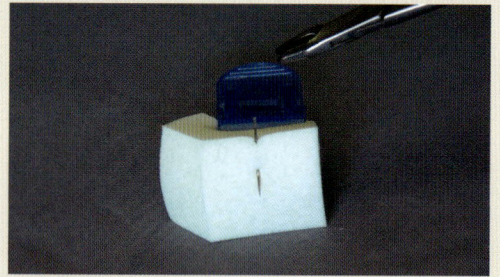

針が垂直に向くように補正した運針.

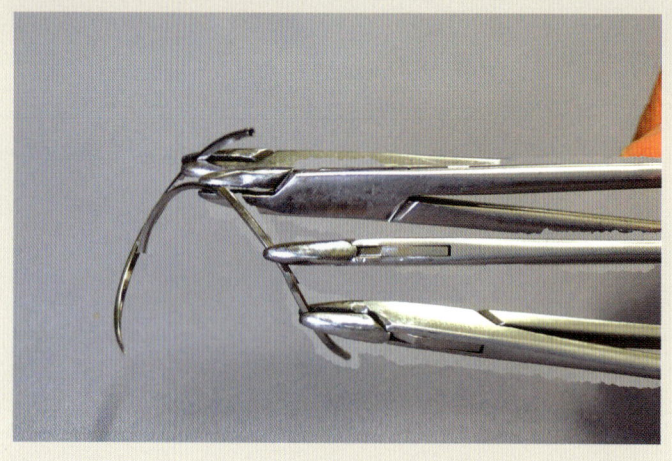

斜めに持った針は,そのまま軸回転をすると螺旋状に針先に向かって進む.

| Level 1 縫合針の扱い | Level 2 器械縫合 | **Level 3 埋没縫合** | Level 4 Z縫合 |

■ 斜めに持った針をまっすぐに運針させるには，回転と同時に持針器のリングエンドを持ち上げて回転角にあわせて針の向きを補正する必要がある．

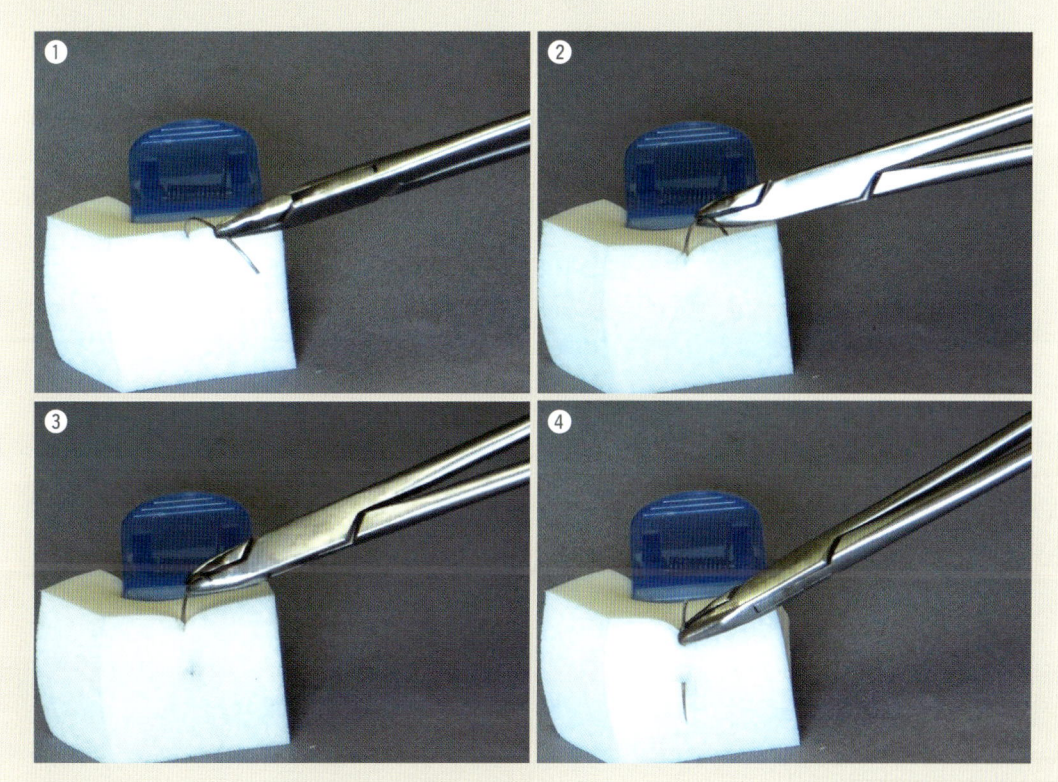

針先が進むにしたがってリングエンドを持ち上げる．

■ この動きはちょうど持針器が針先を頂点とした円錐の表面を滑るような動きになるので，コップの縁の半周を用いて持針器の動きを練習する（巻末付録参照）
深部縫合においても針先を前方に向けるが（→p.116），この時の運針方法のコツは埋没縫合と共通している．水平方向の持針器を垂直方向にしたものが深部縫合での運針に近くなる．

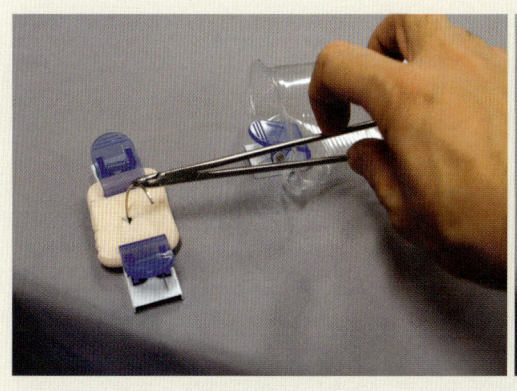

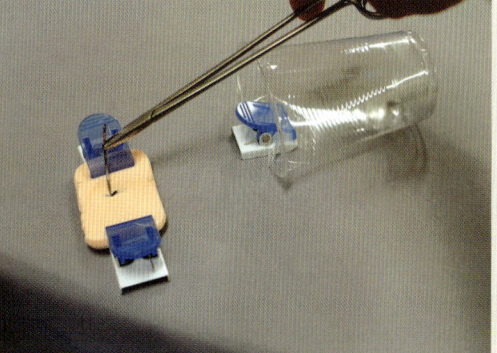

針先を中心にコップの縁にそわせてリングエンドを持ち上げる．

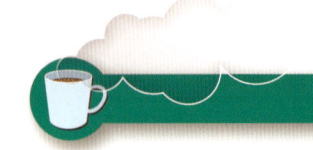

コラム＊COLUMN

床屋のはさみ

　理髪店で使うはさみには小指をかける突起がついている．下方向に力を入れることで第2-4指と三角形を形成して上側の刃を安定させ，親指の軽い動きで髪を切る．持針器に入れた小指はこれと同じ役目をしている．

Lesson 9　埋没縫合の結紮

DVD 2-3-9 解説
DVD 2-3-9 練習

埋没で糸をかけた後，器械結紮を行う．

ポイント
- Lesson 8と異なり，STは最初手前にある．
- 切開創の方向に糸を引いて締める．

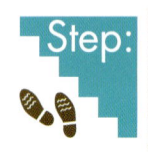

Step:

1. 先を開いた鑷子を創内に入れ手前に引き，創縁から5mm深部から針先を真皮最下層に出す．
2. 鑷子で針を抜く．
3. 持針器で針を斜めに持ち，STが3cmになるまで糸を引く．
4. 対側の組織を鑷子で押しながら，Lesson 8の要領で運針する．
5. 鑷子で針を抜く（次の縫合がないので持針器で抜いてもよい）．
6. 右手で糸を引き，創縁から8cmの所を親指の爪を上に向けてキャッチする．
7. STをキャッチしLTとSTを交互に右に引き，持針器が皮膚に接するまでSTを短くする．
8. 左手を180度返してLoopを作って第1結紮を行う．
9. STは右方向に引いて糸を締める．
10. 第2結紮を絡める．
11. 結紮はSTを左に引いて糸を締める．
12. 3回目の結紮を行う．糸がゆるみやすい場合には外科結紮とする．
13. 糸を2mm以下に短く切る．

| Level 1 | Level 2 | **Level 3** | Level 4 |
| 縫合針の扱い | 器械縫合 | **埋没縫合** | Z縫合 |

Step ❶

先を開いた鑷子を創内に入れ手前に引き，創縁から5mm深部から針先を真皮最下層に出す．

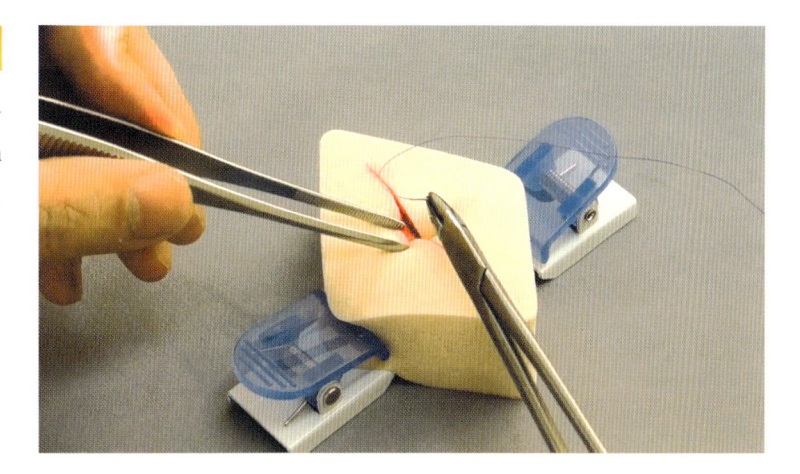

Step ❷

鑷子で針を抜く．

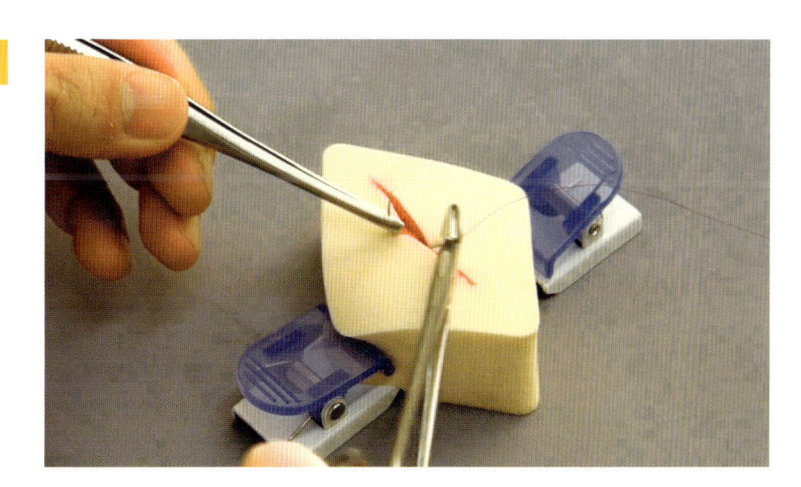

Step ❸

持針器で針を斜めに持ち，STが3cmになるまで糸を引く．

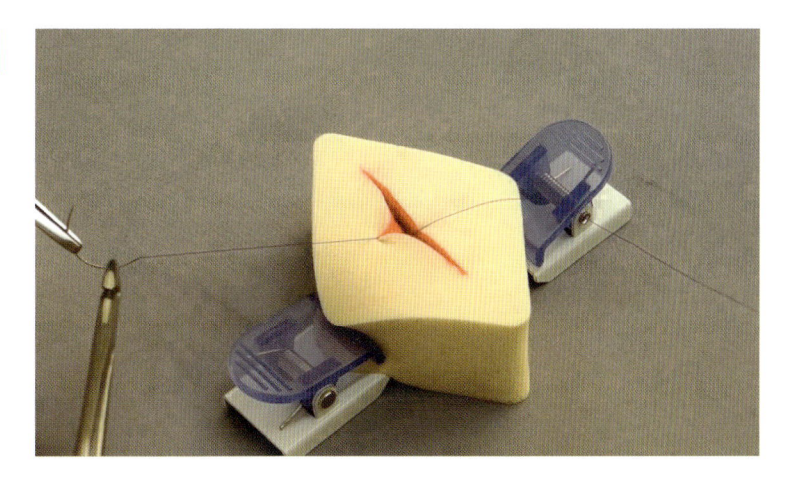

第 2 章　縫合法

Step ❹

対側の組織を鑷子で押しながら，Lesson 8 の要領で運針する．

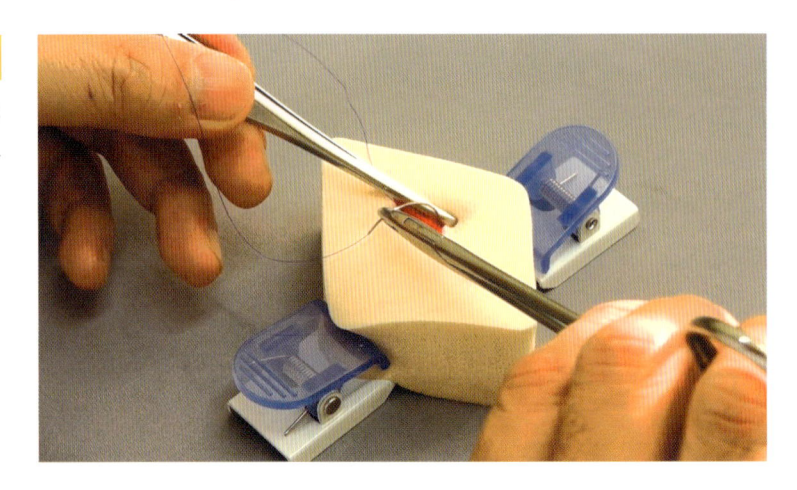

Step ❺

鑷子で針を抜く（次の縫合がないので持針器で抜いてもよい）．

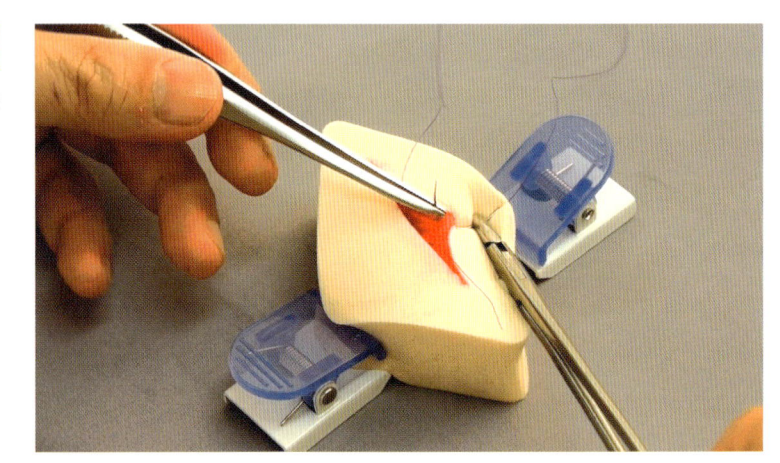

Step ❻

右手で糸を引き，創縁から 8cm の所を親指の爪を上に向けてキャッチする．

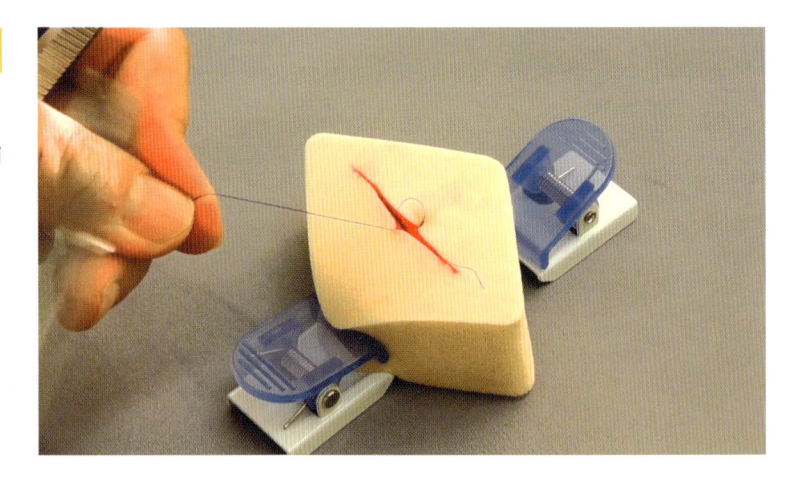

| Level 1 縫合針の扱い | Level 2 器械縫合 | **Level 3 埋没縫合** | Level 4 Z縫合 |

Step ❼

ST をキャッチし，LT と ST を交互に右に引きながら持針器が皮膚に接するまで ST を短くする．

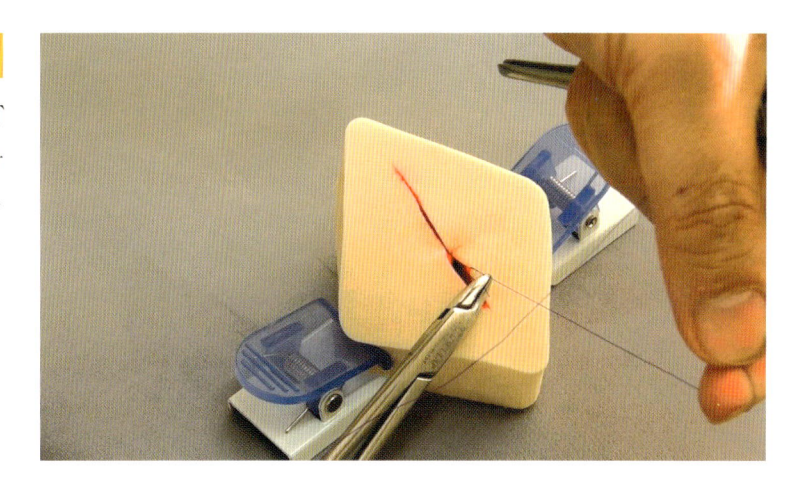

Step ❽

左手を180度返して Loop を作って第一結紮を行う．親指は下向き．

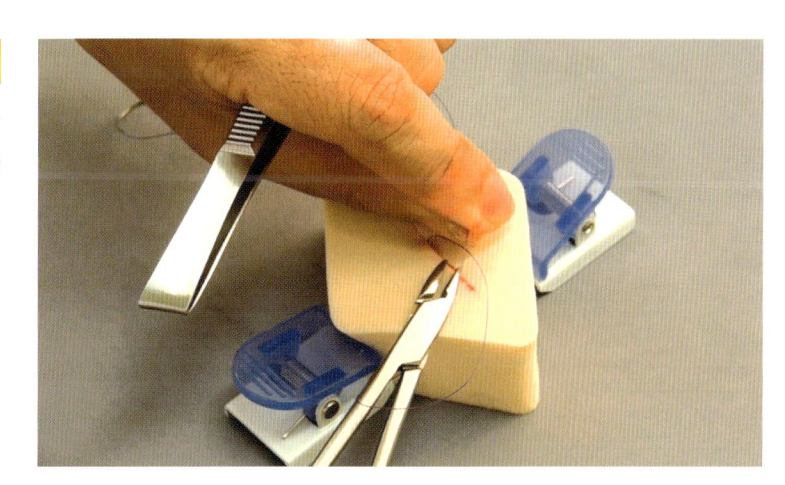

Step ❾

ST は右方向に引いて糸を締める．

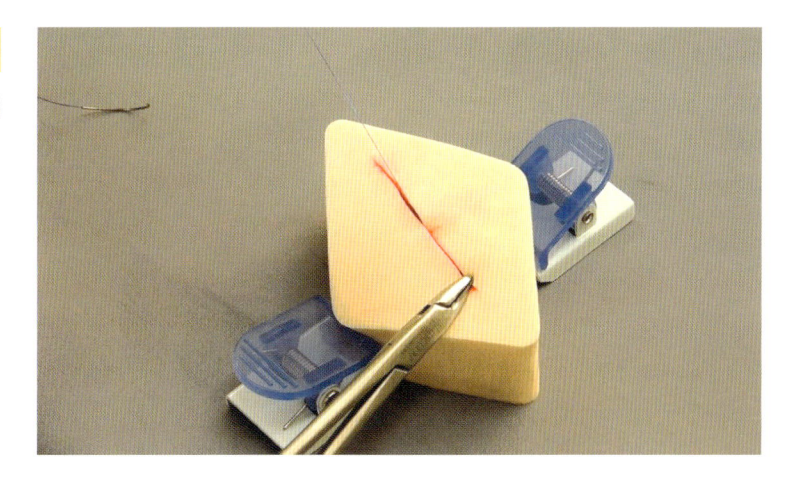

第2章 縫合法

Step ❿
第2結紮を絡める．

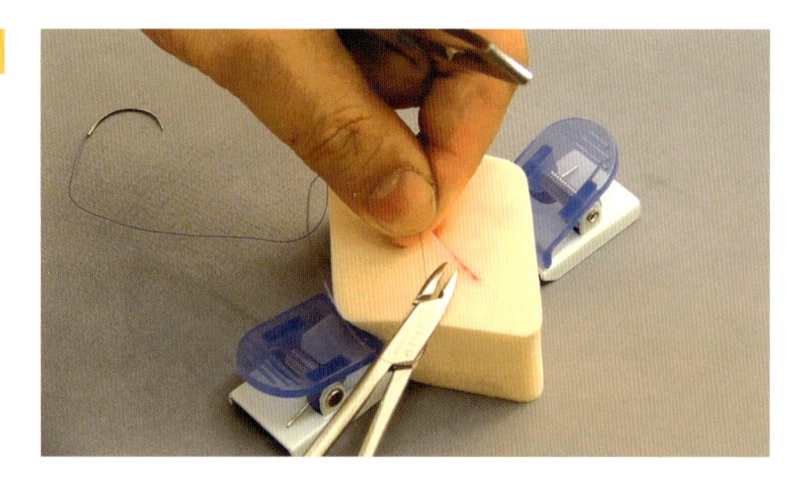

Step ⓫
結紮はSTを左に引いて糸を絡める．

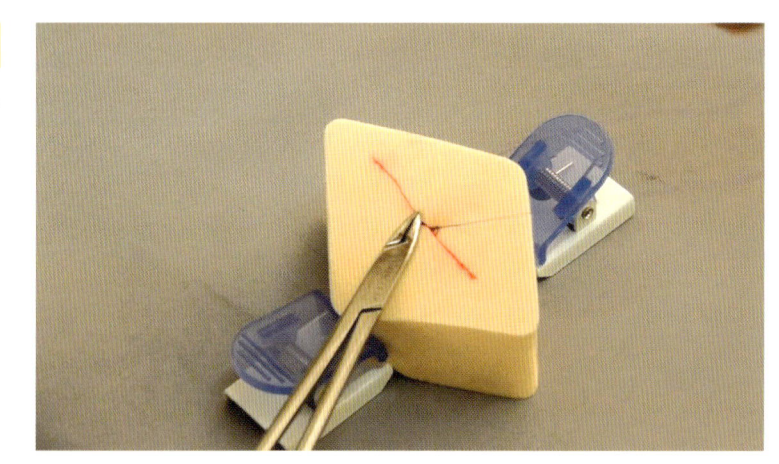

Step ⓬
3回目の結紮．糸がゆるみやすい場合は外科結紮とする．

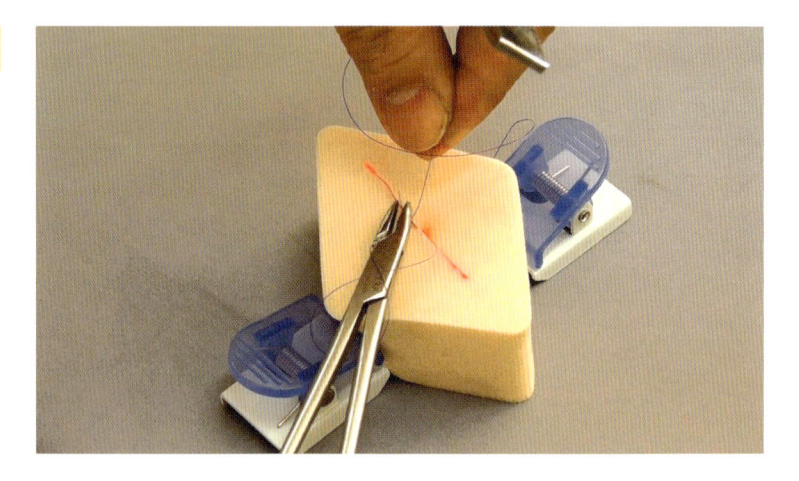

| Level 1 | Level 2 | Level 3 | Level 4 |
| 縫合針の扱い | 器械縫合 | 埋没縫合 | Z縫合 |

Step ⑬

糸を2mm以下に短く切る.

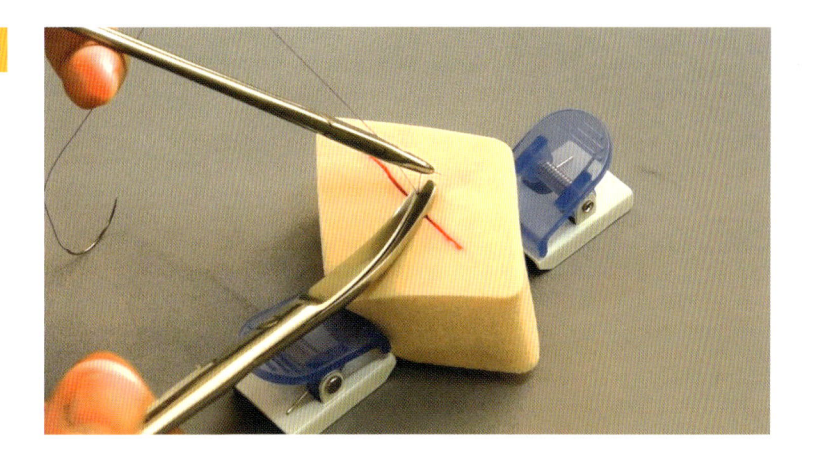

こんな時どうする？ 皮膚に段差ができる

- ① 真皮の手前側のOut pointと向こう側のIn pointが線対称になっていない．Step ❸（→p.97）で手前の糸が出ている部位を見ながらIn pointを想定し，そのすぐ左を鑷子で押す．
- ② 針が通る位置の表皮からの距離（深さ）が異なっている．

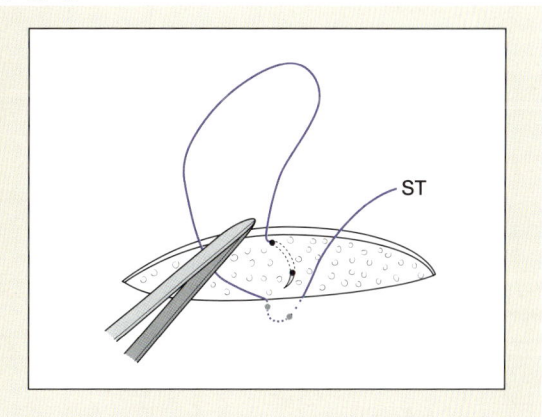

こんな時どうする？ 糸が交差してしまう

DVD 2-3-9 解説

- Step3で鑷子の右にLoopがあるとクロスする．
両TailがRight側に，Loopが左側ににあると糸は交差しないが，LTがLoopの左に出ると交差する．

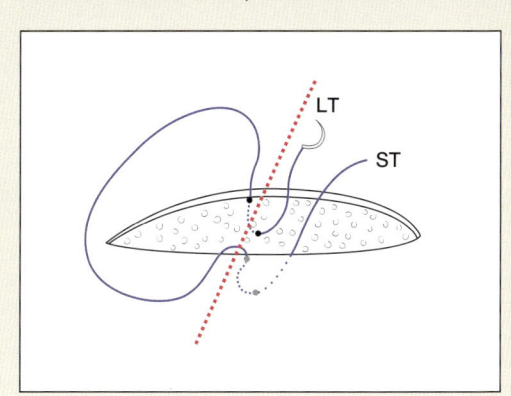

真皮刺入点より右にLoop，左にLT, STが位置すればクロスしない．

LTがLoopの左に出るとクロスする．

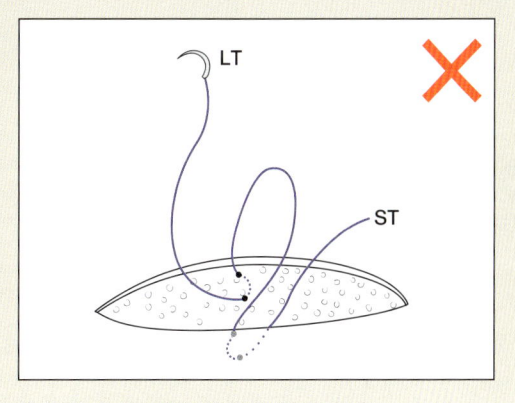

第 2 章　縫合法

■手前側を運針後，鑷子を持針器の下から LT の右に通す．この鑷子の右に針を出せば鑷子の右側に ST と LT（針），左側には Loop が位置するため糸が交差しない．この時，鑷子は左右の空間を分ける役目をしている．

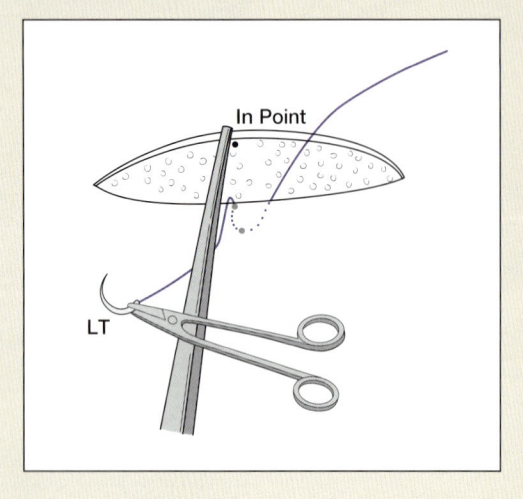

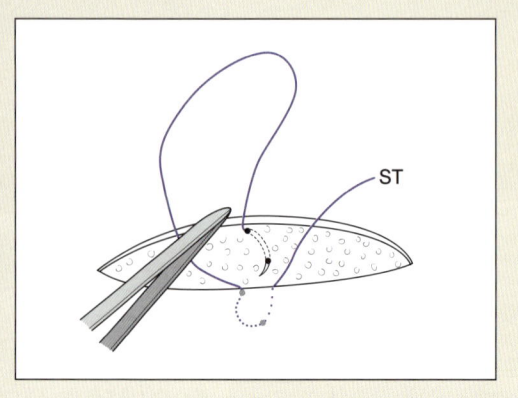

持針器の下から鑷子を入れ対側の皮膚を押す．鑷子の右に針を出す．

こんな時どうする？　糸が締まりにくい

■Tail は皮下にあるので，垂直方向に運針すると右に Tail を引いても糸が滑らずに糸のしまりが悪い（A）．運針の方向を手前の In point と向こう側の Out point を真皮縫合の位置よりも右側におき，斜め方向に糸が引かれるようにする（B）．

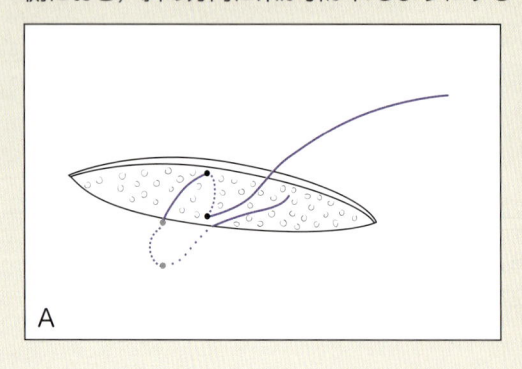

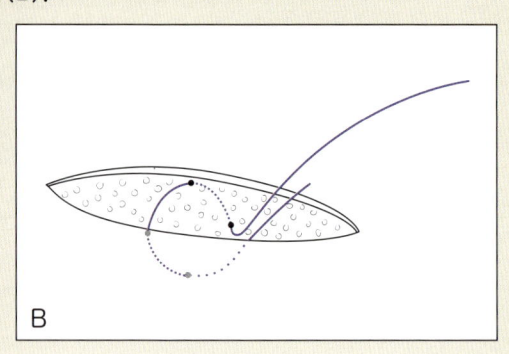

Lesson 10　糸を 2 本切る

DVD 2-3-10 解説

　埋没縫合では，結紮後 2 本の Tail をはさみで切る操作が次の操作に移る前に必要となる．糸を切る助手がいないことを想定し，はさみに持ち替えて糸を切る方法をマスターする．持針器を ST から離すと，糸は 1 本しか切れない．

| | Level 1 縫合針の扱い | Level 2 器械縫合 | **Level 3 埋没縫合** | Level 4 Z縫合 |

Step:

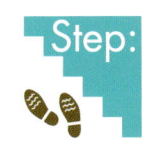

1. Lesson 5 に続いて，ST をつかんだまま持針器のラチェットをかける．
2. 左手の小指の上に持針器の先端から 5cm のところを乗せる．
3. 両方の Tail が軽く引かれた状態に調節する．
4. 右手をはさみに持ち替えて糸を切る．

Step ❶

最後に ST をつかんだら，ラチェットをかけながら糸を締める．

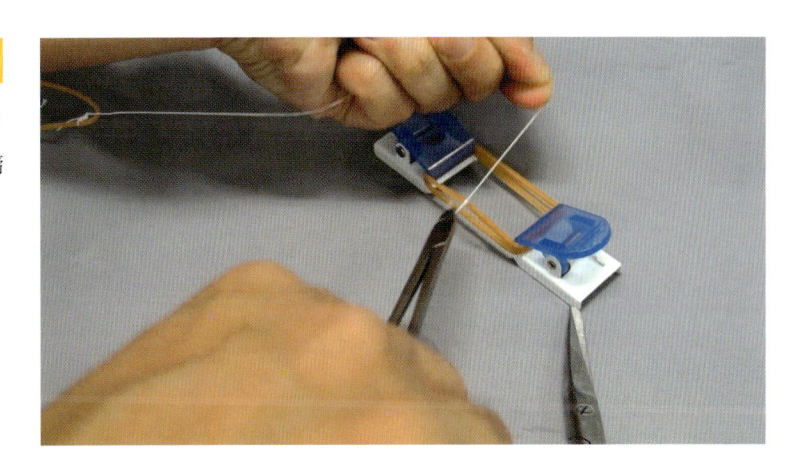

Step ❷

そのまま持針器を左手第 5 指にのせ，あいた右手にははさみを持つ．持針器は第 5 指の上でバランスをとっている状態．

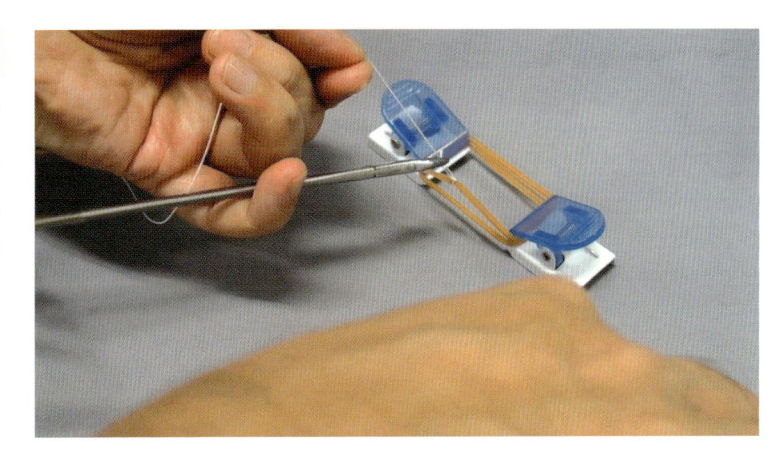

Step ❸, ❹

左手第 1，2 指で持っている糸を軽く引いて，2 本の糸に緊張をかけて糸を切る．

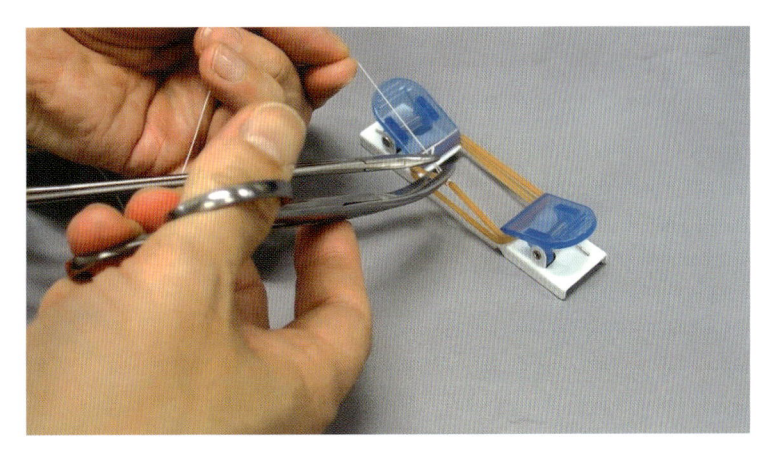

第2章　縫合法

こんな時どうする？　糸が片方しか切れない

DVD 2-3-10 解説

■対象物が何であれ，適度に緊張がかかっていないものは切れない．STは持針器のリングエンドの重さで引かれているので，持っている糸に適切な緊張をかけて糸を切る．

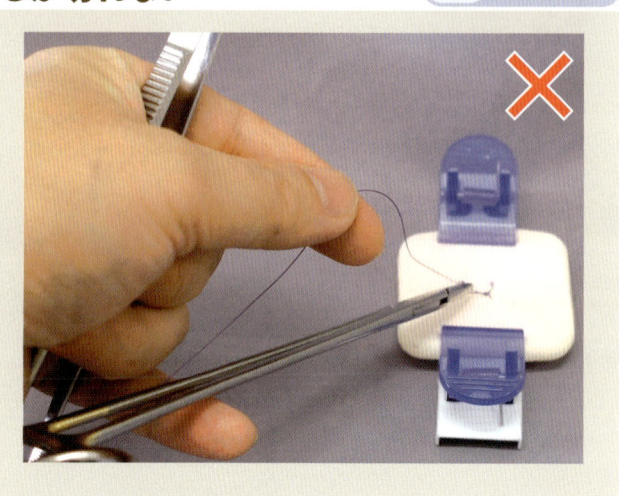

手に持った糸に張力がかかっていない．

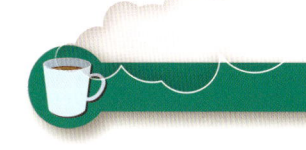

コラム＊COLUMN

小指の働き

　器械結紮後，Lesson 9では左手小指を用いてはさみを持つ右手をフリーにしている．第3-4指で糸と持針器を一緒に持つ方法もあるが，第3-4指は鑷子を握るのに使われているので指の役割変更が生じる．第3指に乗せてもいいが，糸を持った第1-2指との距離が近いので，糸の張力を調整しにくい．そうなると残っている第5指の登場となる．

　また，教科書的には持針器のリングには第4指を入れることになっている．しかし手術ビデオを解析すると小指も持針器の操作を担当している．対側に埋没縫合をかける時，手のひらに持った持針器をホームポジションに戻す時にも小指を使っている．「使えるものは何でも使う」の精神である．もし，リングは卵型ではなく正円だったら，小指で持針器は回せない．

DVD 2-2-7 練習2

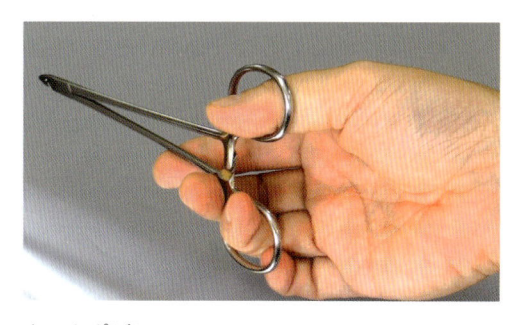

ホームポジション

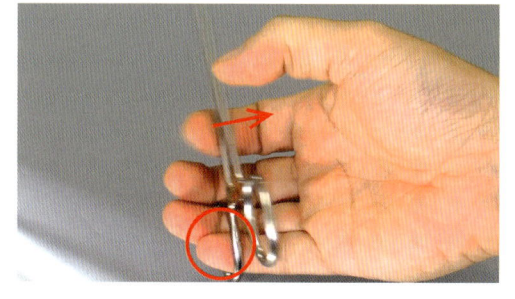

親指を抜くと同時に第2指で柄を引く．この時，小指もリングに入れる．

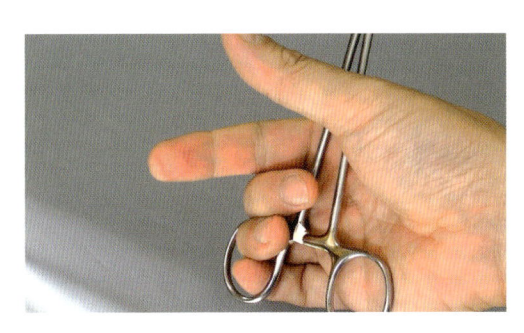

| Level 1 縫合針の扱い | Level 2 器械縫合 | **Level 3 埋没縫合** | Level 4 Z縫合 |

第1, 2指が使える.

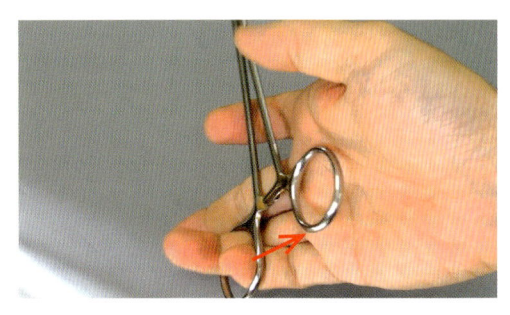

小指を引きながら持針器を前方に振り出す.

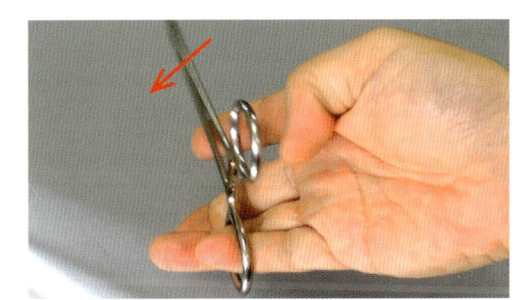

持針器が回転する.

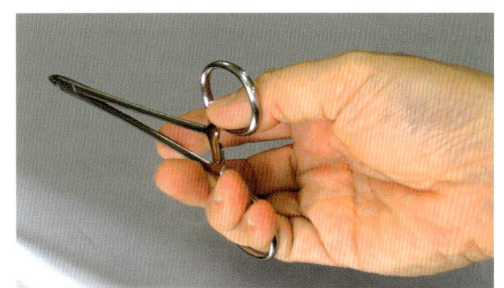

ホームポジションに戻る.

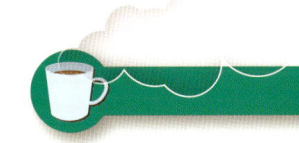

コラム * COLUMN

皮膚縫合と消化管吻合

　結合組織が組織欠損を埋めその上に表皮細胞が覆うことで皮膚切開創は治癒する．この時創縁の位置がずれなければ縫合糸は少ない方が血流もよく異物反応も少ないためきれいにキズはあがる．皮膚の閉鎖は消化管吻合と異なり内容が漏れないことが必要条件ではないので細かく縫ってWater sealにする必要はない．創縁がずれない程度に1.5cm程度のピッチで粗く縫って縫合糸の間をずれないようにサージカルテープで固定する．この時縫合した部位はずれないので，テープは縫合と縫合の間に貼る．

　表皮に糸を通して結紮すると術後は皮膚を爪でつまみ続けた状態と同じで痛い．スキンステープラーでも同様である．埋没縫合は整容性だけではなく術後疼痛管理の面からも利点がある．肛門外科では肛門周囲の皮膚に縫合針をかけないようにするがこれと同じ理由による．

　皮膚埋没縫合は研修医にとって日頃の縫合や結紮の練習成果を実践する機会である．巻頭に述べたように大事な操作はゆっくり確実に，補助的操作は無駄なく素早く，緩急をつけた手技を目指そう．

第2章　縫合法

自己評価法	▶	スポンジの切り込みを
Level 3		埋没縫合で閉じる

次の運針に移る無駄のない動作をはさんで，連続的に埋没縫合を行う．

評価法

- 創面がきれいに合っている．
- 鑷子は皮膚を極力把持しない．
- 糸がクロスしない．
- 切り込みを引っぱっても創が開かない（真皮側も糸が締まっている）．

こんな時どうする？　皮膚縁が開いている

■埋没縫合では結紮点は真皮よりも深いところになる．糸を締める時に，深部は締まりやすいが結紮点から遠い真皮側はゆるみやすい．針を通した後に糸をしごくように締めるようにする．

Level 1	Level 2	Level 3	**Level 4**
縫合針の扱い	器械縫合	埋没縫合	**Z縫合**

縫合法　　　　　　　　　　　　　　　　　　　　　Level 4

Z縫合

　Z縫合は比較的小さな出血を止血するための必修の手技である．深部での縫合にも対応できるよう体得する．

ポイント
- 血管の走行をイメージし，最も有効な In point と Out point を設定する．
- 分割操作で針を安全に抜く方法．
- 深部での運針方法．

必要物品
- 輪ゴムを付けたスポンジ：出血点に印を付ける．
- 血管縫合針：モノフィラメントの針付き丸針

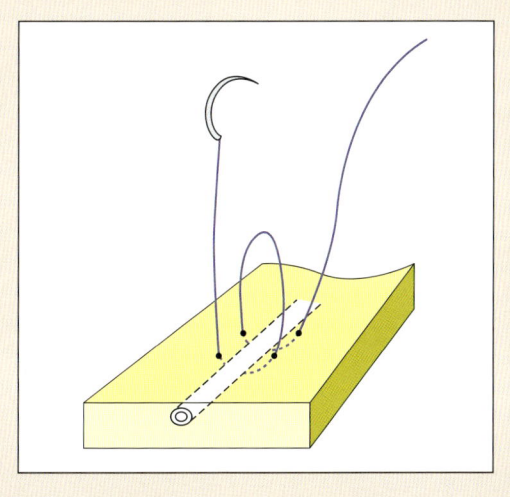

血管をまたぐ運針を2度行うと
Z縫合になる．

Lesson 11　浅い術野での縫合止血

DVD 2-4-11 解説
DVD 2-4-11 練習

　左の鑷子で止血をコントロールしながら縫合止血を行う場合を想定する．組織から針を抜く時に2針目の Holding point を把持する．

第 2 章　縫合法

Step:

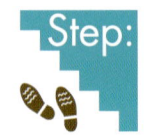

1. 出血点を鑷子ではさんで一時止血する．
2. 出血点を囲む In point，Out point を 2 組想定し，1 針目をかける．
3. 持針器で針を途中まで抜く．
4. 持針器を次の Holding point で順針に持ってから組織より抜く．
5. 2 針目をかける．
6. 鑷子で針を抜く．
7. 結紮する．

Step ❶

出血点を鑷子ではさんで一時止血する．

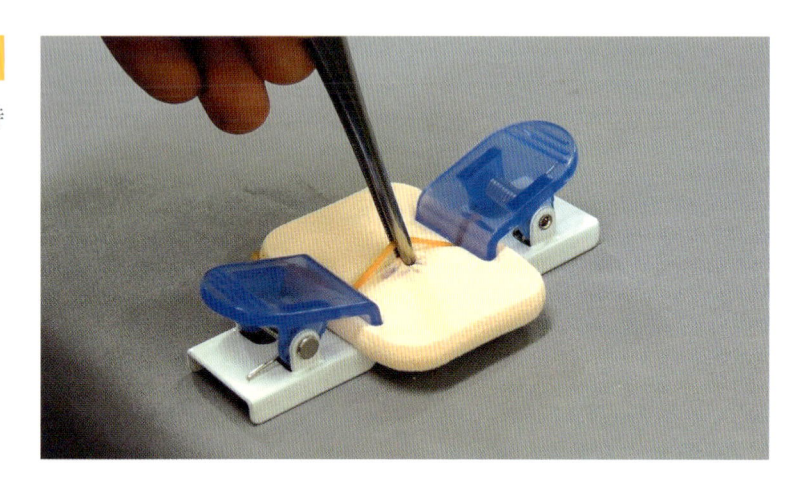

Step ❷

血管をまたぐように 1 針目をかける．

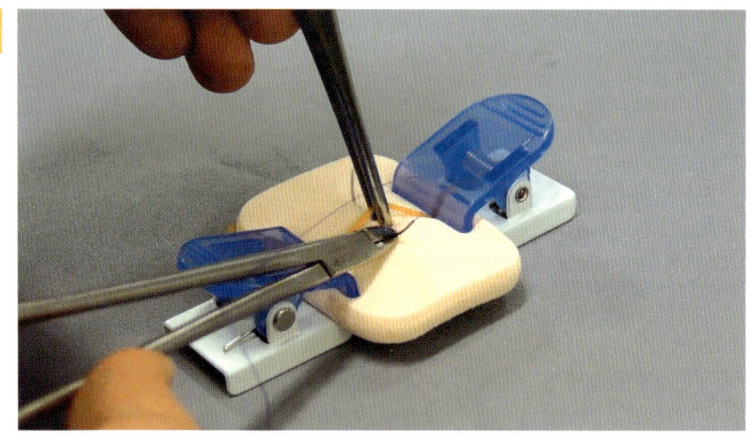

| Level 1 | Level 2 | Level 3 | **Level 4** |
| 縫合針の扱い | 器械縫合 | 埋没縫合 | **Z縫合** |

Step ❸

持針器で針を途中まで抜く．

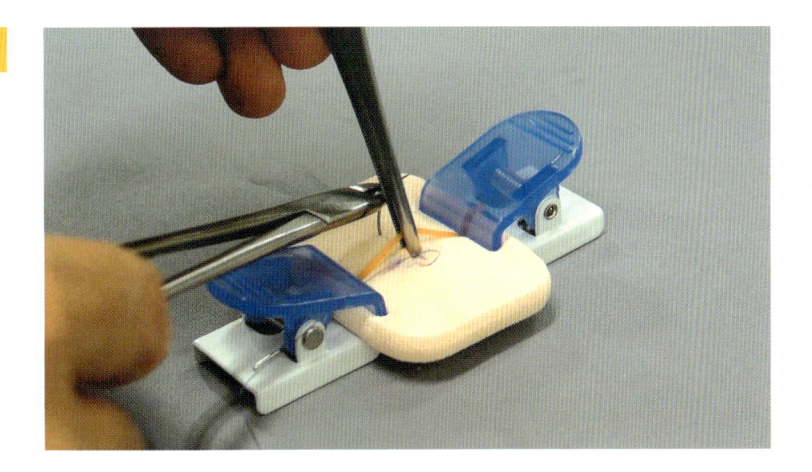

Step ❹

持針器で次の Holding point で順針方向に持ち，組織より抜く．

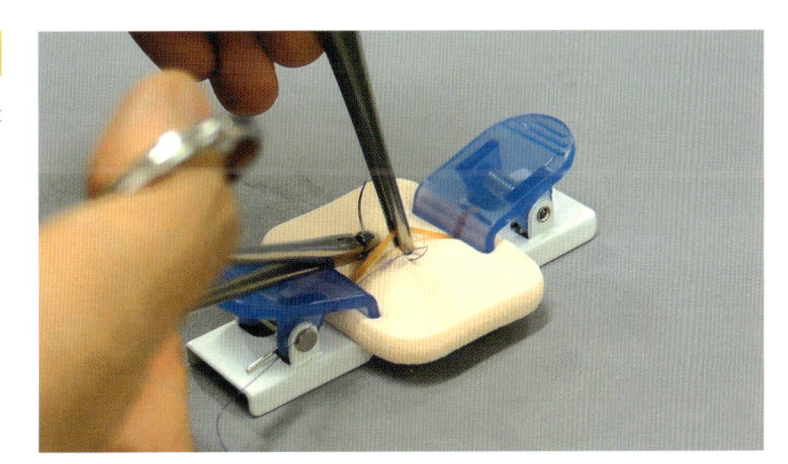

Step ❺

そのまま2針目をかける．

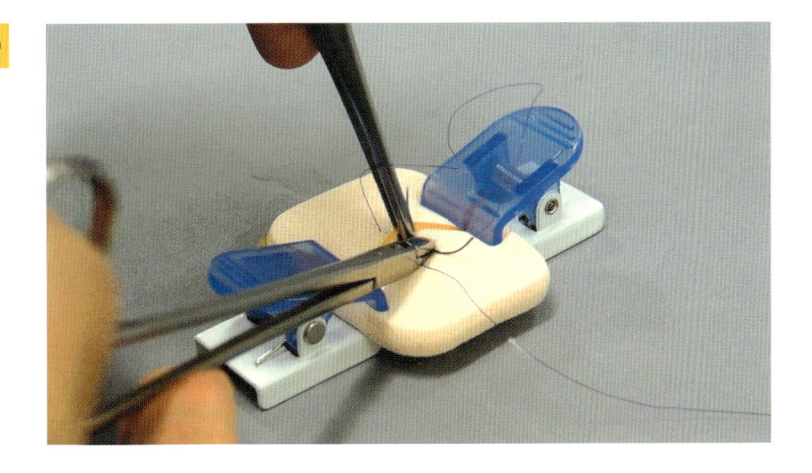

第 2 章　縫合法

Step ❻

鑷子で針を抜く．

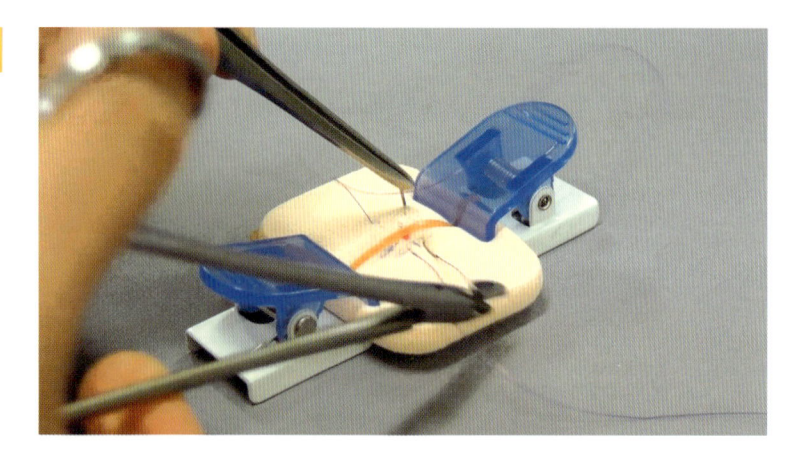

Step ❼

結紮する．

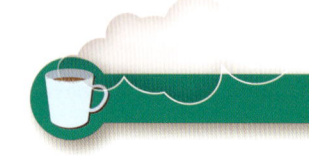

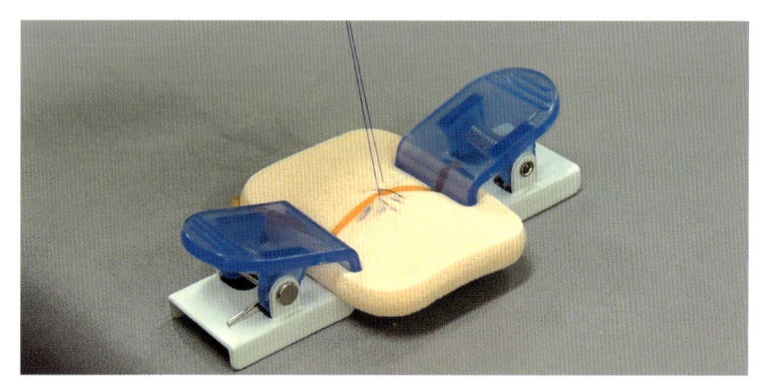

コラム＊COLUMN

In point と Out point の設定

　穿刺角が自由に設定できない深部結紮では In point に針先を入れるより Out point に正確に針先を出すことが難しい．そこで Out point を一番安全な場所に設定するようにする．

　たとえば動脈と静脈が併走している時には，併走している血管から離れる方向に針を通す．また血流の上流から 1 針目をかかけて引き上げると，出血量が減り 2 針目もかけやすくなる．

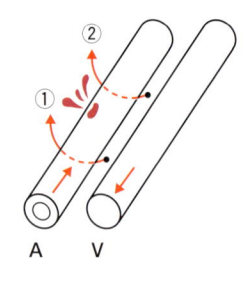

Aより出血

Vより出血

動脈からの出血

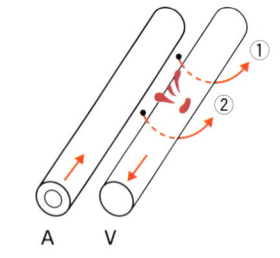

静脈からの出血

Lesson 12 深部 Z 縫合

DVD 2-4-12 解説
DVD 2-4-12 練習

視野が狭く，出血点に持針器しか入らない状況を想定してコップの底でZ縫合をかける．最初の穿刺では針の半分（90度）しか使用しない．

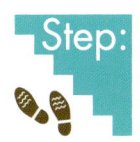

Step:

1. 針を斜めに持ち（ラチェットはOFF），糸の途中を左手で把持し開始する．
2. 1針目をかけ，針先が組織から出たら持針器を離す．
3. 針先を持針器でつかみ，針を途中まで回転させる．
4. 針の根元に近い部分を持ち直して針を抜く．
5. 糸の全長の3分の1の部位をSTとともに左手第1，2指で把持する．
6. 針を左手第1，2指を使って持ち替える．
7. 糸を軽く引きながら2針目をかける．
8. 同様に分割して針を抜く．
9. 針を引き上げると同時に，左手に持っているLoopを離し結紮する．

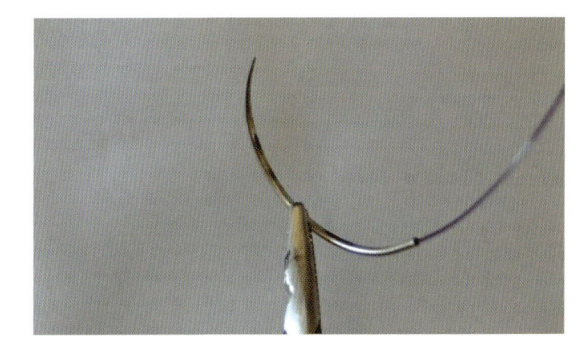

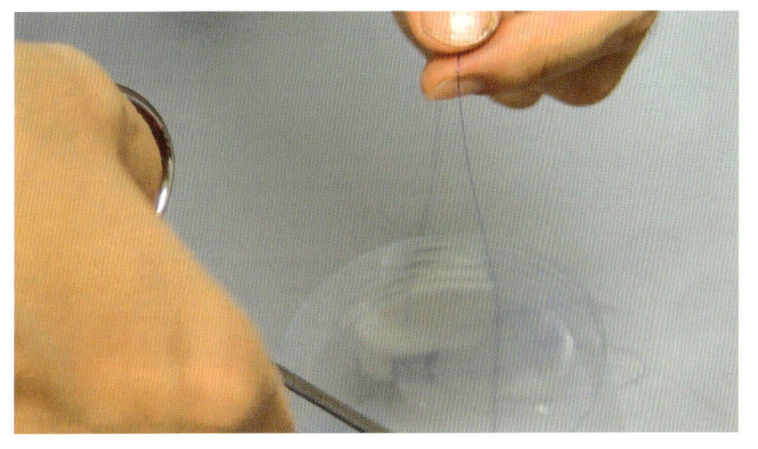

Step ❶

針を斜めに持ち（ラチェットはOFF），糸の途中を左手で把持し開始する．

第2章 縫合法

Step ❷
1針目をかける.

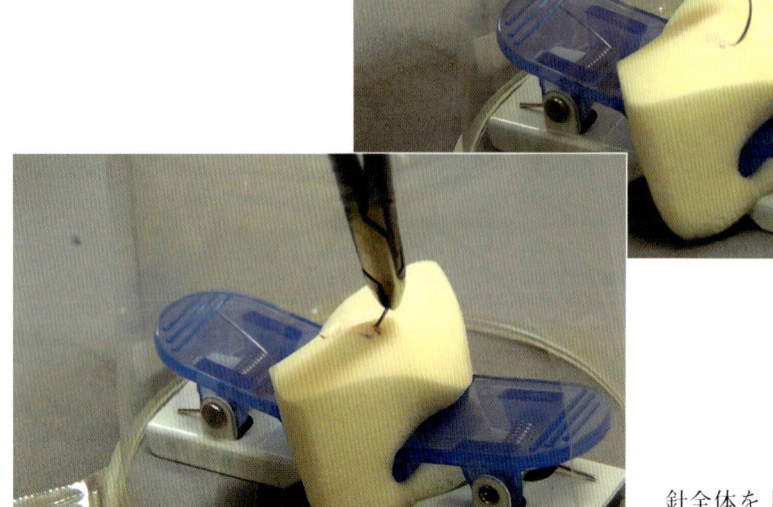

針全体を上に持ち上げながら,針先が組織から出たら持針器を離す.

Step ❸
針先を持針器でつかみ,針を途中まで回転させる.

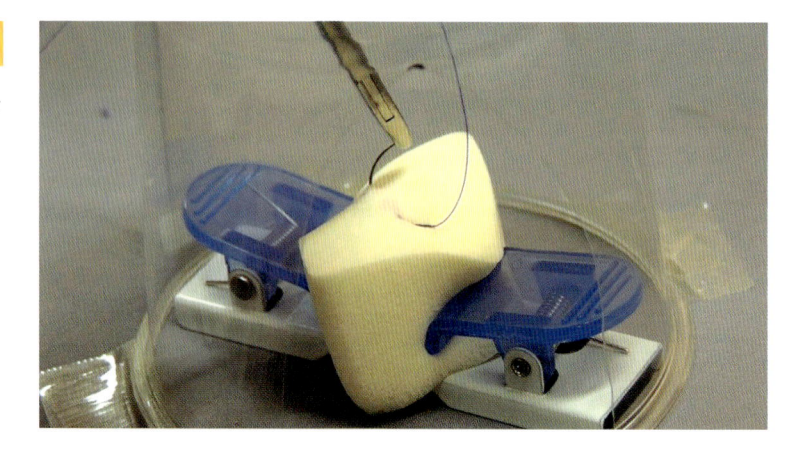

Step ❹
針の根元に近い部分を持ち直して針を抜く.

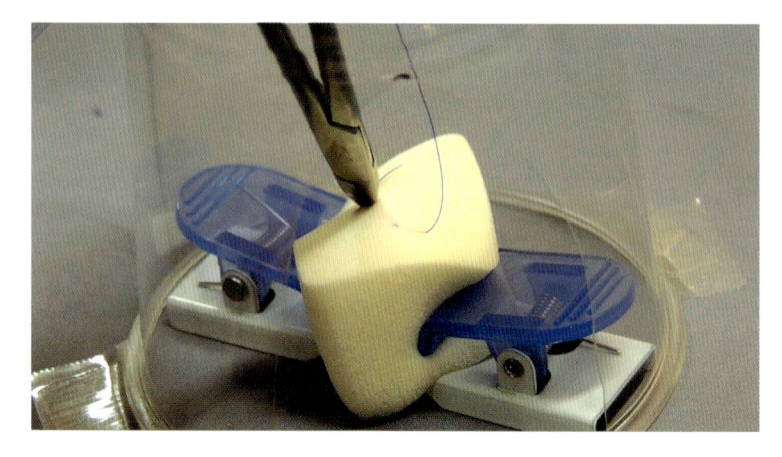

| Level 1 縫合針の扱い | Level 2 器械縫合 | Level 3 埋没縫合 | **Level 4 Z縫合** |

Step ❺

糸の全長の3分の1の部位を，STとともに左手第1,2指で把持する．

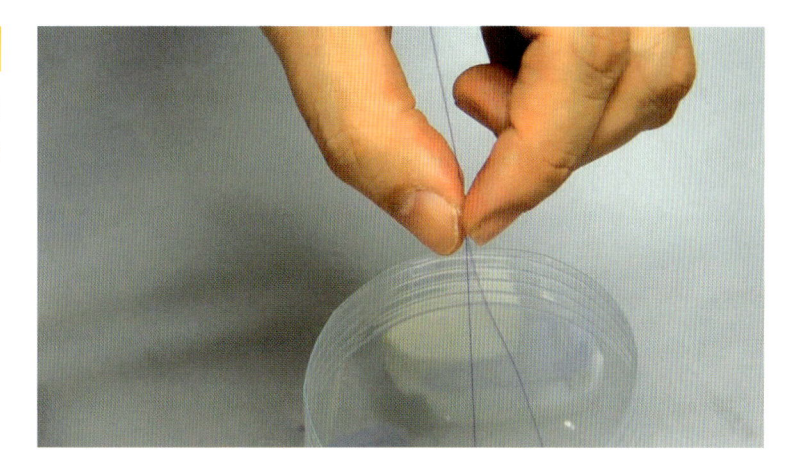

Step ❻

左手第1,2指を使って針を持ち替える．

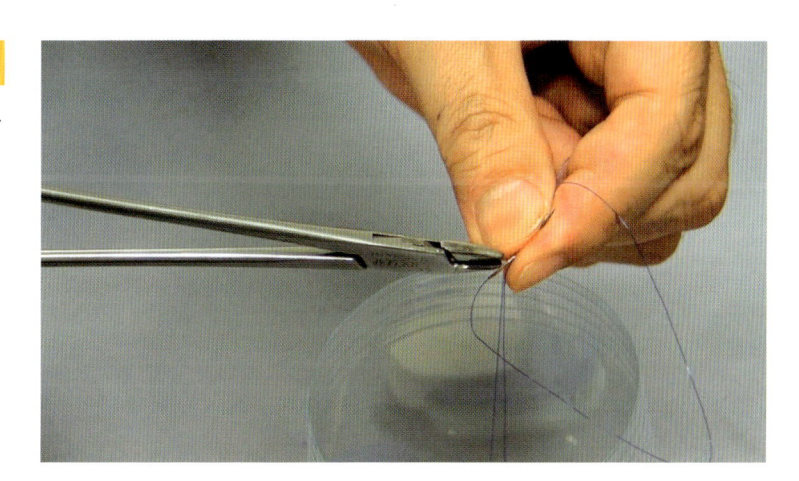

Step ❼

糸を軽く引きながら2針目をかける．

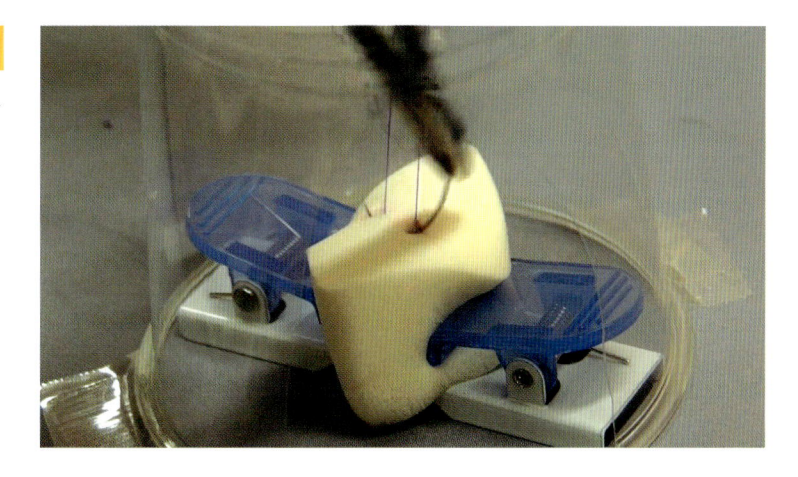

第2章　縫合法

Step ❽

同様に分割して針を抜く．

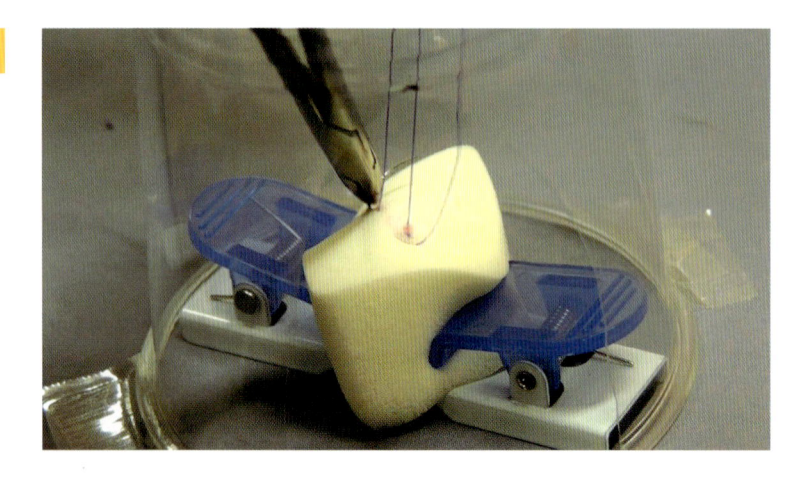

Step ❾

針を引き上げると同時に，左手に持っているLoop（矢印）を離し，結紮する．

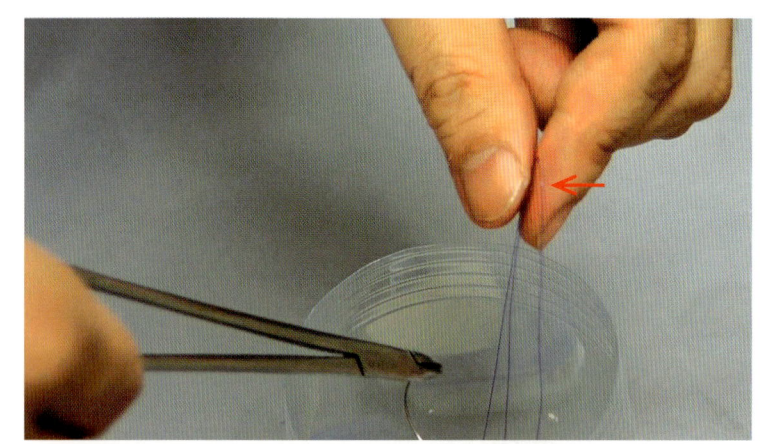

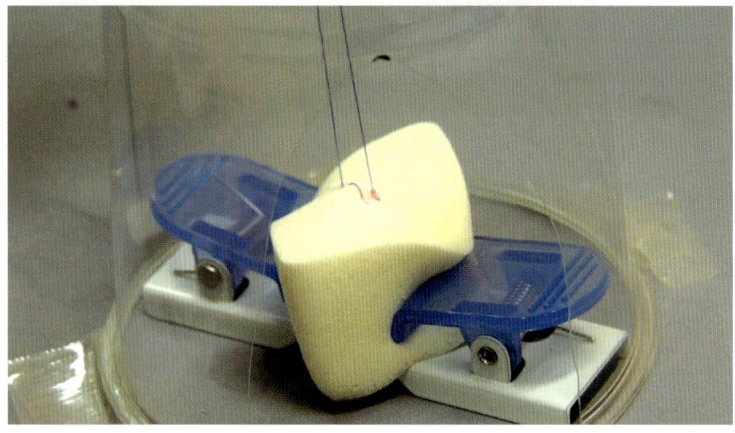

Level 1	Level 2	Level 3	**Level 4**
縫合針の扱い	器械縫合	埋没縫合	**Z縫合**

こんな時どうする？　針がうまく回せない

DVD 2-4-12 解説

■深部縫合の深さによって，針の持ち方は変わる．

❶ 針を回すための深部用針の持ち方

1）広い術野での縫合の時

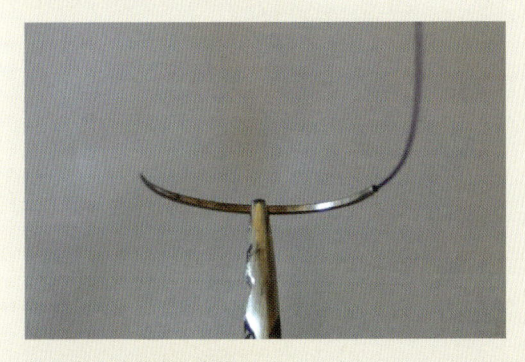

針の中央を直角に把持する．

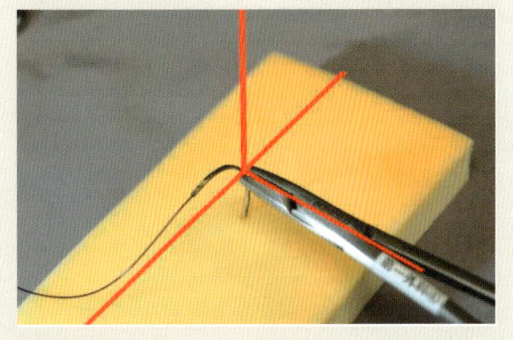

Z軸と90度

2）浅い深部縫合

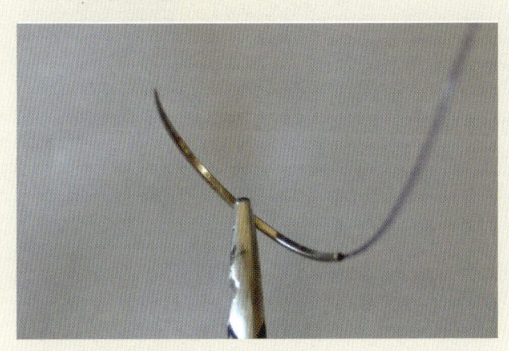

斜めに把持する．

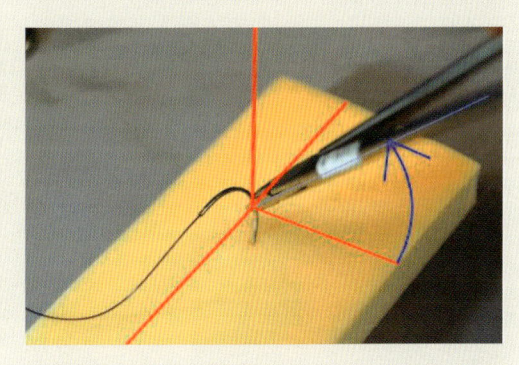

持針器とZ軸との角度が45度で，垂直に穿刺できる．

3）深い位置での深部縫合

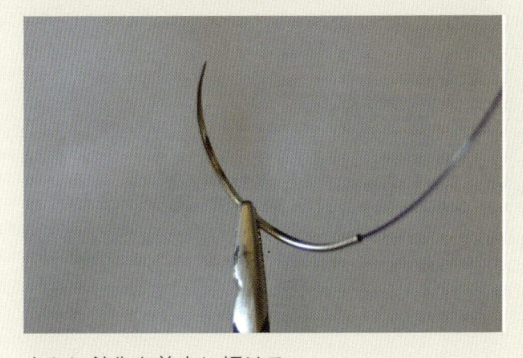

さらに針先を前方に傾ける．

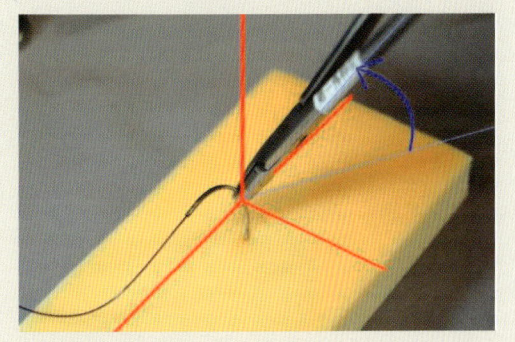

Z軸とさらに鋭角でも垂直に穿刺できる．

第 2 章　縫合法

■斜めに持った針は，回転により前に向かって螺旋状に，ちょうどねじを回すように進む．持針器もこの螺旋に沿って運針する．角度をつけて持ったほど螺旋のピッチは大きく，少ない回転角で針先は深部まで届く．

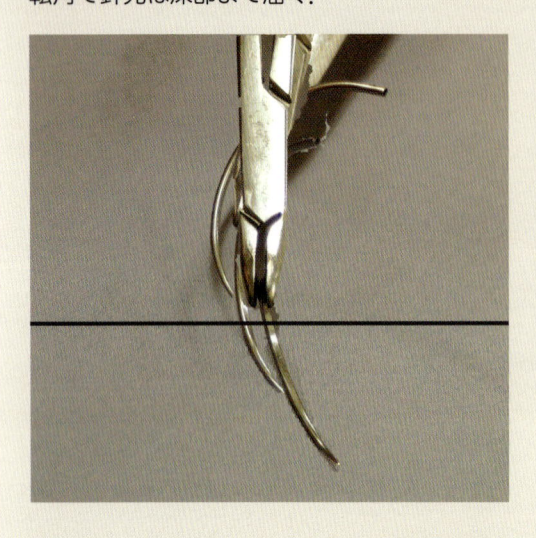

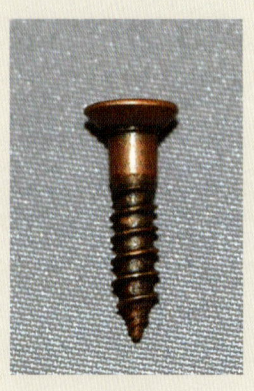

❷ 残り 90 度の回し方

■深い縫合ほど，1 回の持針器操作で回せる針の回転角は小さくなる．縫合する組織に弾力がある時には組織変形が利用できる．血管の下まで針先が達したら，針を上に引き上げると同時に横方向に穿刺する．針先を横に移動させながら，組織の変形が戻った時に針の先端の軌跡が弧になるようにする．
ただしこの技が可能なのは，組織に弾性があり変形しやすい丈夫な組織，つまり消化管筋層，皮膚，腸間膜，後腹膜組織などに限られる．細胞が多い組織（実質臓器）である肝臓，脾臓，膵臓，消化管粘膜は針を円周に沿って回転させなければならない．つまり，Lesson 1 のカーブに沿った運針が必要で，針を持ち替えながら少しづつ回していく〔第 2 章 Lesson 2（➡p.60）参照〕．

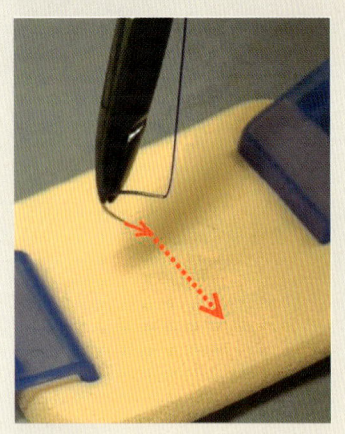

1) Z 軸方向にねじを回すように穿刺し，針の真ん中を把持する．最初に穿刺する方向は，予定される運針方向より 90 度近くひねった方向になる．

2) 最初の 45 度を使って，針先を血管の下へ進ませる．右図は最深部に針が達したところ．

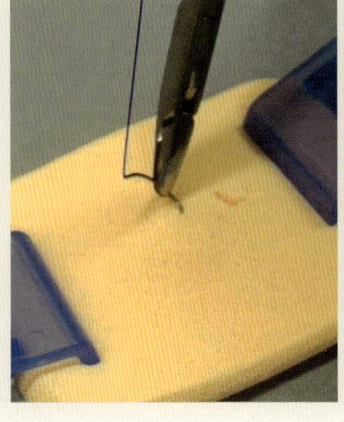

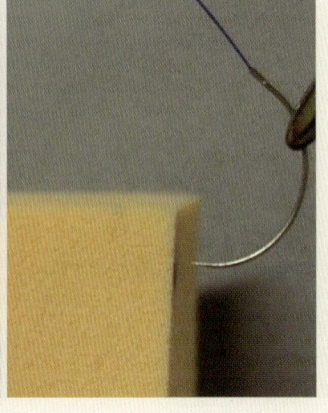

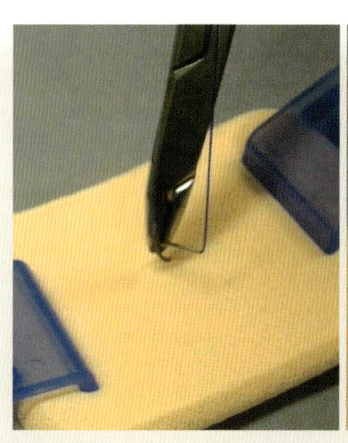

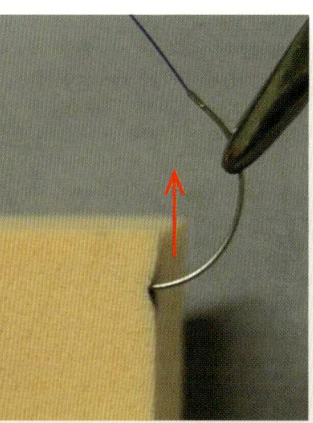

	Level 1	Level 2	Level 3	**Level 4**
	縫合針の扱い	器械縫合	埋没縫合	**Z縫合**

3）残り45度を，少し針を持ち上げつつ横向きに穿刺する．

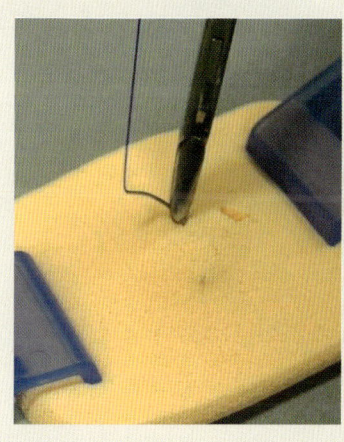

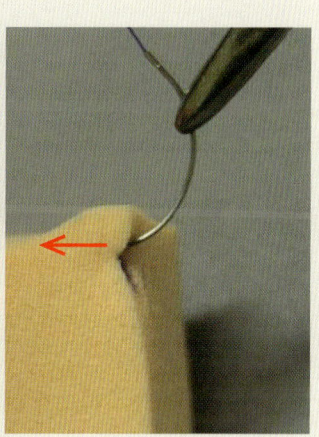

4）針先が出たところ．

■ここで針を離すと，組織の弾力で針が血管下に通った位置になる．
先端を持ち直しながら回転させて針を抜く．糸を軽く引くと先端が立ち上がり抜きやすくなる．

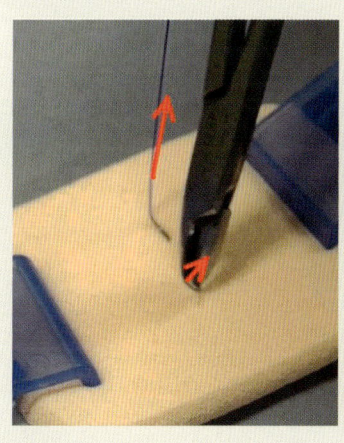

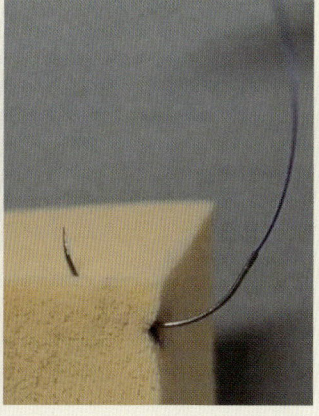

針を回転させずに残り90度を回す方法．

第2章 縫合法

こんな時どうする？　2 針目がかけにくい

■1 針目で血管にかかった糸を上に軽くつりあげると血流が低下し，出血がコントロールされる．
ここで針先を水平にして 2 針目を横に穿刺すると，針の回転が少なく糸を通すことができる．この時，1 針目と 2 針目が離れていると引き上げの効果が少なくなるので，出血点の正確な位置と出血している血管の走行方向の判断が大切となる．出血点はイメージするより意外に小さいことが多い．

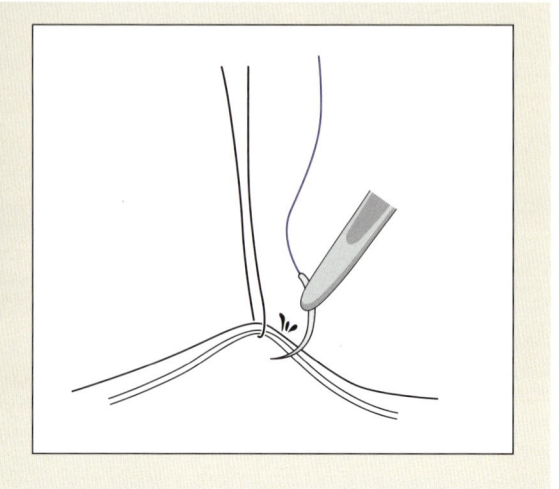

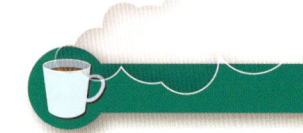

コラム＊COLUMN

アポロ宇宙計画と深部縫合

　1969 年 7 月 20 日　アポロ 11 号で人類が初めて月に降り立った．このような誰も経験がないことに備える最善の準備策は「考え得る状況を想定した模擬訓練」しかない．アポロ計画では地上で無重力を再現するために，水中や落下する飛行機の中で繰り返し訓練が行われていた．
　深部で行われる手術操作は術者にしか見えないし，出血が高頻度に起こるものでもない．つまり，「見て覚える」ことはできない．いざという時，飛行機のパイロットがいきなり月に行くことになる．手術のやりにくい，視野の悪い状況を想定した「訓練」を繰り返すしか備える方法がない．

| Level 1 縫合針の扱い | Level 2 器械縫合 | Level 3 埋没縫合 | **Level 4 Z縫合** |

自己評価法 Level 4 ▶ 擬似血管からの出血を縫合止血する

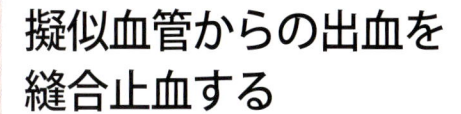

水を充満させ，過進展させた切除胃〔入手法は付録（➡p.178）参照〕の薄い部分をメスで切開し，Z縫合で閉鎖する．小さい切開から始めて，次第に大きくして練習する．胃内の水に赤インクを入れると切開部が見えなくなり，リアリティと難易度は上がる．

評価法

・出血部位を的確に判断して，鑷子で一時止血する．
・1回のZ縫合で止血する．

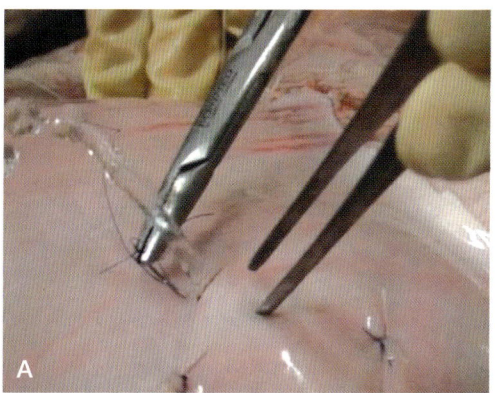

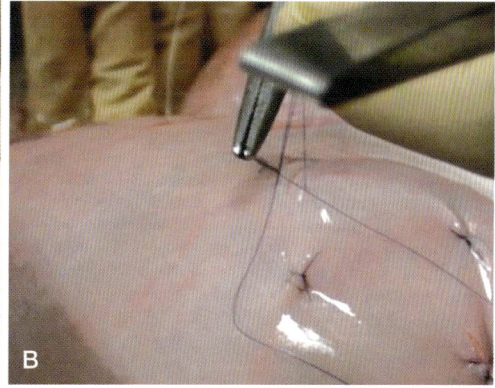

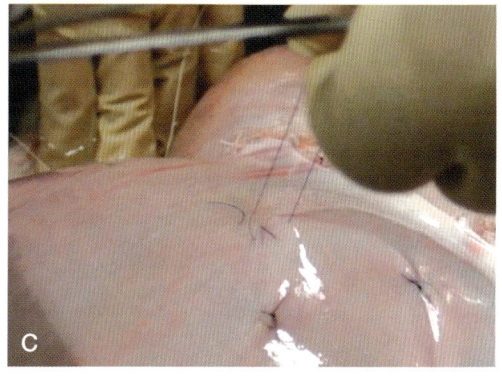

(A) メスで切開すると水が噴出する（→切開創）．
(B) 糸を引き上げながら2針目をかける．
(C) Z縫合が完成する．

第 2 章　縫合法

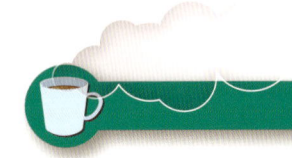

コラム*COLUMN

丹下式口蓋持針器と腹腔鏡持針器の共通点

　耳鼻科や口腔外科用の丹下式口蓋持針器は，口腔内など狭い術野での縫合に用いられている．この持針器は先端がカーブしており，持針器の長軸方向に針が回しやすい．この先端の形状は腹腔鏡用の持針器とも共通しており，持針器の移動が制限される状況での使用が想定されている．消化器外科の分野では，肛門内での腸管吻合に威力を発揮する[1]．丹下式持針器の持ち方は通常の持針器と異なり習字の筆のように持つが，この持ち方だと狭い視野で持針器を持った手の甲が邪魔にならず，針を回しやすい利点がある．深部縫合では逆針の方が順針より針を抜きやすいのは同じ理由による．

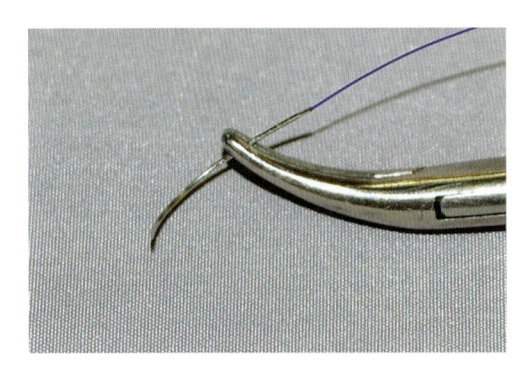

丹下式持針器は先端が屈曲している．

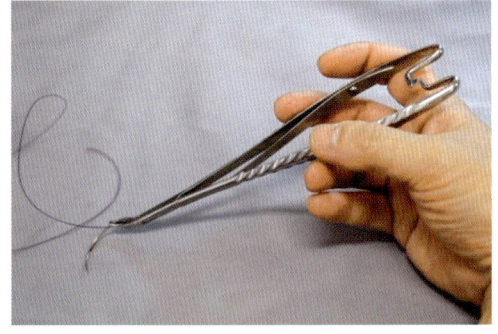

丹下式持針器の持ち方

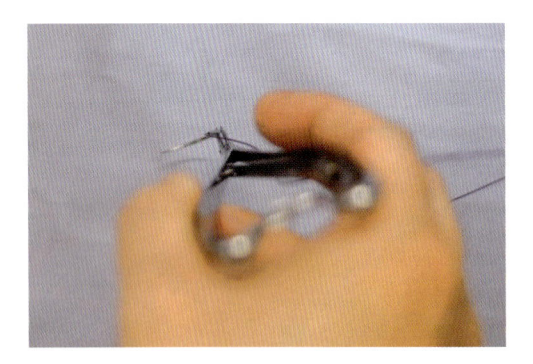

丹下式持針器：
手の甲が邪魔にならない．

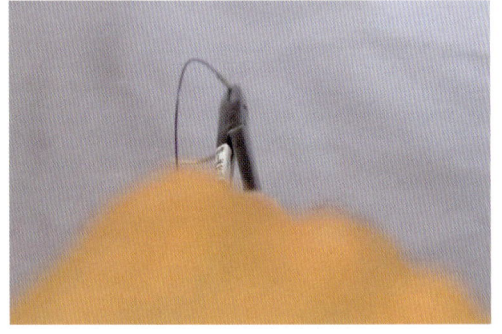

通常の持針器：
特に順針時の Out point が手の甲に遮られて見えにくい．

---

1) 浅尾高行, 他. 温熱化学療法を併用した進行直腸癌に対する内括約筋切除術. 臨床外科. 2009; 64(3): 331-337.

第3章 吻合法

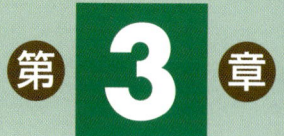

Chapter 3 ── Anastomosis

器械吻合が普及し手縫い吻合を学ぶ機会が少なくなった．消化管吻合は，術者の技能の良し悪しが縫合不全という結果に直結する．安全確実でかつ無駄な動きのない縫合手技を習得しておく．

第2章で学んだ「組織に優しい正確な運針のコントロール」が，合併症が少ない吻合に必要である．吻合は，縫合，結紮の能力が総合的に試される実践の場でもある．

● 問題 ●

■ 消化管の後壁に全層縫合をかけようとしたら粘膜が飛び出していた．
図のように糸を通すためにの運針方法は？

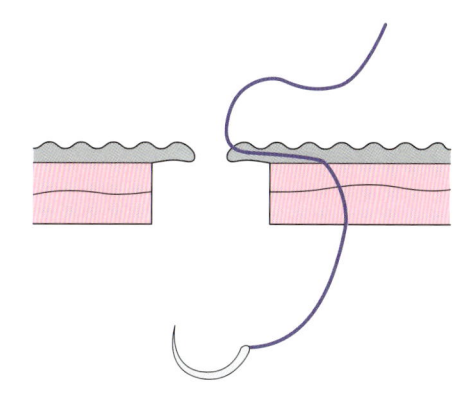

【正解は「こんな時どうする？」（➡p.137）参照】

吻合法

内翻縫合の運針

Level 1

縫合不全を起こさないための吻合の第一条件は，外翻吻合にしないことである．Level 1 では，全層縫合での内翻吻合の運針のコツを学ぶ．

ポイント
- 漿膜面の針を通す位置は粘膜面のそれより断端から離れている．
- 鑷子で把持する部位と牽引方向の調節で運針を補助する．

必要物品
- 吻合練習用スポンジ：目印付き（作成法は付録（➡p.178）参照）
- マグネットクリップ

針の通る方向

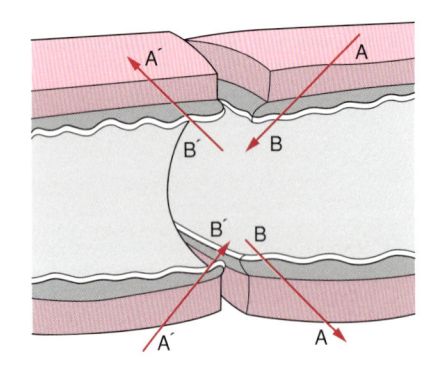

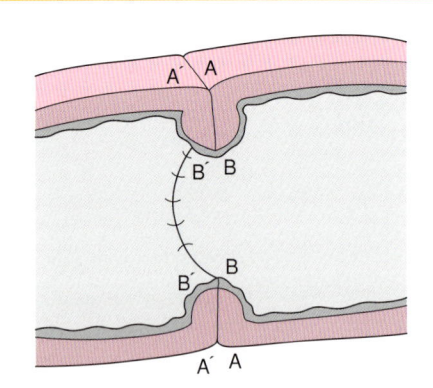

A−A'がB−B'よりも結紮したときに移動する距離が大きいので，漿膜面から内腔に向かって組織が押し出されて内翻する．

縫い幅と縫いしろ

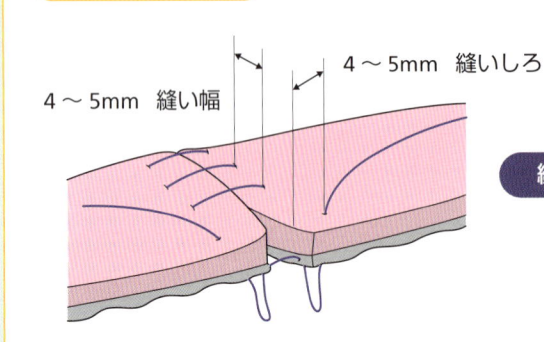

4〜5mm 縫い幅
4〜5mm 縫いしろ

縫い幅（Pitch）＝縫いしろ＝4〜5mm

Level 1	Level 2	Level 3
内翻縫合の運針	Gambee 吻合	口径差のある吻合

Lesson 1　後壁全層縫合の運針

DVD 3-1-1 解説
DVD 3-1-1 練習

吻合練習用目盛り付きスポンジを内腔側を上に向け，断面が上を向くように寄せた状態でマグネットクリップに固定する．糸は不要．

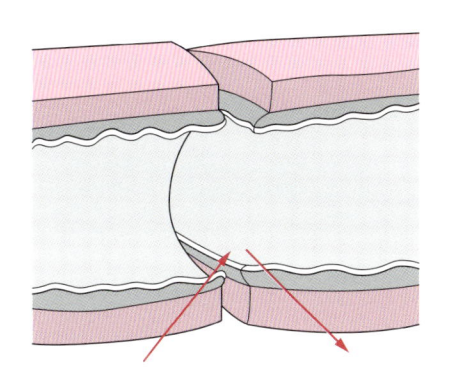

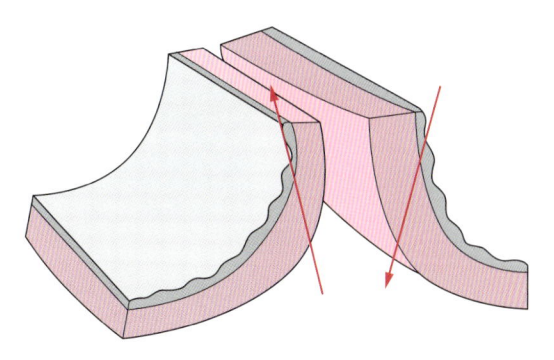

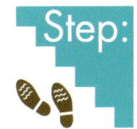

Step:

1. 右側の腸管の断端の，漿膜面に近い部分を鑷子にて上方向に牽引する．
2. 針先を下に向け，漿膜面の印に向けて穿刺する．
3. 針先が出たら，針をさらに回して針先を右方向に向ける．
4. 針を鑷子で針の中央を把持し，針を抜く．
5. 持針器で Holding point を把持する．
6. 左側の壁の漿膜側の断端を鑷子で把持し，上に向かって引く．
7. 漿膜面の印から内腔面に向かって，針先を上向きにして穿刺する．
8. 針を鑷子で抜く．

Step ❶

右側の腸管の断端の，漿膜面に近い部分を鑷子にて上方向に牽引する．

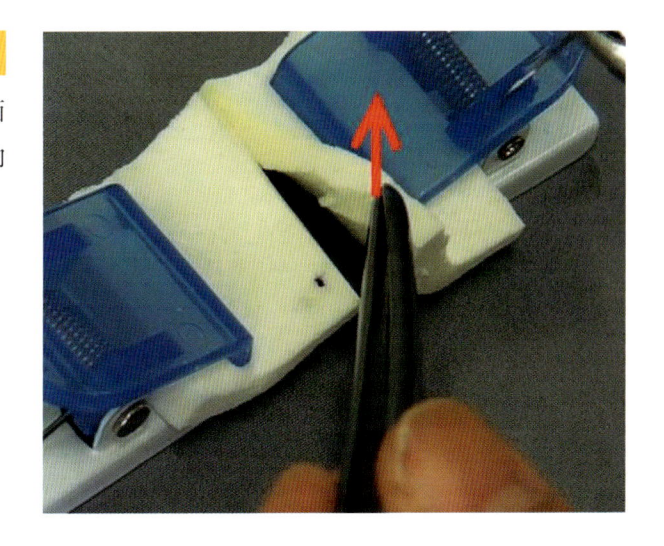

第3章　吻合法

Step ❷
針先を下に向け，漿膜面の印に向けて穿刺する．

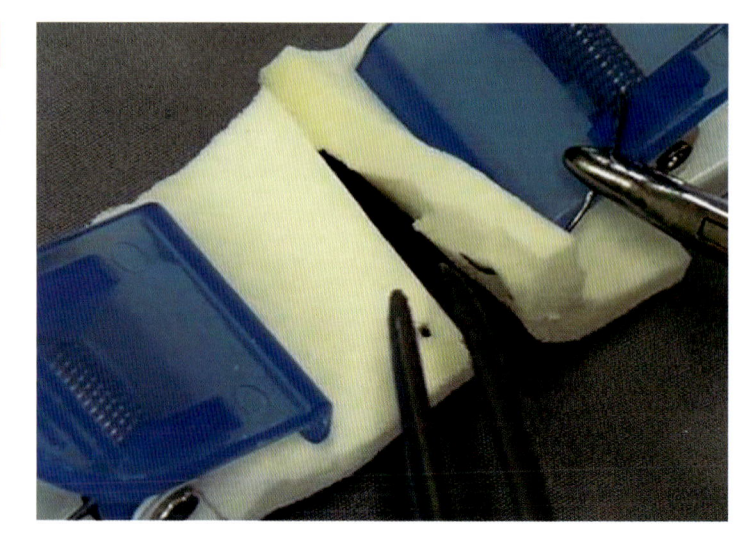

Step ❸
針先が出たら，針をさらに回して針先を右方向に向ける．

Step ❹
針を鑷子で針の中央を把持し，針を抜く．

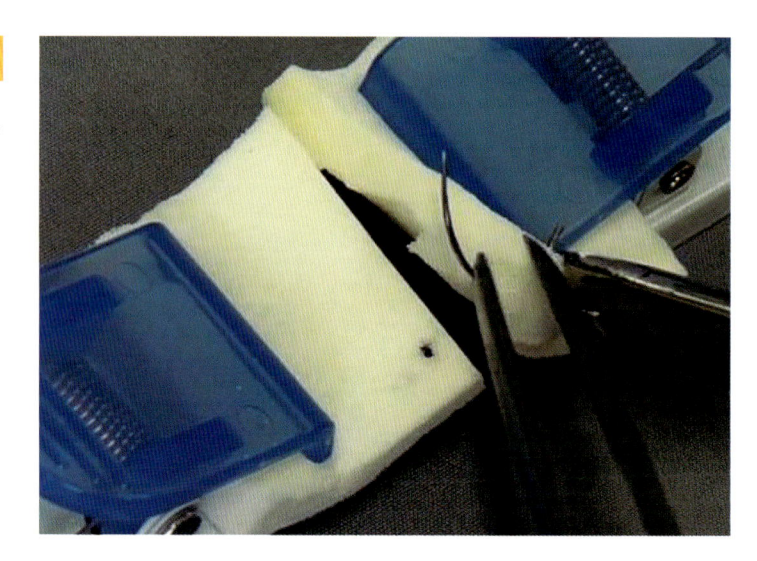

Step ❺
持針器でHolding pointを把持する．

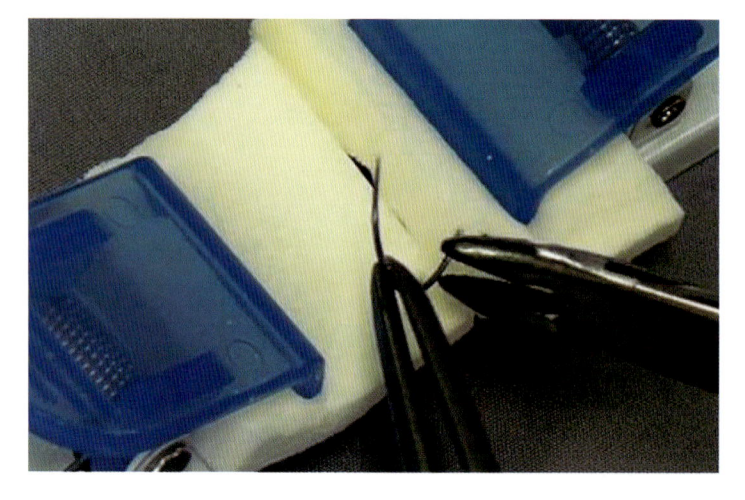

Level 1	Level 2	Level 3
内翻縫合の運針	Gambee 吻合	口径差のある吻合

Step ❻

左側の壁の漿膜側の断端を鑷子で把持し，上に向かって引く．

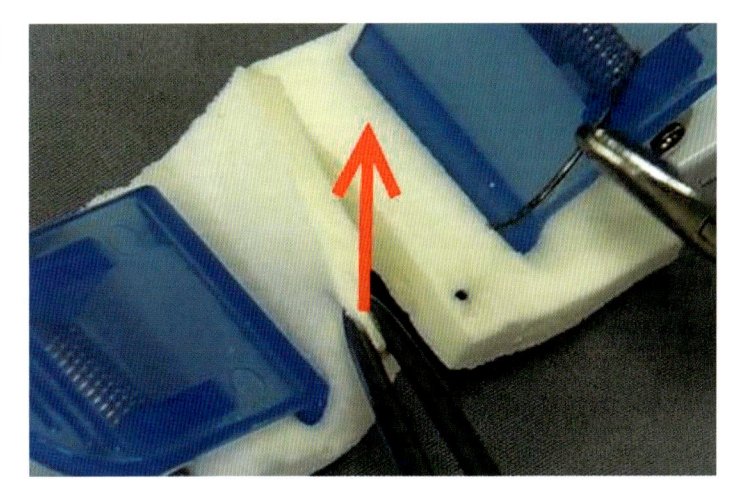

Step ❼, ❽

漿膜面の印から内腔面に向かって針先を上向きにして穿刺し，針を抜く．

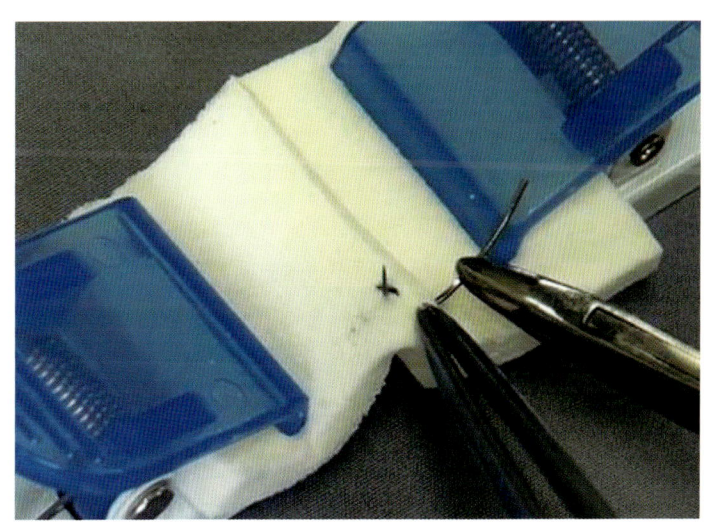

コラム*COLUMN

粗く縫うのは難しい

　縫い幅 4～5mm は粗く見える．特に縫合不全のリスクが高いときには，心理的に縫い幅は大きく見える．メジャーでいちいち測るわけにいかないが，吻合に用いられている持針器の厚みはちょうど 4mm である．少なくとも持針器の幅より細かく縫わないようにしたい．粗く縫うのは技術的には容易だが心理的に難しい．

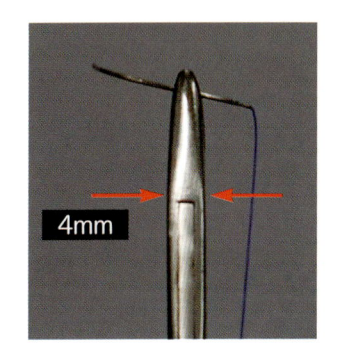

4mm

第 3 章　吻合法

Lesson 2　前壁全層縫合の運針

DVD 3-1-2 解説
DVD 3-1-2 練習

吻合練習用目盛り付きスポンジの内腔側を下に向け，断面同士が接しないようにマグネットクリップに固定する．

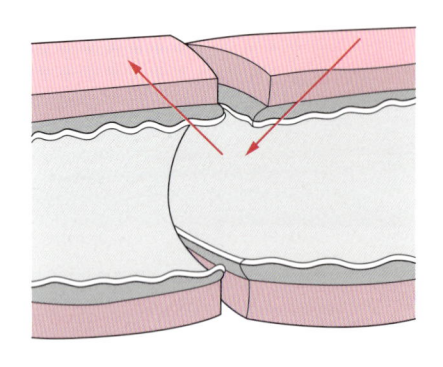

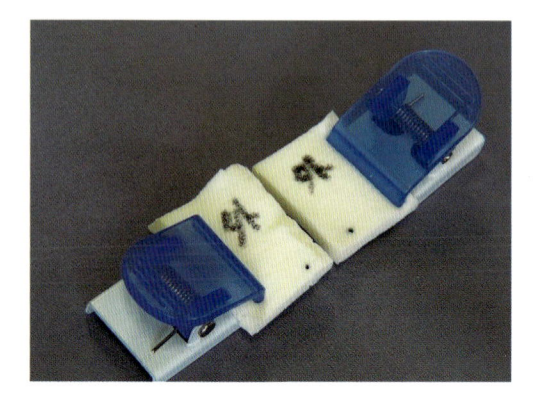

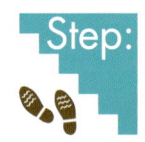

Step:

1. 右側の腸管の断端の漿膜部を，鑷子にて左上方向に牽引する．
2. In point の印から針先を左下方向に下に向け，粘膜面の印に向けて穿刺する．
3. 鑷子で針の中央を把持し，針を抜く．
4. 持針器で Holding point を把持．
5. 左側の壁の漿膜側の断端を鑷子で把持し，上に向かって引く．
6. 粘膜の印から漿膜面に向かって，針を左向きに穿刺する．
7. 針を鑷子で抜く．

Step ❶

右側の腸管の断端の漿膜部を，鑷子にて左上方向に牽引する．

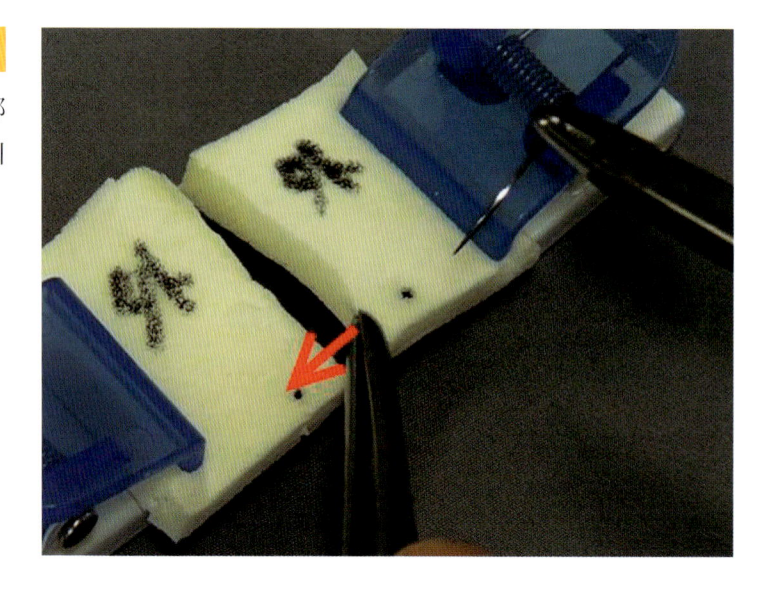

Level 1	Level 2	Level 3
内翻縫合の運針	Gambee 吻合	口径差のある吻合

Step ❷

In point の印から針先を左下方向に下に向け，粘膜面の印に向けて穿刺する．

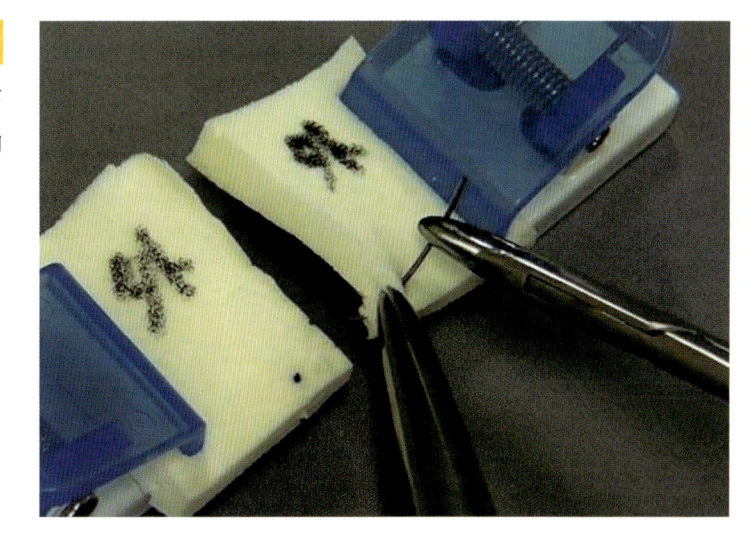

Step ❸, ❹

鑷子で針の中央を把持し，針を抜きつつ Holding point を把持する．

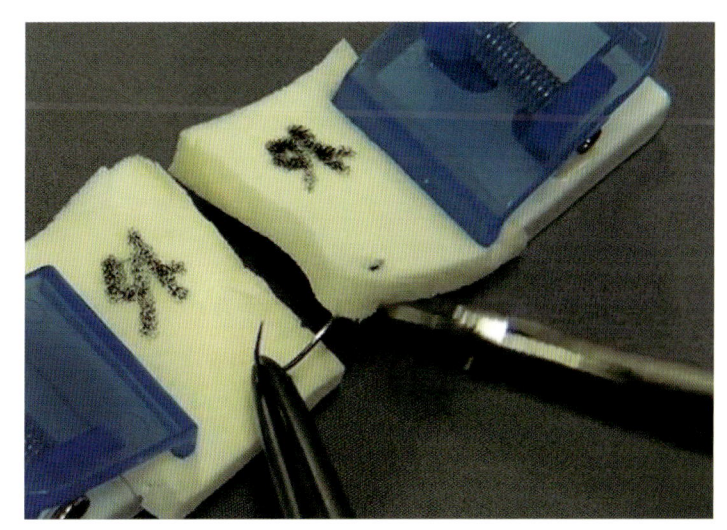

Step ❺

左側の壁の漿膜側の断端を鑷子で把持し，上に向かって引く．

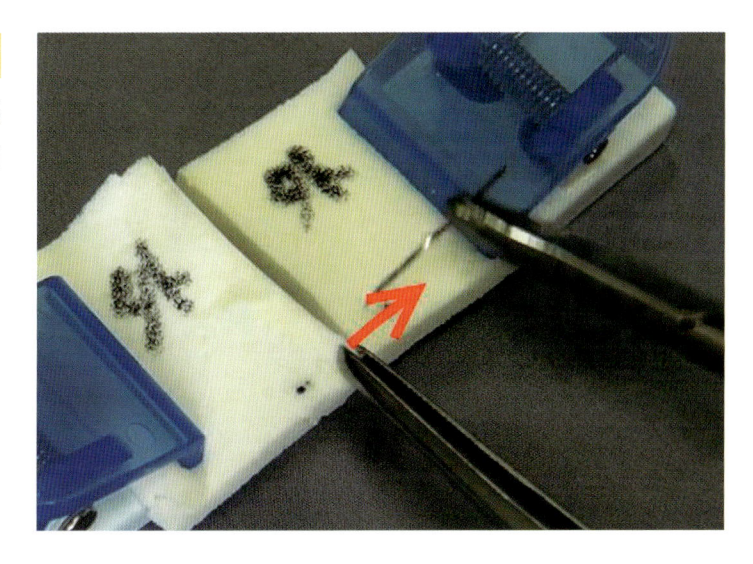

第 3 章　吻合法

Step ❻, ❼

粘膜の印から漿膜面に向かって針を左向きに穿刺し，鑷子で針を抜く．

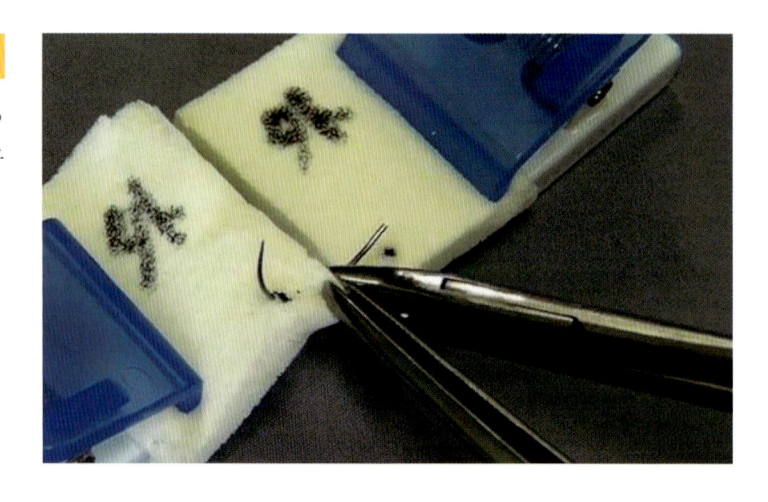

Lesson 3　前壁，後壁移行部の全層縫合の運針

DVD 3-1-3 解説
DVD 3-1-3 練習

　筒状の腸管を腸鉗子で直線状に挟んで吻合するために，前壁と後壁の移行部での運針法は変化する．この部位は最も縫合不全が起こりやすい．スポンジを二つ折りにしてクリップに挟み，断端を向かい合わせに置く．このとき断端が上から見えるように前壁と後壁をずらす．運針は後壁側の最終，前壁側の1針目と2針目を練習する．

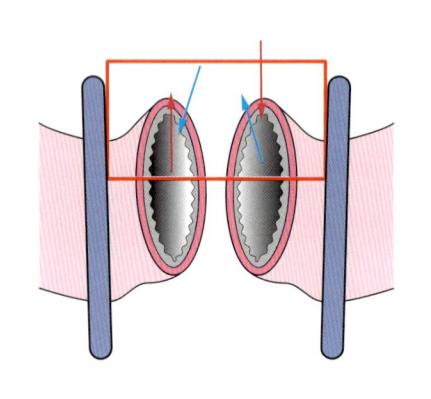

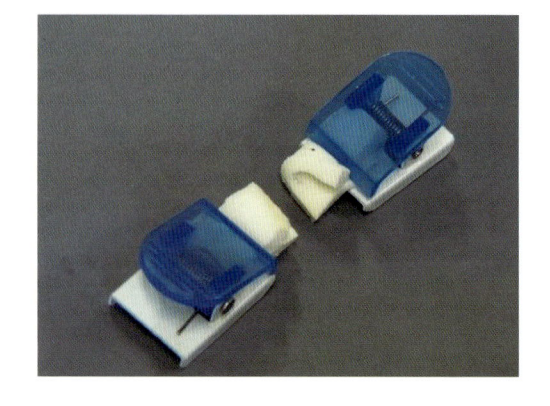

腸管の前後壁移行部（□）を再現

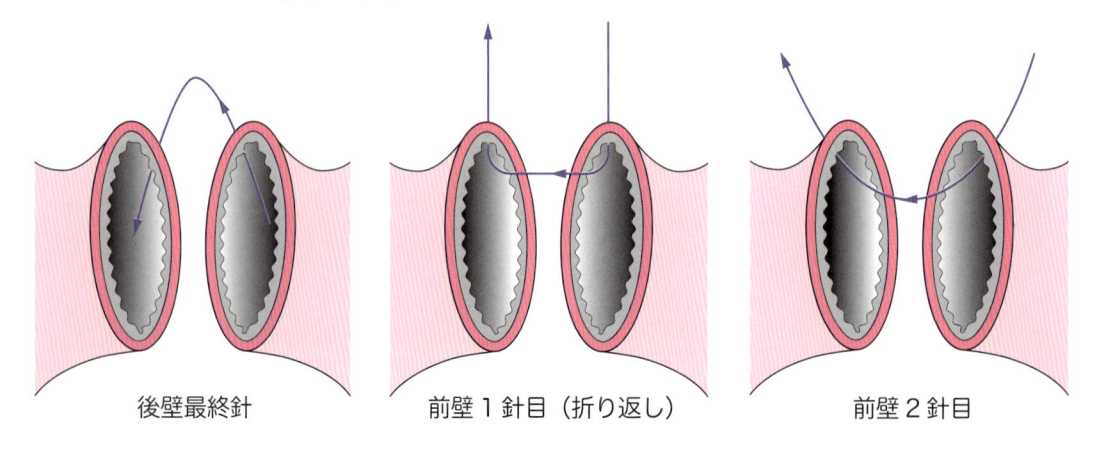

後壁最終針　　　前壁1針目（折り返し）　　　前壁2針目

| Level 1 内翻縫合の運針 | Level 2 Gambee 吻合 | Level 3 口径差のある吻合 |

Step:

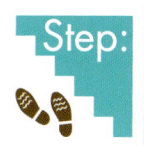

1. 後壁の最終針：逆針で 45 度に針を持ち内腔から外に運針．
2. 順針にて外から内腔側に 45 度の方向で運針．
3. 折り返り：順針で持針器を下向きにたてて外から内腔に運針．
4. 逆針で内腔から外へ．
5. 前壁側 2 針目：順針にて 45 度の方向で外から内腔へ運針．
6. 逆針で左向き 45 度で内腔から外へ運針．

Step ❶

後壁の最終針：逆針で 45 度に針を持ち，内腔から外に運針する．

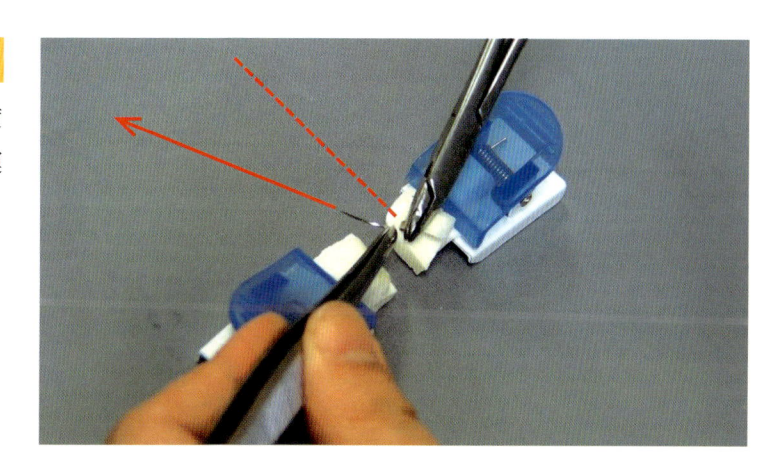

Step ❷

鑷子で腸管を左に展開し，順針にて外から内腔側に 45 度の方向で運針する．

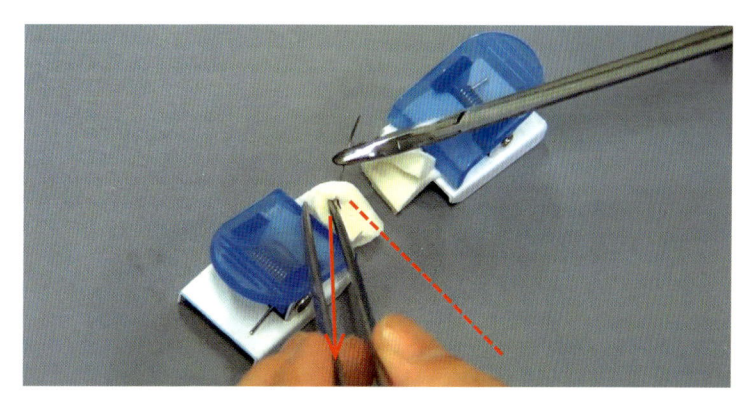

Step ❸

折り返し点（前壁側 1 針目）：順針で持針器を下向きに立てて，外から内腔に運針する．

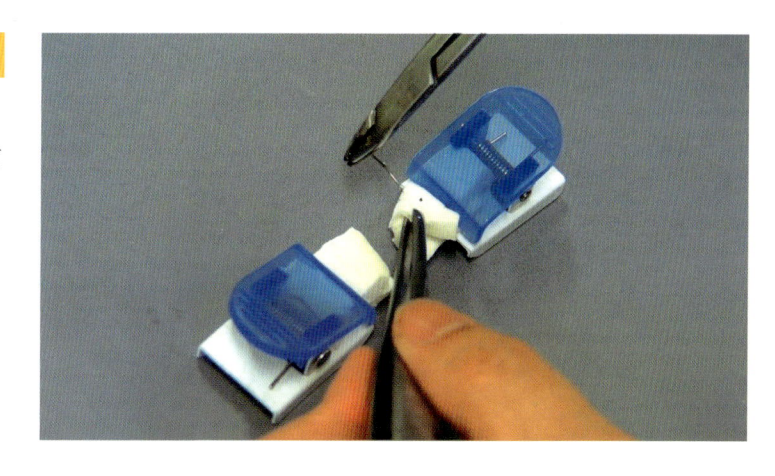

第 3 章　吻合法

Step ❹
逆針で内腔から外へ運針する．

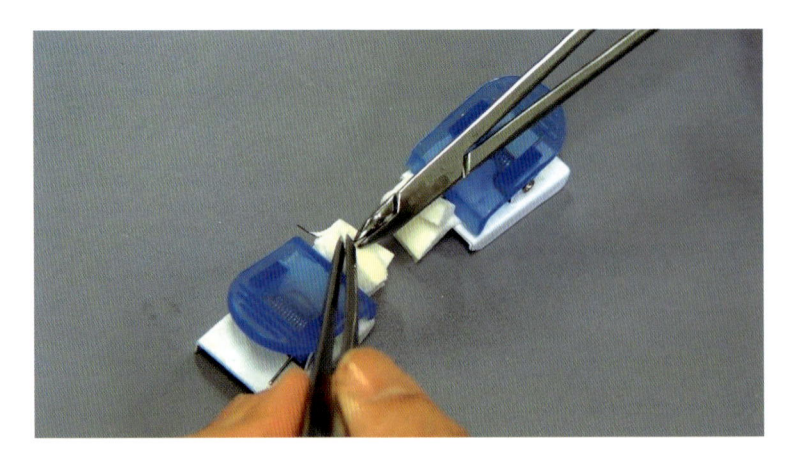

Step ❺
前壁側 2 針目：順針にて 45 度の方向で外から内腔へ運針する．

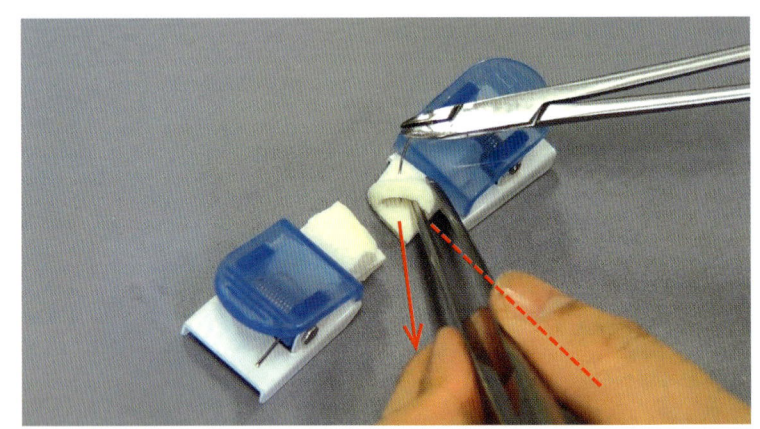

Step ❻
逆針で左向き 45 度で内腔から外へ運針する．

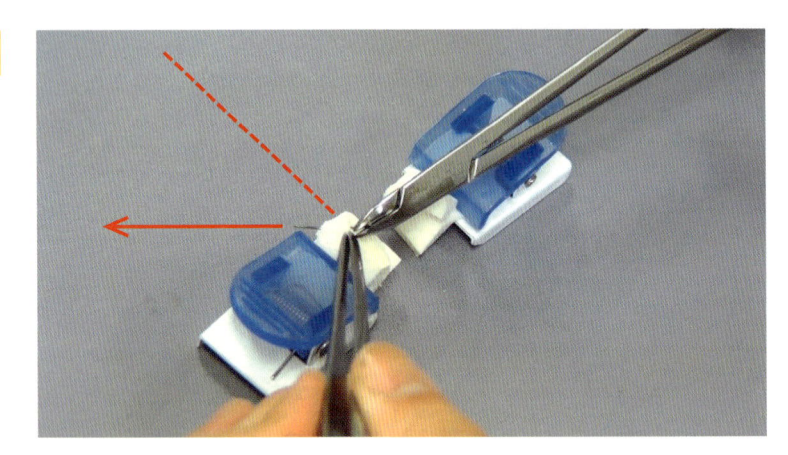

こんな時どうする？　側壁の縫い幅が広くなる

■目の錯覚で，折り返りでの曲線で縫い幅が広くなりやすい．意識的にカーブしている部分は斜め方向，放射線状に運針する．あらかじめ等間隔に印を付けたスポンジを折りたたんで，運針方向の変化を体得しておく．

Level 1	Level 2	Level 3
内翻縫合の運針	Gambee 吻合	口径差のある吻合

DVD 3-1-自己評価その1 解説
DVD 3-1-自己評価その1 練習

自己評価法 Level 1 その1 ▶ 前後壁縫合が内翻になっているか確認する

針つきの糸で前壁全層，後壁全層縫合を行う．

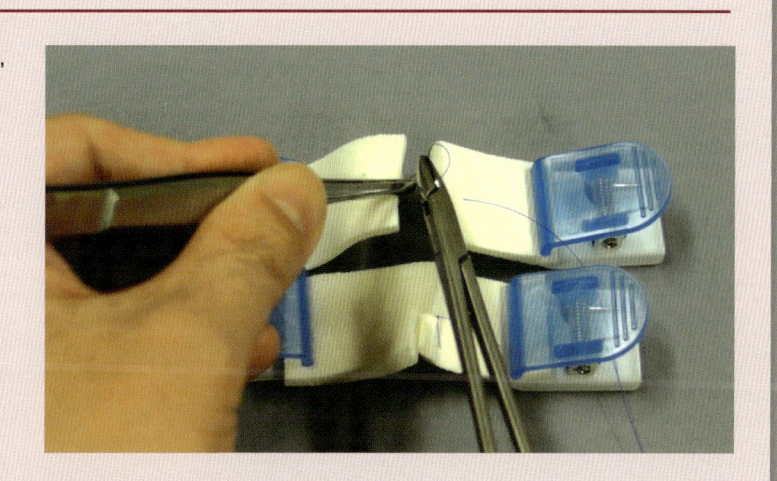

評価法
・押さえているマグネットクリップを片側だけ外す．
・漿膜側にスポンジが自然に折りたたまれることを確認する．

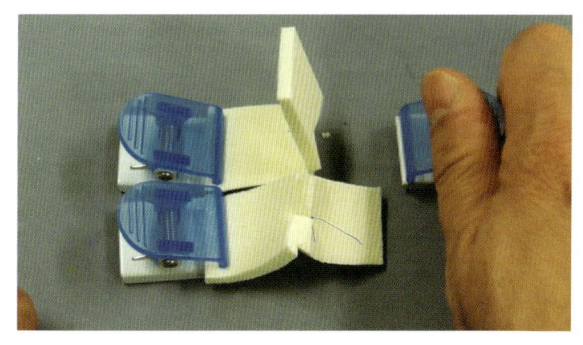

上が前壁全層，下が後壁全層縫合を行ったもの．

よくある間違い
■スポンジの縫合面で折れ曲がらない．内腔面と漿膜面の糸の出ている部位を間違えている．壁を貫く方向を確認する．

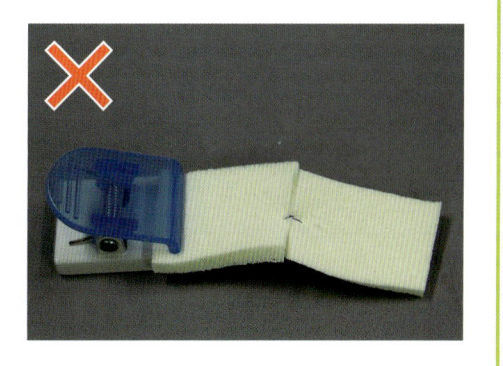

第3章　吻合法

| 自己評価法 Level 1 その2 | ▶ 前壁，後壁移行部を運針する |

折りたたんだスポンジを Lesson 3 と同様にマグネットクリップに固定し，糸付きの針で縫合で運針する．同様に反対側の折り返し点も行う．

評価法

糸は針の In point と Out point を示す指標になっている．折りたたんだスポンジを伸ばして運針の正確さを評価する．

- In point と Out point が 5mm 間隔で均等に配置 されていること．
- In point と Out point の腸管断端からの距離が，漿膜側は 5mm，粘膜側は 2mm であること．

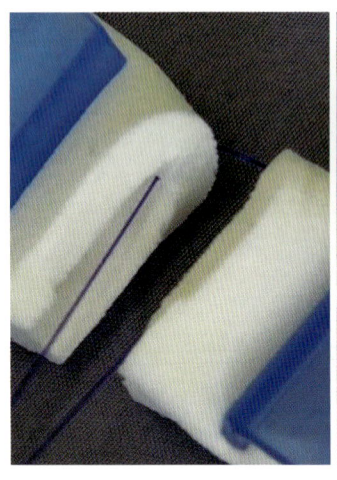

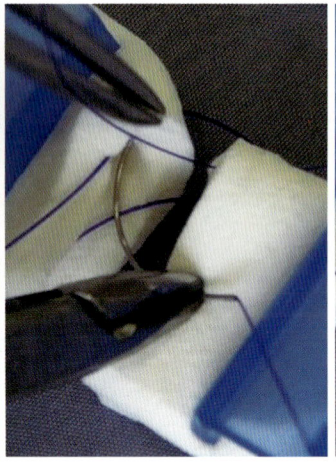

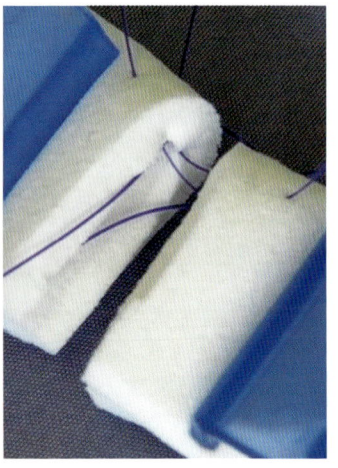

後壁の最終針（内→外→外→内）　前壁1針目（外→内→内→外）　前壁2針目（外→内→内→外）

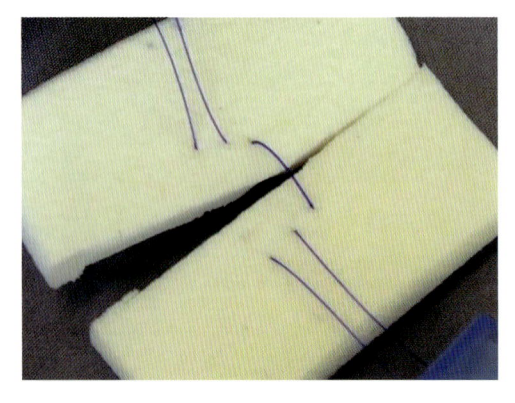

スポンジを伸ばして外側をみたところ．均等に糸がかかっていることをチェックする．

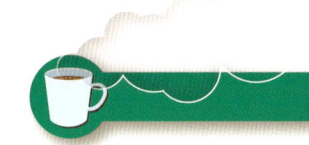

Level 1	Level 2	Level 3
内翻縫合の運針	Gambee 吻合	口径差のある吻合

コラム＊COLUMN

吻合における縫合の意味

　腸管は糸の張力によりつながるわけではない．縫合糸は骨折におけるギプスのように離断された組織が癒合するまでの間，動かないように固定する役目と内容が漏れないように気密性を保つ役目をしている．縫合糸によって一時的に連続した腸管は生体修復機転により，組織が癒合して吻合が完了する．組織修復が起こるためには線維芽細胞が活動して肉芽組織が増殖する「生体反応」が必要であり，そのための酸素と栄養の供給，つまり血流を妨げない吻合が要求される．

　血流障害を起こさないようにするポイントは次のとおりである．

- 必要以上に細かく縫わない
    水が漏れない程度に粗く縫う．
- 腸管切離線を最終の直静脈のから縫いしろ分だけ離れた部分に設定する
    吻合終了時に左右の最終枝同士が接するようにする．
- 腸管周囲の脂肪組織のトリミングを極力行わない
    腸管周囲の脂肪識内には大事な血管が分布している．

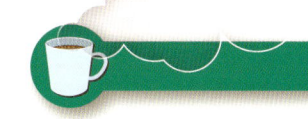

コラム＊COLUMN

最終直静脈と切離線の関係

　Marginal Vessel から直動静脈がまっすぐに腸管に分布しているとは限らない．図のような場合には同じ断端からの距離をおいても吻合予定部の血流は悪くなる．血管処理は最終直静脈（A）に沿って切離する．

　最終直静脈（A）より縫いしろ分だけ離れた腸管が腸管切離部となる．血管が斜めに分布しているときには，腸管を目安に辺縁血管を処理すると吻合部が最終血管枝より予想以上に遠くなり血流障害が起こる．

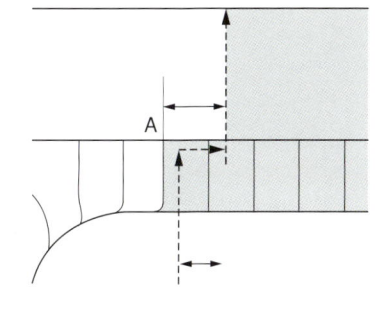

腸管に垂直に分布している時． 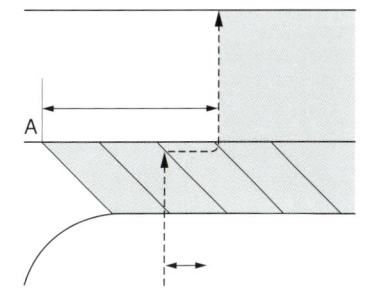　　斜めに分布していると血流が悪くなる．

第3章 吻合法

□吻合法　　　　　　　　　　　　　　　　　　　　　　　　Level 2

Gambee 吻合

　疑似腸管を用いて Gambee 吻合の運針を学ぶ．吻合には，線維芽細胞が多くて血流やリンパ液が豊富な粘膜下層が組織癒合に重要である．Gambee 吻合は粘膜下組織が確実に広い面積で接合するので修復機転にとって理想的な吻合法であるが，一層縫合なので確実な運針と適切な結紮が求められる．

ポイント
- 鑷子で把持する部位，タイミングと牽引方向
- 粘膜下層同士が密着し粘膜が外に出ないような運針

必要物品
- 消化管吻合用疑似腸管：作成法は付録（➡p.178）を参照
- マグネットクリップ
- 針付き糸：4-0

Lesson 4　後壁の運針

DVD 3-2-4 解説
DVD 3-2-4 練習

　Vertical　Mattress 縫合となる．全層縫合の部分の運針は Level　1 と同じである．粘膜面が上を向くように並べて開始する．順針で全層縫合，逆針で粘膜縫合を行う．

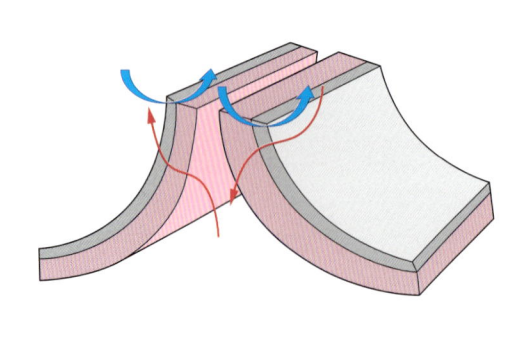

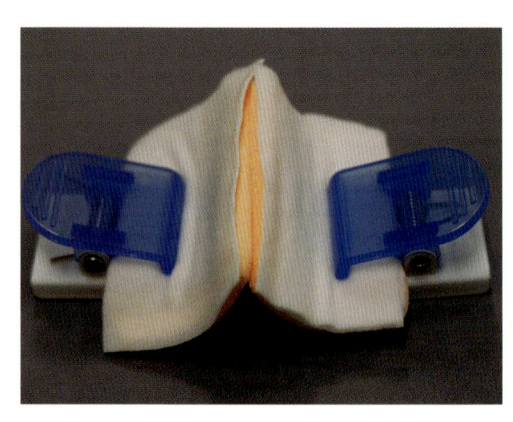

| Level 1 内翻縫合の運針 | **Level 2 Gambee 吻合** | Level 3 口径差のある吻合 |

Step:

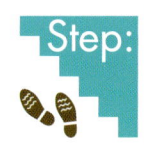

1. 左手鑷子で右腸管の漿膜面を引き上げ，粘膜断端より 2mm のところに針の先端をあて，腸管を斜めに貫くように穿刺する．
2. 断端から 5mm 離れた漿膜面に針を出して，鑷子で抜く．
3. 左壁の漿膜をつかんで上に持ち上げ，断端より 5mm 離れた漿膜面より針を入れ，先端が上に向く方向に穿刺する．
4. 粘膜の断端から 2mm の部位に先端を出す．
5. 逆針に持ち替え，鑷子で粘膜断端を把持し粘膜下に針先を出す．
6. 右側の腸管の粘膜下から内腔に針先を出す．
7. 器械縫合にて縫合する．

Step ❶

左手鑷子で右腸管の漿膜面を引き上げ，粘膜断端より 2mm のところに針の先端をあて，腸管を斜めに貫くように穿刺する．

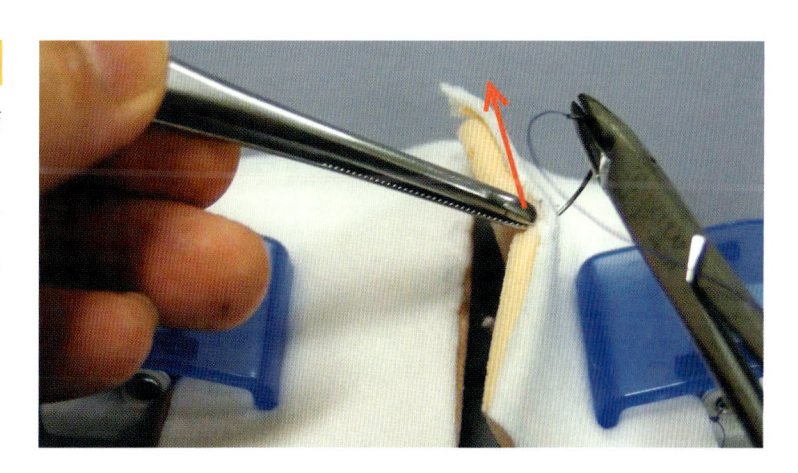

Step ❷

断端から 5mm 離れた漿膜面に針を出して，鑷子で抜く．

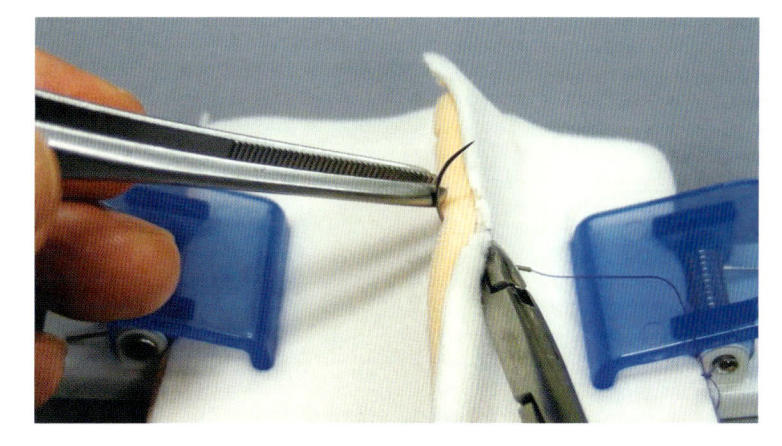

第3章　吻合法

Step ❸

左壁の漿膜をつかんで上に持ち上げ，断端より5mm離れた漿膜面より針を入れ，先端が上に向く方向に穿刺する．

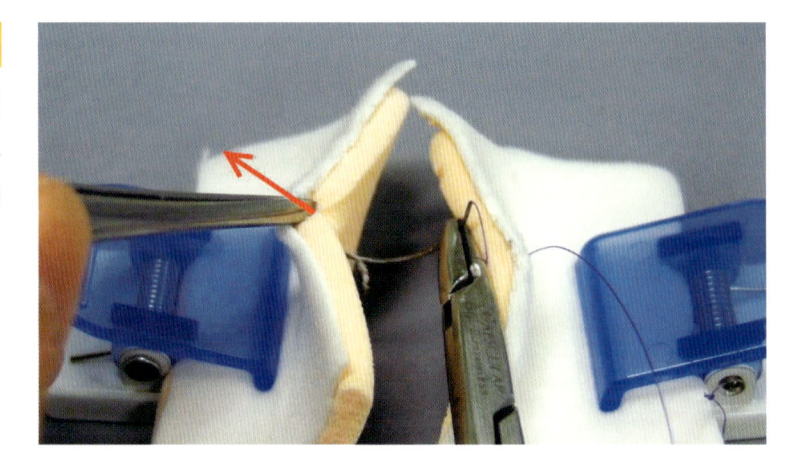

Step ❹

粘膜の断端から2mmの部位に先端を出す．

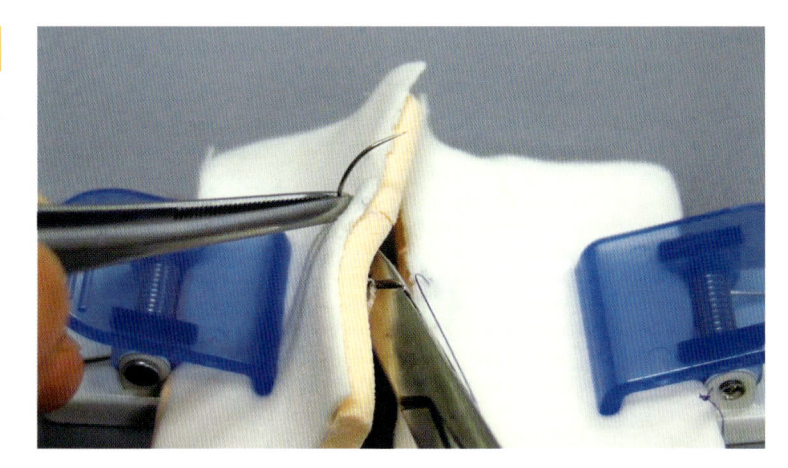

Step ❺

逆針に持ち替え，鑷子で粘膜断端を把持し粘膜下に針先を出す．

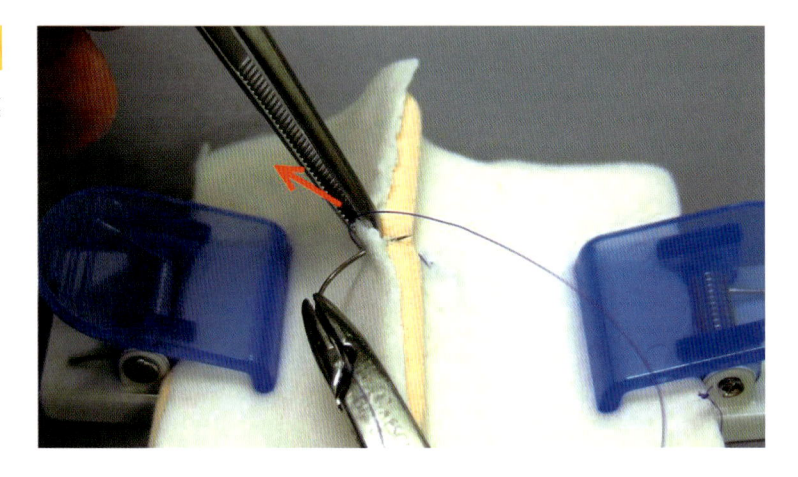

| Level 1 内翻縫合の運針 | **Level 2 Gambee 吻合** | Level 3 口径差のある吻合 |

Step ❻

右側の腸管の粘膜下から内腔に針先を出す．

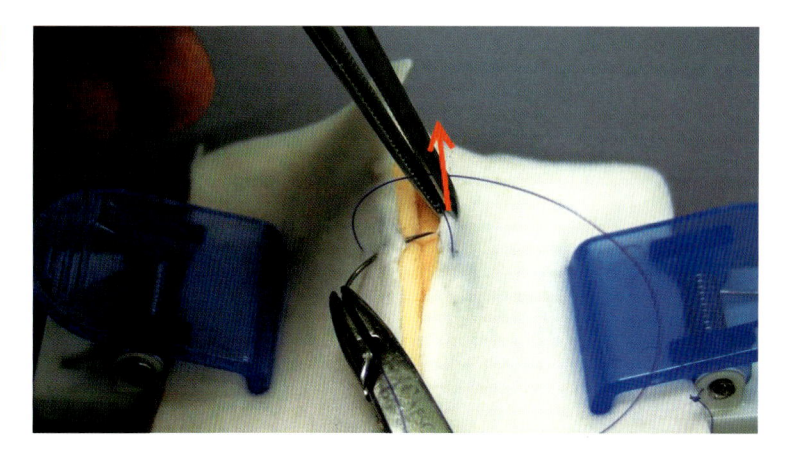

Step ❼

器械縫合にて縫合する．

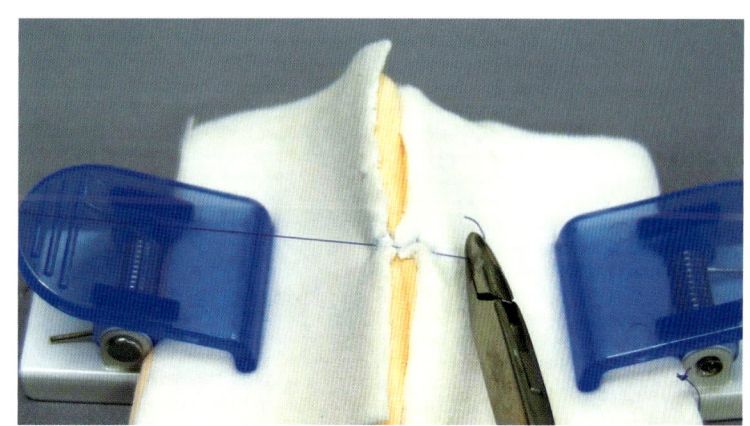

こんな時どうする？　**粘膜が飛び出す**　　DVD 3-2-4 解説

■粘膜は筋層に強固についているわけではない．腸管は切離すると筋層が縮み，相対的に粘膜が飛び出るが，これが外翻の原因となる．特に全層を通すときに粘膜を引っ張るとますますこの傾向が強くなり，糸を結紮したときに粘膜が漿膜面に飛び出てくる．粘膜下組織の可動性を使って，針が粘膜を貫通する瞬間に針先を粘膜と一緒に断端から離れる方向にスライドさせる．

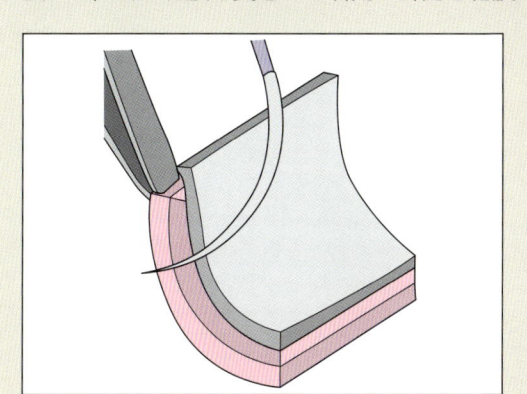

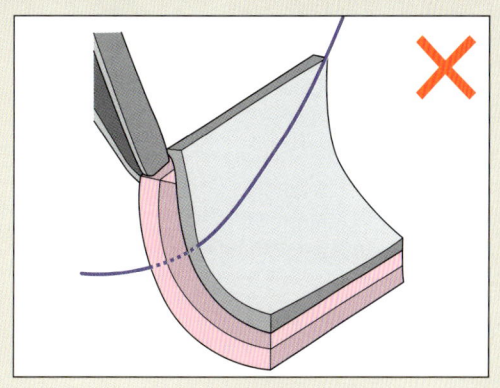

粘膜が飛び出たまま針を通すと，あまった粘膜が外翻する．

第3章　吻合法

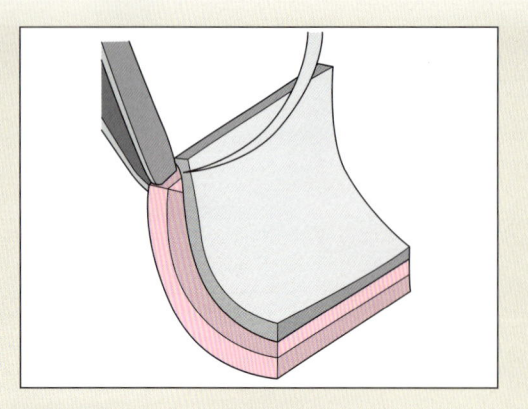

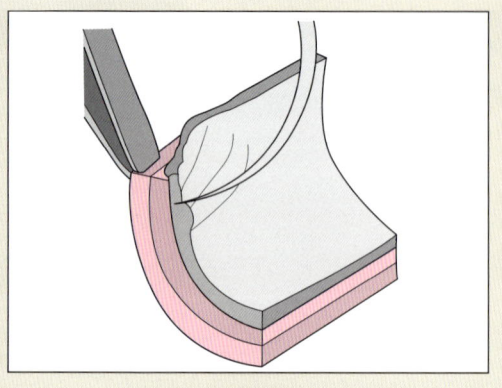

粘膜の断端近くに針先を粘膜にだけ浅く穿刺し（左），先端を粘膜断端ごと奥に向かってスライドさせ粘膜断端を押し込む（右）．

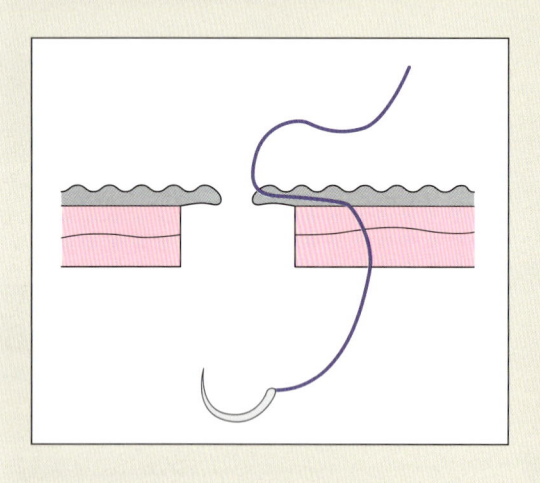

粘膜が押し込まれた状態で全層に針を通すと糸は粘膜を斜めに貫き，糸を結紮すると粘膜の断端が飛び出る前の位置に戻る．

こんな時どうする？　後壁縫合後に漿膜側の糸が締まっていない

DVD 3-1-自己評価その1 解説

■下の2針はしっかり漿膜面が寄っているが上の3針は漿膜面側の糸が締まっていない．これは糸と組織との摩擦があるために糸の締まり具合に不均一性が生じることにより起こる（第1章 p.29参照）．この不均一性を利用して，粘膜側では血流を阻害しないようにゆるめに，漿膜側では強く締める．一層縫合で2度組織を通過しているGambee吻合では組織と糸の間の摩擦が大きく，糸の引き具合で調節する必要がある．

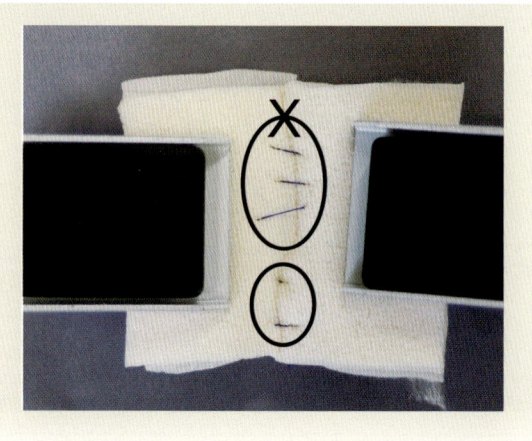

| Level 1
内翻縫合の運針 | **Level 2**
Gambee 吻合 | Level 3
口径差のある吻合 |

■器械縫合の後壁の結紮では，第1結紮でSTを相対的に多く引いて漿膜側の糸を締める．

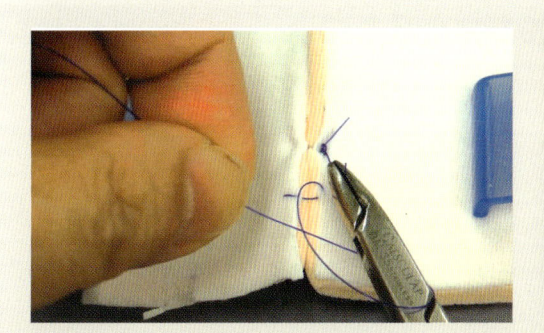

第一結紮

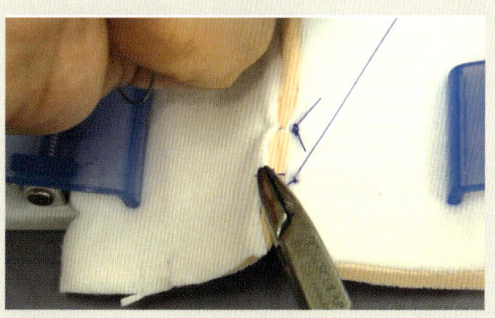

STを軽く左に

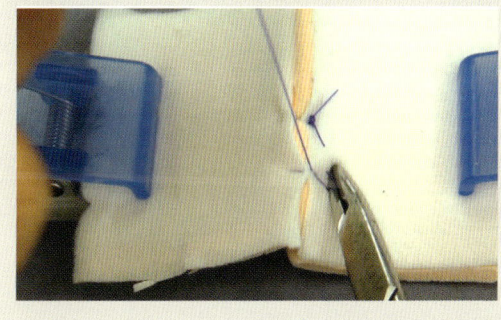

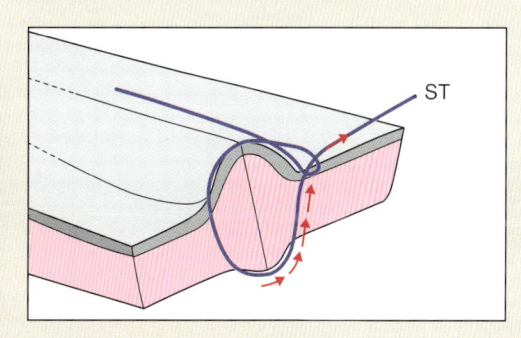

STを右に移動させ，LTを上に引きながらSTを引いて締める．

■手で結紮の時には，第1章「結紮法」Lesson 4（➡p.16）で糸を絡め，右手の糸を引いて左手で結び目を押し込むように締める．

■前壁縫合の結紮は結び目が漿膜面側にあるので，糸の両端を左右均等に締めれば自然に目的が達成される．

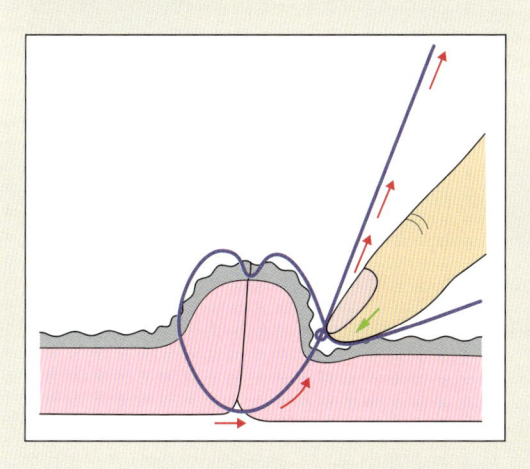

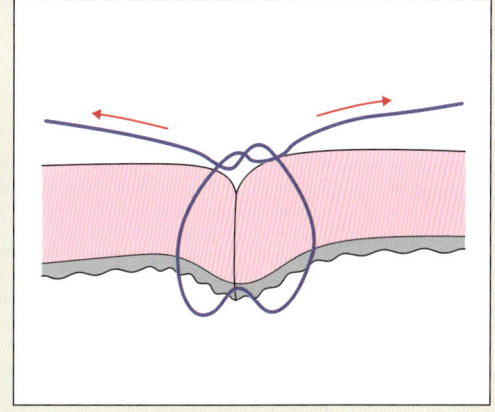

■つまり，

「前壁と後壁では糸のかけ方だけでなく糸の締め方も異なる」

第3章　吻合法

こんな時どうする？　うまく逆針に持ち替えられない　　DVD 2-1-3 解説

■鑷子で順針の針を抜いた後，以下の動作を行う．
1) 左手首を手のひらが見える方向に回転させる．
2) さらに第1指の第一関節を曲げて，鑷子をさらに回転させる．
3) 同時に鑷子の先端を結紮点に向ける．
4) 糸を抜く時の摩擦力を利用して，糸で針を引いて針を回転させる．

【第2章 Lesson 3（➡p.64）参照】

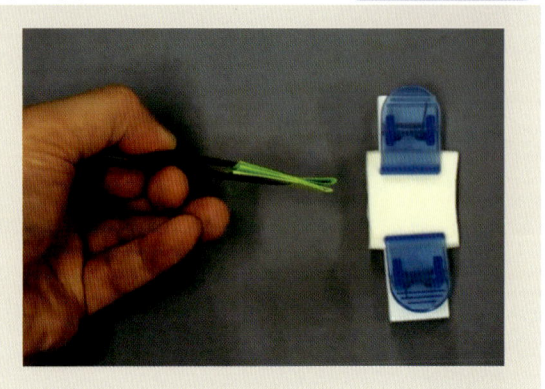

Lesson 5　前壁の運針

DVD 3-2-5 解説
DVD 3-2-5 練習

Lesson 4 で用いた模擬腸管を逆さまにして，マグネットクリップを付けて使用する．

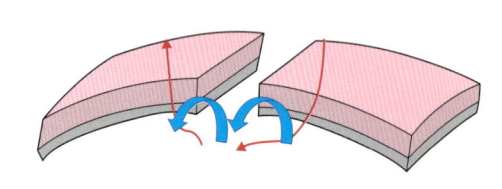

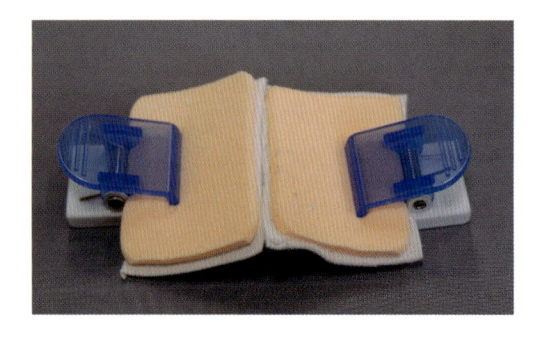

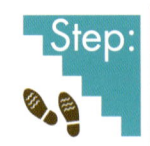

Step:

1. 粘膜面が下を向くように並べ，鑷子で右腸管の漿膜面を左に引き断端より 5mm 離れた位置に In point を想定して針を穿刺する．
2. 粘膜断端より 2mm の粘膜面に針の先端を出し，右壁の粘膜断端を鑷子でつまんで針先にかぶせて針先を粘膜下へ進める．
3. 左側の粘膜下から粘膜面へ針を通す．
4. 鑷子で漿膜を左に引きながら針先を全層に通し，漿膜面に出す．
5. 結紮を行う．

| Level 1 内翻縫合の運針 | **Level 2** Gambee 吻合 | Level 3 口径差のある吻合 |

Step ❶

粘膜面が下を向くように並べ，鑷子で右腸管の漿膜面を左に引き，断端より 5mm 離れた位置に In point を想定して針を穿刺する．

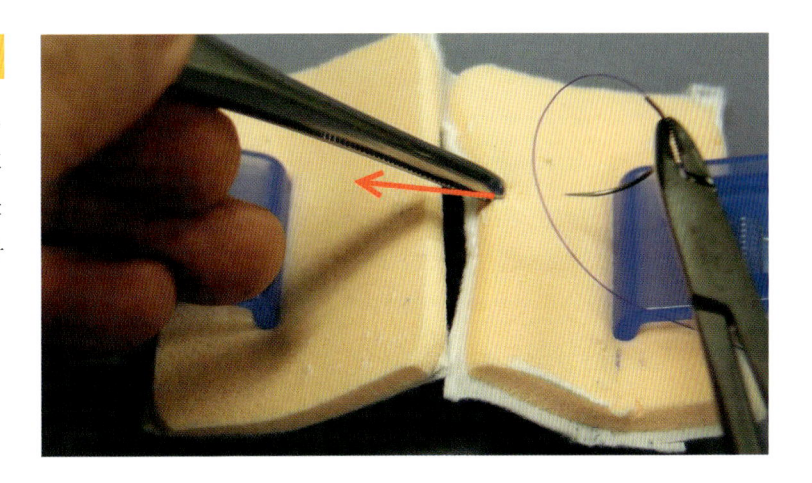

Step ❷

粘膜断端より 2mm の粘膜面に針の先端を出し，右壁の粘膜断端を鑷子でつまんで針先にかぶせて針先を粘膜下へ進める．

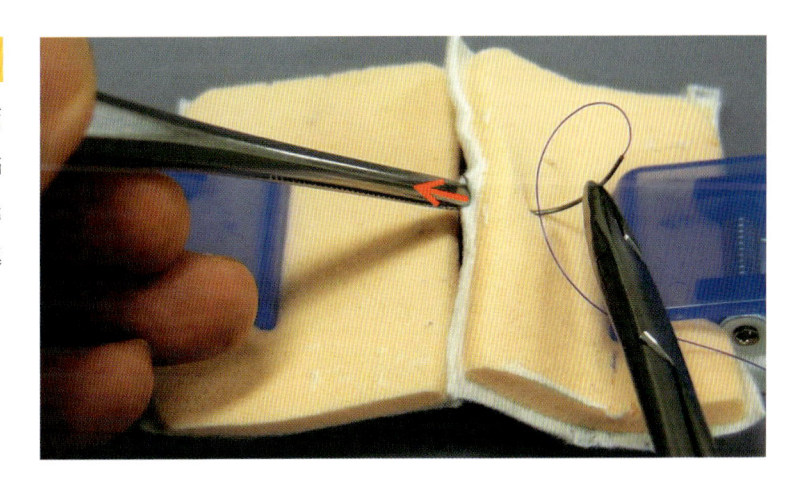

Step ❸

左側の粘膜下から粘膜面へ針を通す．

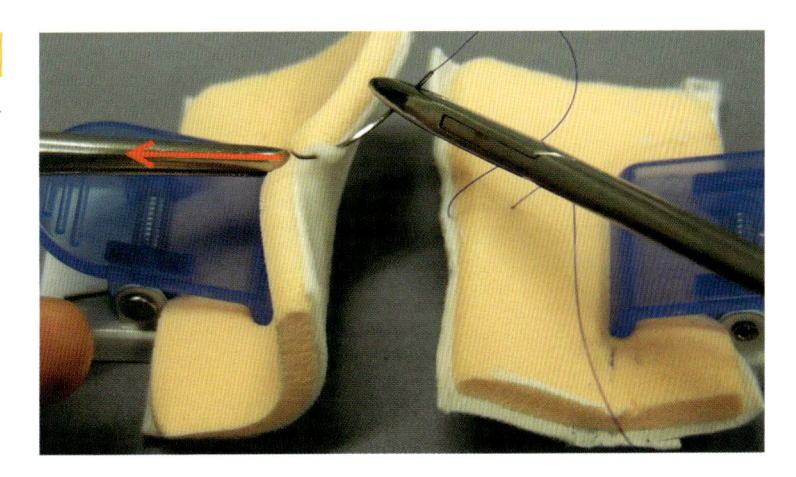

第3章　吻合法

Step ❹

鑷子で漿膜を左に引きながら針先を全層に通し、漿膜面に出す.

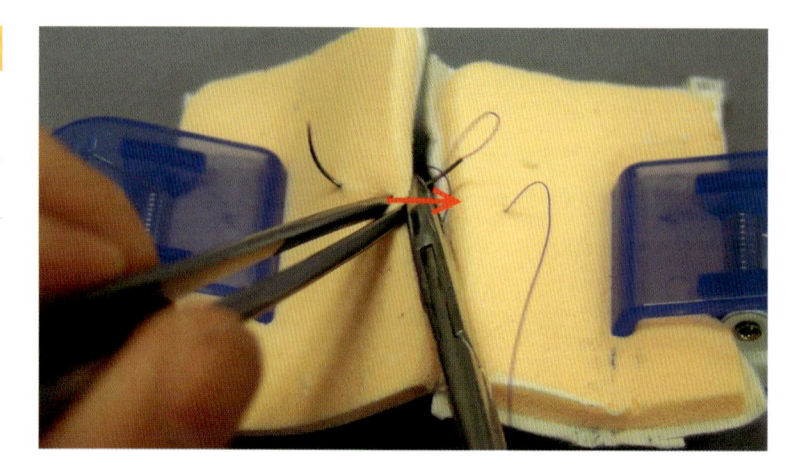

Step ❺

結紮を行う.

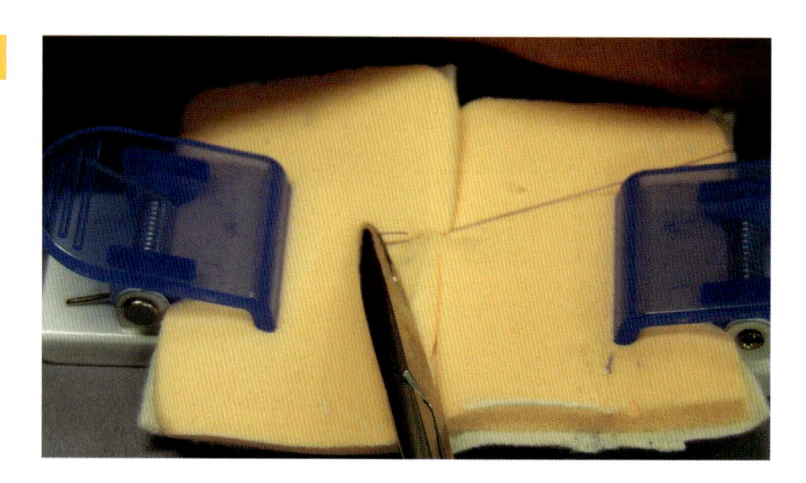

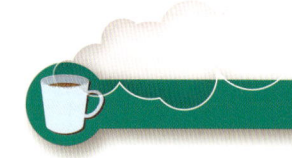

コラム * COLUMN

なぜ内翻か

　粘膜は表皮と同様に粘液を分泌しながら上皮細胞が垢のように常に脱落しているので，縫合面に粘膜が挟まるとその部分は組織は癒合せず縫合不全が起こる．したがって，消化管吻合は「内翻」というよりは粘膜を縫合線に入れない吻合，つまり「外翻」させないことが重要である．粘膜断端近くに糸を通す Gambee 法では，外翻は起こりにくい．

| Level 1 内翻縫合の運針 | **Level 2 Gambee 吻合** | Level 3 口径差のある吻合 |

自己評価法 Level 2 ▶ ブタの胃−胃吻合を行う

ティッシュラボでブタの胃で吻合を行う．食道付きブタ全胃の入手方法は付録（➡p.178）参照．ブタの胃壁は厚いので胃体上部付近の壁の薄い部分を用いる．

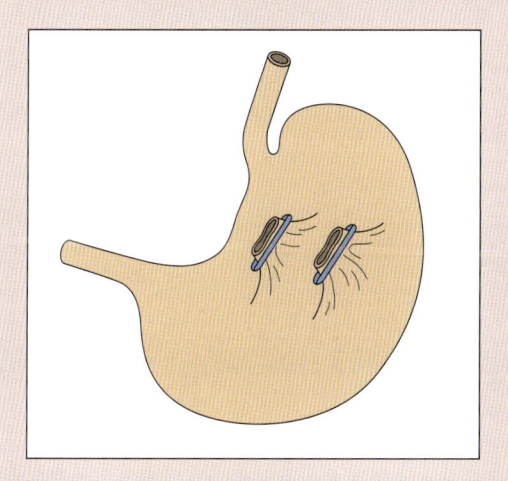

❶ 前壁縫合の練習
　胃前壁を切開し，縫合する．

❷ Gambee 吻合の練習
　5cm 離して平行に胃の前壁を切開し後壁，前壁縫合を行う．胃−胃吻合で，できあがりはバイパスのようになる．

実際の縫合実習
1）前壁の切開を閉じる練習を行う．
2）1）の後に胃−胃吻合を行う．

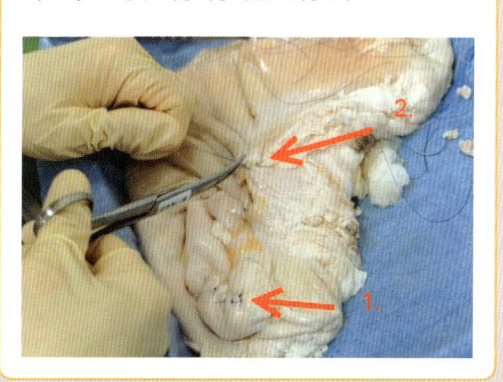

評価法
胃内に水を注入し，漏れないこと．

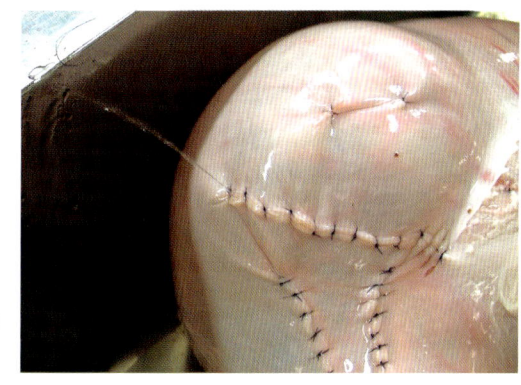

注入した水が
縫合部から漏れている．

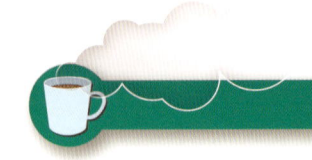

コラム＊COLUMN

血流障害が予想される時の運針

　粗く縫うことで血流の障害は少なくなるが，腸管内容が漏れては意味がない．血流を阻害せずに耐圧性を高めるために縫いしろを多くする．接合面が広くなり，さらに糸に囲まれた組織の容量が大きくなるので粗く縫っても耐圧能は高くなる．血流障害（うっ血）があると腸管は浮腫を起こして厚くなるが，浮腫がとれると腸管径も小さくなり，普通のPitchで縫ったのと変わらなくなる．粗く，縫いしろを多くとり，あまり強く糸を締めない吻合が理想的である．幸いGambee吻合では，縫いしろを多くとっても吻合部狭窄の心配がほとんどない．一層縫合のため，糸の張力のバランスがとれているからと思われる．

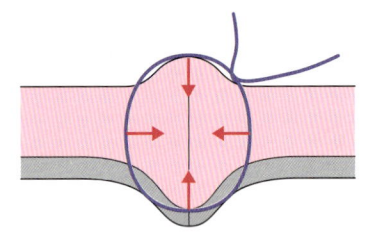

Gambee法
均等に力がかかり，内腔に吻合線が飛び出ることは少ない．

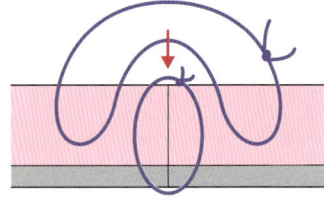

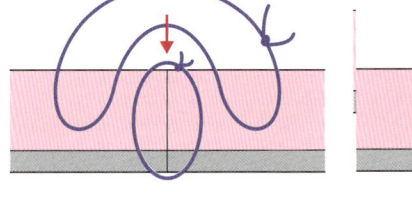

2層縫合
漿膜筋層縫合によって，全層縫合線が内腔に向かって押しこまれる．

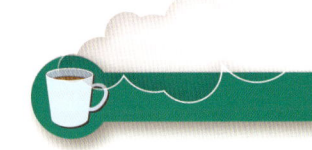

コラム＊COLUMN

消化管吻合に関する伝説

　教室の初代外科教授，石原恵三先生は全層縫合を長糸両端針による連続縫合でされていたが，その針は直針であった．連続縫合の所々でInterlockをされていたそうである．その理由は「ゆるまないようにではなく糸が締めすぎないため」と先輩から教わった．当時は理解できなかったが，「締めすぎると血流が悪くなり，縫合不全を起こしやすい」という教えだったようである．

　癌研の梶谷 環 先生は2層吻合の全層縫合と全層縫合の間に漿膜筋層縫合をされていたらしい．縫合数が半分になるので吻合時間も短かったと想像される．2層吻合を解説した教科書には同じ平面に両方の縫合糸がかかっている図が書かれているので，同じ場所になくてはならないという先入観があるが，この方法はシールド効果も血流もよいはずであり，縫合不全も少なかったに違いない．どちらの話も間接的に聞いた話であるが，偉大な外科医の伝説である．

吻合法 — Level 3

口径差のある吻合

DVD 3-3-6 解説

　口径差のある時の吻合方法を学ぶ．消化管吻合では，まったく同じ口径の腸管同士の吻合はほとんどない．口径差が軽度であれば縫い幅（Pitch）の調節のみで対応可能である．ここでは1.5倍以上の口径差がある場合を想定して吻合のポイントを学ぶ．

　口径差が大きいときには，端から順に結紮していくと縫合線の長さのしわ寄せが蓄積され，最後に合わなくなる．先に糸をかけ，離れた糸を結紮後，その間の糸を結紮する．

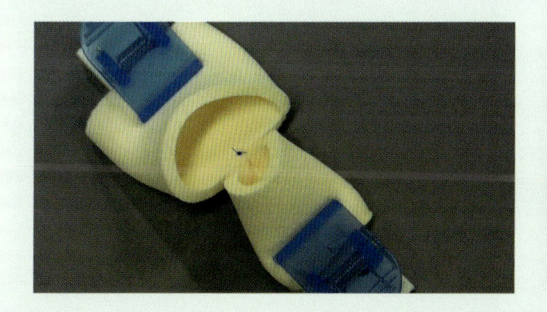

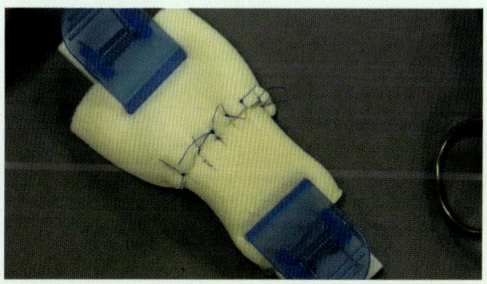

ポイント
- Pitch比を腸管の口径比と一致させる．
- 口径の大きい方の腸管側の縫いしろを大きくとる．
- 大口径の腸管側で内翻を大きくしギャップを埋める．
- 糸を通しておき結紮する順番が大切である．
- 口径の小さい方から運針を始める（口径の小さな腸管を右側におく）．

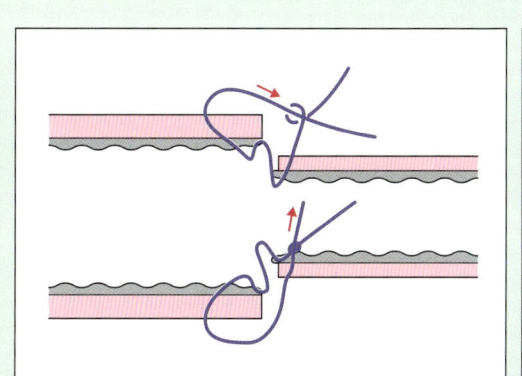

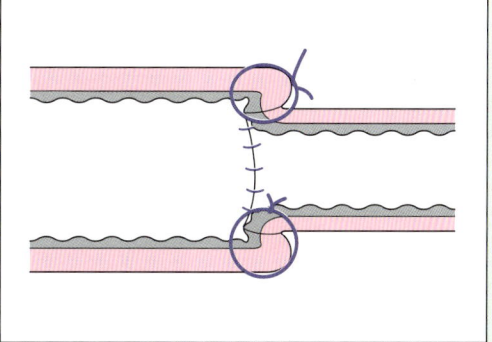

口径差のある水道管をつなぐように，小口径の腸管が大口径の腸管に埋まり込む感じとなる．

第3章　吻合法

■ Lesson 6　口径差のある後壁吻合

　漿膜面（後ろ側）の糸を締めるように結紮することで，太い側の腸管をより多く内翻させる．運針の方向と縫いしろ，縫い幅を調節しながら運針する．正中と両端の後壁を先に結紮するが，結紮の前に間の針を通しておく．

　#1，#2，#3と結紮すると口径差のしわ寄せが#3に集中するので#1，#3，#2と糸をかけ，この順に結紮する．

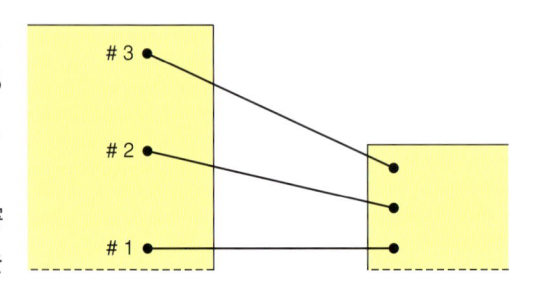

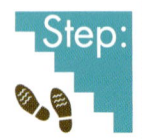

Step:
1. 後壁の中央にを結紮する（#1）．
2. 後壁最終針をかけておき，結紮せずに軽く牽引する（#3）．
3. #1，#3の間に#2をかけてから#3，#2の順に結紮する．
4. 同様に，手前側半分の後壁縫合を行う．
5. 後壁吻合が完成する．

Step ❶
後壁の中央にを結紮する（#1）．このとき口径の大きい方の腸管の縫いしろを大きくとる（以下同様）．

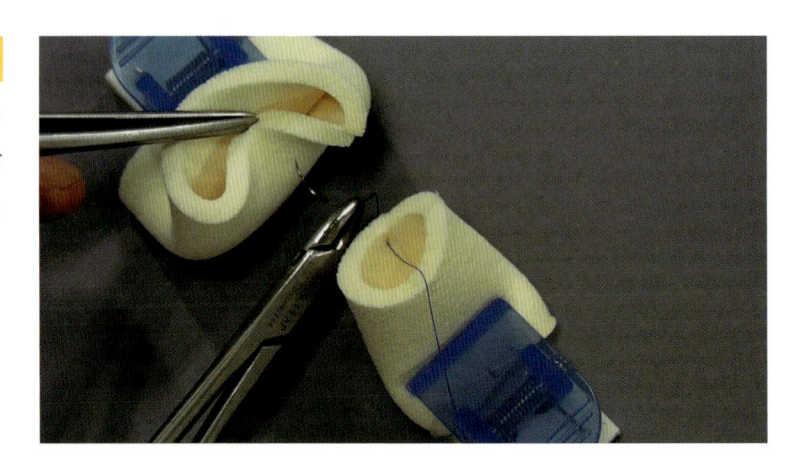

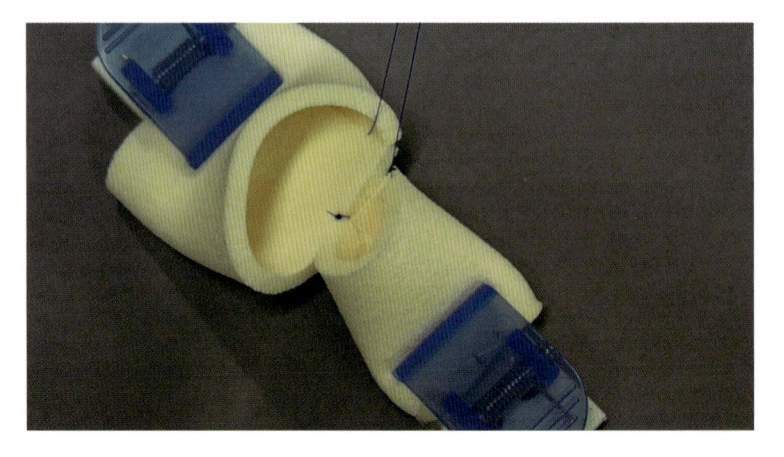

Step ❷
後壁最終針をかけておき，結紮せずに軽く牽引する（#3）．

| Level 1 内翻縫合の運針 | Level 2 Gambee 吻合 | **Level 3 口径差のある吻合** |

Step ❸

＃1, ＃3の間に＃2をかけてから＃3, ＃2の順に結紮する．

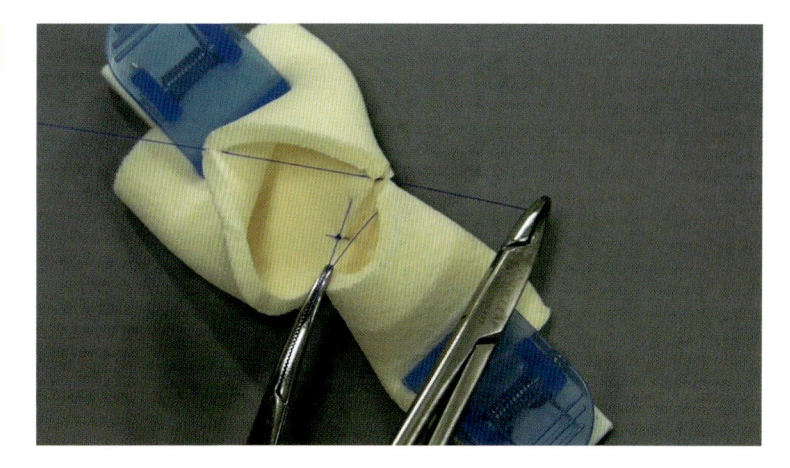

Step ❹

同様に，手前側半分の後壁縫合を行う．

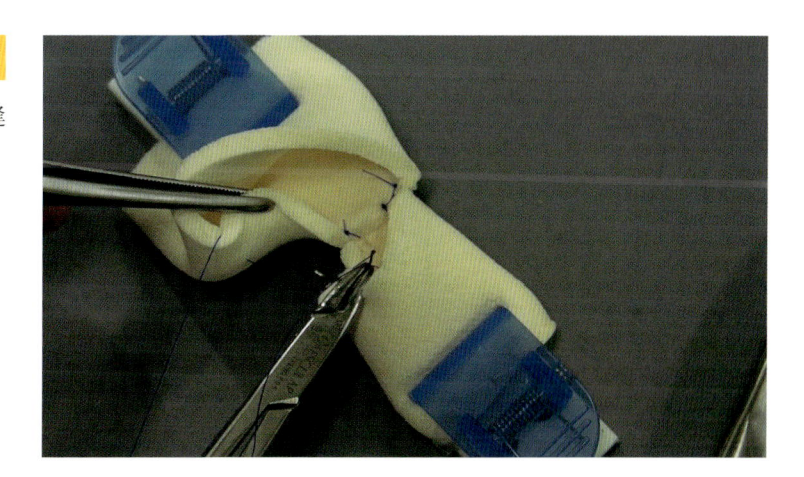

Step ❺

後壁吻合の完成．

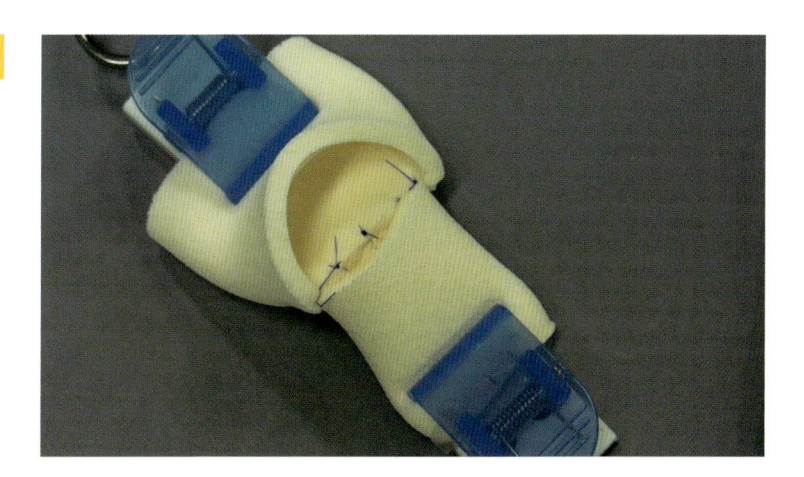

第3章　吻合法

Lesson 7　口径差のある時の前壁吻合

DVD 3-3-7 解説

両側の前後壁移行部の前壁縫合後に，残りの前壁の正中に糸をかけて間を均等に運針後，結紮する．

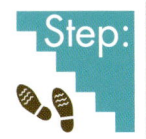

Step:
1. 両側の前後壁移行部を運針し，2針目を先に結紮する．手前側も同様に行う．
2. 正中に糸をかけて牽引する．
3. 正中と両側の間に針をかけ，まとめて結紮する．
4. 前壁吻合の完成．

Step ❶
両側の前後壁移行部を運針し，2針目を先に結紮する．手前側も同様に行う．

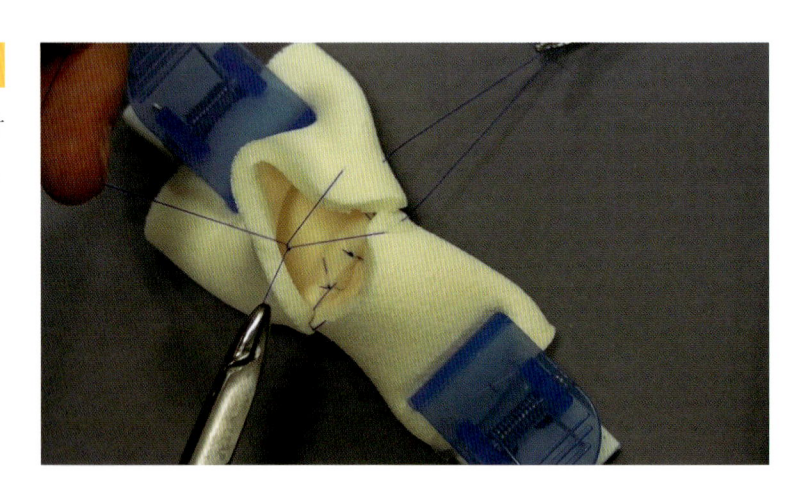

Step ❷
正中に糸をかけて牽引する．

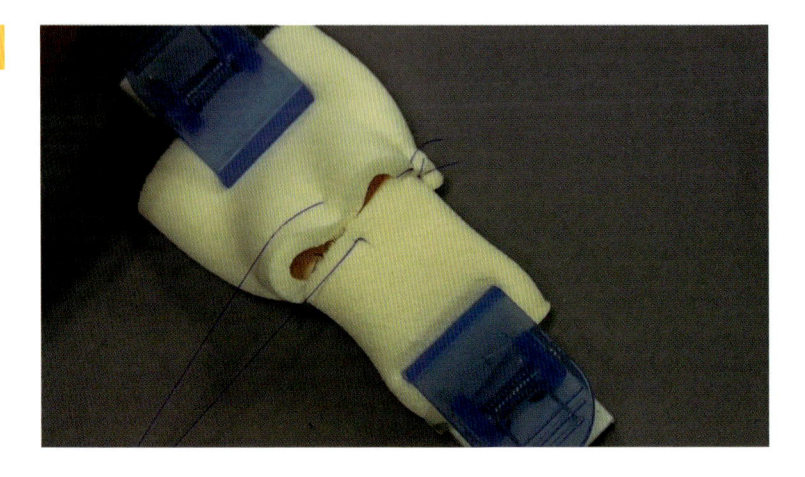

| Level 1 | Level 2 | **Level 3** |
| 内翻縫合の運針 | Gambee 吻合 | **口径差のある吻合** |

Step ❸

正中と両側の間に針をかけ，まとめて結紮する．

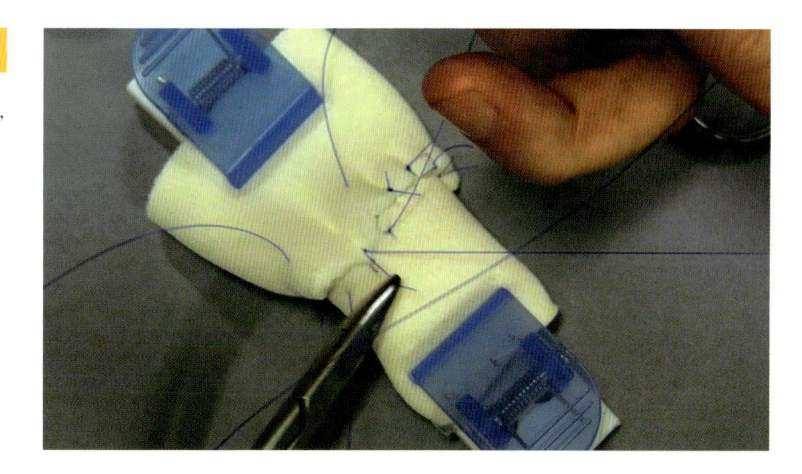

Step ❹

前壁吻合の完成．

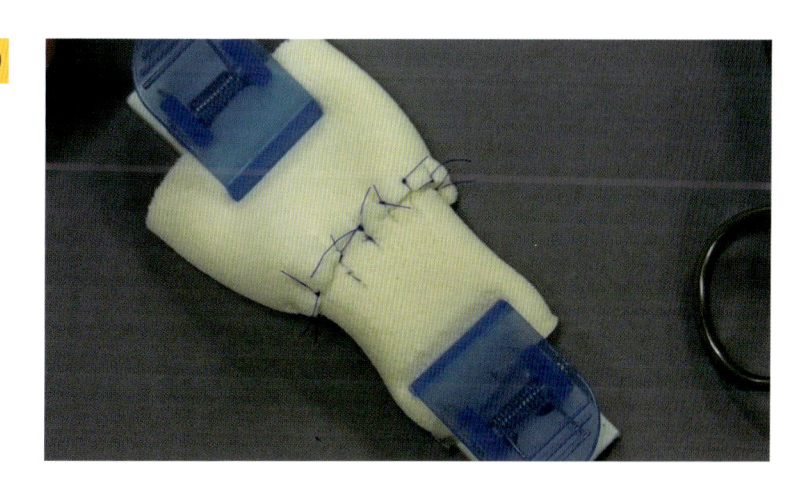

第3章　吻合法

| 自己評価法 Level 3 | ブタの食道-胃吻合を行う |

食道付きブタの胃を用いて吻合を行う．ブタの胃壁は厚いので，胃体部付近の薄い部分を用いて食道-胃吻合，または小腸-胃吻合を行う．

評価法

Level 2 と同様に，吻合後に色をつけた水を注入し，漏れないこと．

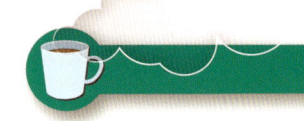

コラム * COLUMN

前壁吻合を楽に

　後壁吻合は腸管の開口部を上に向けるようにおいて運針する．後壁吻合が終了した時には，前壁の穴の中に後壁の縫線が飛び出した状態となる．前壁に糸をかける時にこの後壁の縫合線が邪魔になる．そこで，後壁の吻合が終わった時点で前壁を2本の鑷子でつまんで，一瞬腸鉗子をゆるめ前壁を正中に引くと後壁が下に落ち，運針がしやすくなる．また，一時的ではあるが腸鉗子による血流障害が解除される．腸鉗子は腸管内容が出ないようなるべく弱い圧力でかける．

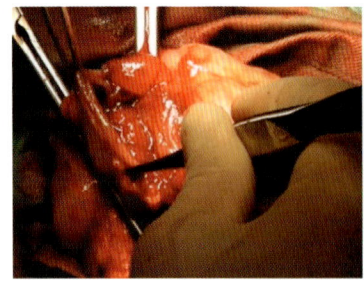

後壁の吻合が終了したところ．

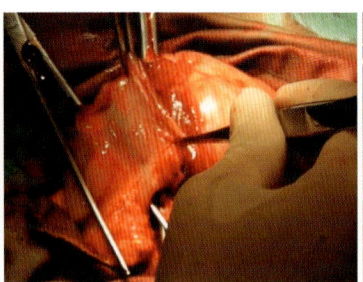

鉗子で前壁を引き，腸鉗子を付け替える．

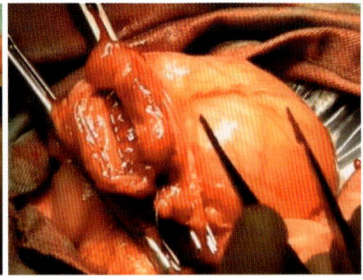

前壁の運針がしやすくなる．

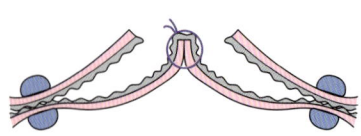

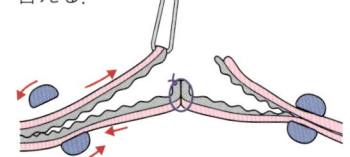

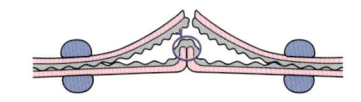

剥離・切開法

第4章 / Chapter 4 — Dissection and Resection

皮膚切開以外の切離操作は剥離剪刀や電気メスが用いられる．安全な組織の切離には対象物が周囲組織と連続性がなくなった状態，つまり「遊離」していることが必要条件である．この遊離のための操作が「剥離」である．「剥離操作」は切離のための安全な空間を作る操作と言い換えることができる．

● 問題 ●

■ バイポーラ（Bipolar）ハサミで組織を通電しながら切ったところ止血されなかった．原因は？

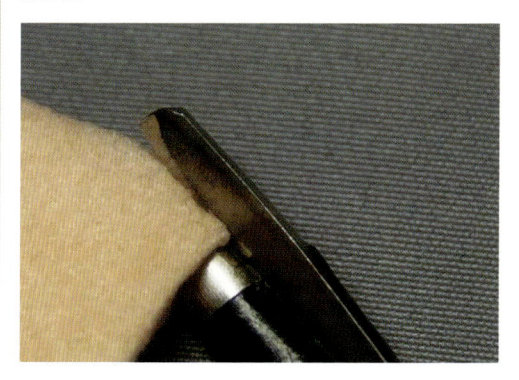

【正解はコラム（→p.160）参照】

第4章 剥離・切離法

剥離・切離法　　　　　　　　　　　　　　　　　　　Level 1
ハサミで切離する

　剪刀（以下，ハサミ）は，組織を切るだけでなく刃がついていない側の先端を使って組織を圧排したり組織間を剥離してスペースを作ったりするのにも使われる．この章ではハサミの安全な操作法を訓練する．

ポイント
- 目的に応じたハサミの最適な部位を用いる．
- 切離時の安全を確保する．
- 切離する組織に適切な張力がかかっていること．

必要物品
- 剥離結紮練習器：付録（➡p.178）参照
- 剪刀：メッツェンバウム，メイヨー剪刀など繊細な剥離操作が可能なもの
- 輪ゴム
- 絹糸
- マグネットクリップ
- 湿布

Lesson 1　ハサミの刃で剥離し切離する

DVD 4-1-1 解説
DVD 4-1-1 練習

　剥離結紮練習器に輪ゴムと絹糸を巻きマグネットクリップに固定する．ハサミの下刃を用いて輪ゴムをよけて絹糸だけを切る．目的の組織のみ下刃の上に乗せ，安全を確保しながら切離する．

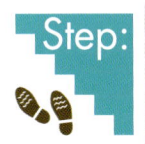

Step:
1. 目的とする絹糸の下にハサミの下刃を差し込む．
2. 先のカーブを使って輪ゴムの間から絹糸のみを持ち上げ，ハサミの下刃に乗せる．
3. 刃を傾けて手前に引き，糸に緊張を与えてから切離する．

| **Level 1** ハサミで切離する | Level 2 血管処理 ❶ | Level 3 血管処理 ❷ |

Step ❶

目的とする絹糸の下にハサミの下刃を差し込む．

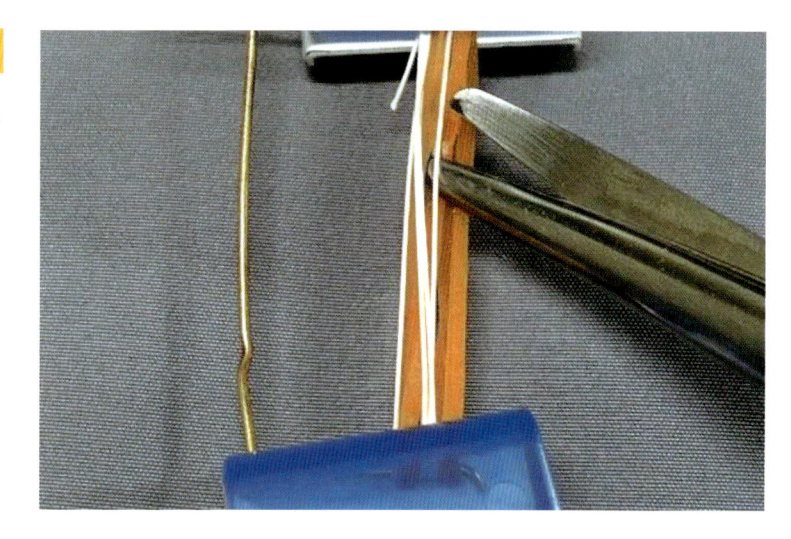

Step ❷

先のカーブを使って絹糸のみを持ち上げ，ハサミの下刃に糸だけを乗せる．

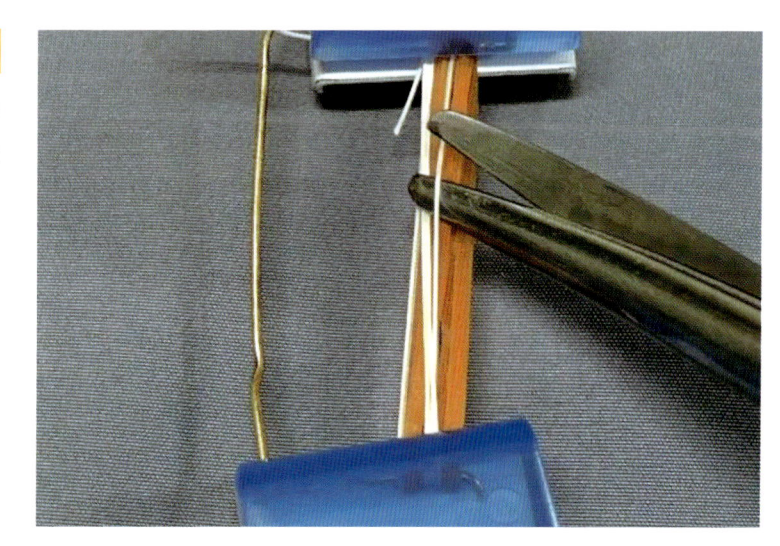

Step ❸

手前に引き，糸に緊張を与えてから切る．

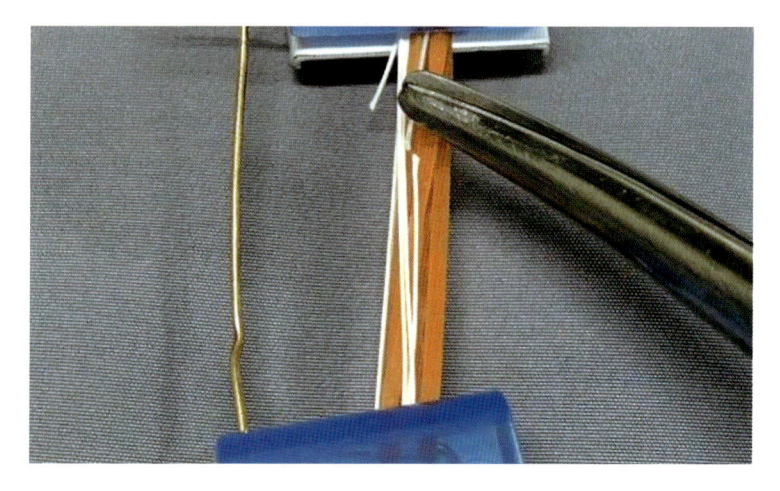

第4章　剥離・切離法

こんな時どうする？　糸をうまく拾えない

■先端は上に凸にカーブした部分を使って対象物を押し上げると同時にハサミを傾ける（挿入角を浅くする）と余分な組織を拾わずに対象物を持ち上げることができる．

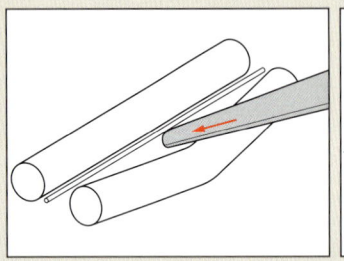

手前の輪ゴムを圧排しながら，目的の糸の下に下刃を入れる．

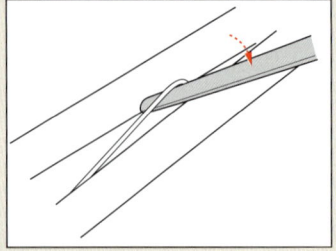

ハサミを傾ける．

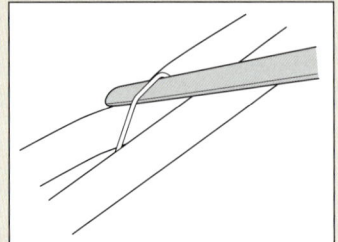

糸が下刃の背に乗った状態．

コラム＊COLUMN

ハサミの先端の構造

　メッツェンバウムやメイヨー剪刀の先端はかまぼこ型になっている．一方は刃が形成されているので先を開いて使う時には刃がない方に向かって移動させる．組織を切る場合には刃を起こして刃の裏側に安全地帯を形成し，刃の裏側に隠れた組織を傷つけないようにして切る（ハサミの先側から見た図）．

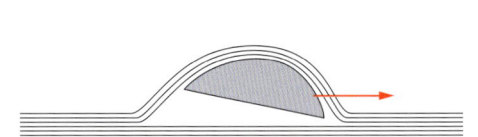

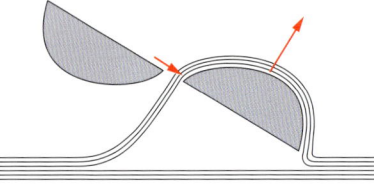

Lesson 2　両刃を用いて剥離切開を行う

DVD 4-1-2 解説
DVD 4-1-2 練習

　Lesson 1と同様に剥離練習器に輪ゴムと絹糸を巻き固定する．メイヨー剪刀を閉じた状態で糸だけを拾い出し先端を開いて糸の後ろの剥離操作を行ってから糸だけを切る．

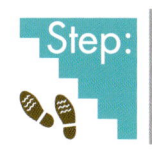

| Level 1 ハサミで切離する | Level 2 血管処理 ❶ | Level 3 血管処理 ❷ |

Step:
1. 目的とする絹糸を Lesson 1 と同様に拾い上げる.
2. ハサミを広げて糸の下を剥離する.
3. 糸を切る.

Step ❶

目的とする絹糸の下に，先を閉じて差し込む.

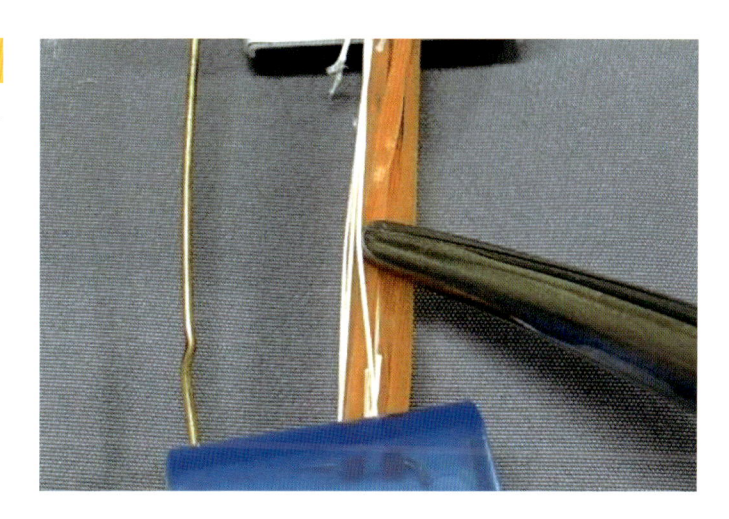

Step ❷

ハサミを広げて糸の下を剥離する.

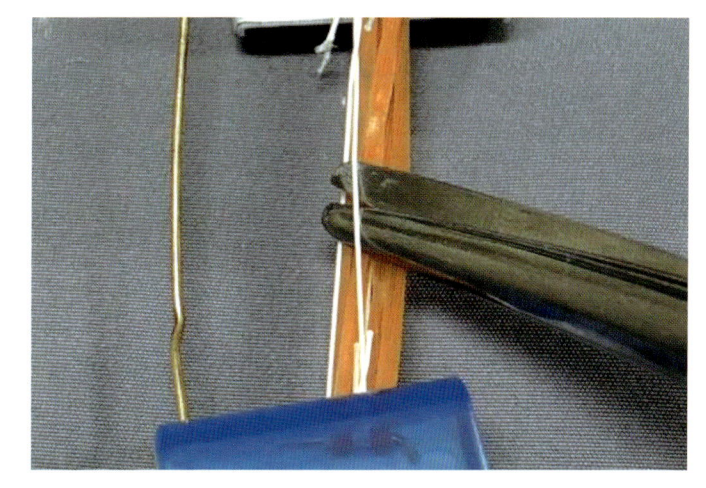

Step ❸

糸を切る.

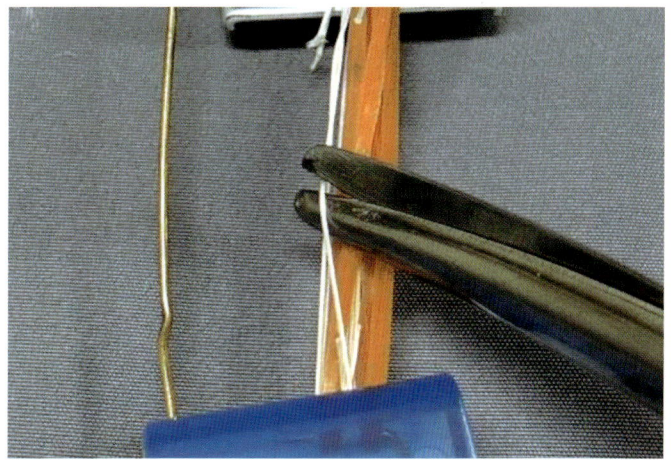

第4章　剥離・切離法

こんな時どうする？　剥離後，糸を切ろうとすると糸が輪ゴムの間に戻ってしまう

■下刃の先端を中心に右回転にハサミを回しながら刃先をさらに開いて上刃のみを組織から抜いて切離する．

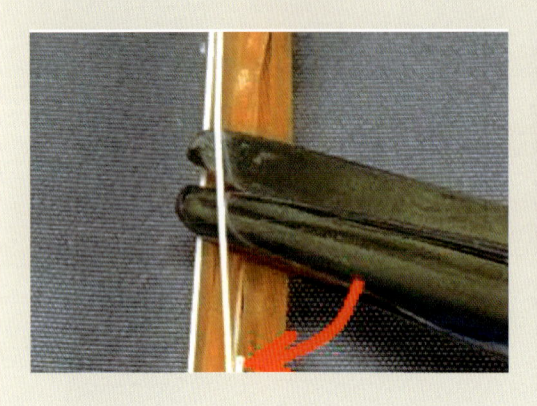

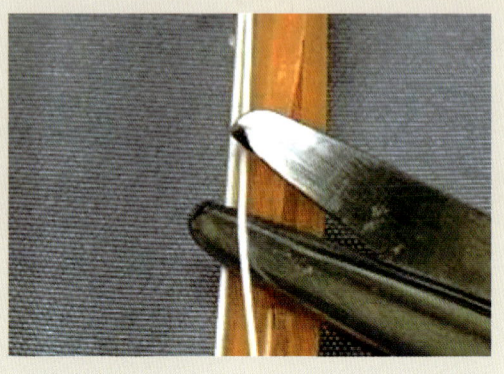

コラム＊COLUMN

ハサミを指でつまんで安全な剥離の方向を知る

　鉗子やハサミには，それぞれ特有な安全な操作方向がある．剥離の瞬間，組織にかかる力は，機器の先端を指でつまんで操作することにより体感することができる．

　メイヨー剪刀は少し浮かせた状態が開く時の抵抗が最も少ないことがわかる．道具の「クセ」を知り，使いこなすことがプロには求められる．

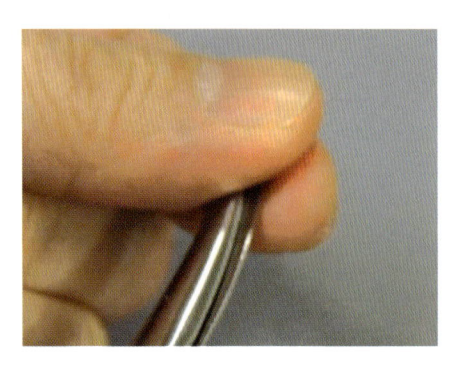

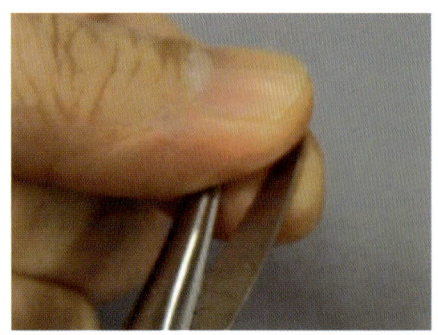

| Level 1 ハサミで切離する | Level 2 血管処理 ❶ | Level 3 血管処理 ❷ |

Lesson 3　結合組織を切りながら剥離する

DVD 4-1-3 解説
DVD 4-1-3 練習

　剥離剪刀で組織間を剥離する．ハサミによる剥離，切離法と同時に鑷子による組織牽引のコツを学ぶ．

　湿布剤をスポンジに貼り付け 1〜2 時間乾燥させてから，マグネットクリップに固定する．鑷子で湿布を引き，ハサミの先端の凸を上に向けて線維状に引き延ばされたゲル材を切りながら湿布をスポンジから剥離する．ゲル剤の中央を剥離層とする．したがって，適切な層で剥離操作が進むと，スポンジ側にも湿布側にも薄いゲル剤が膜状に残る．

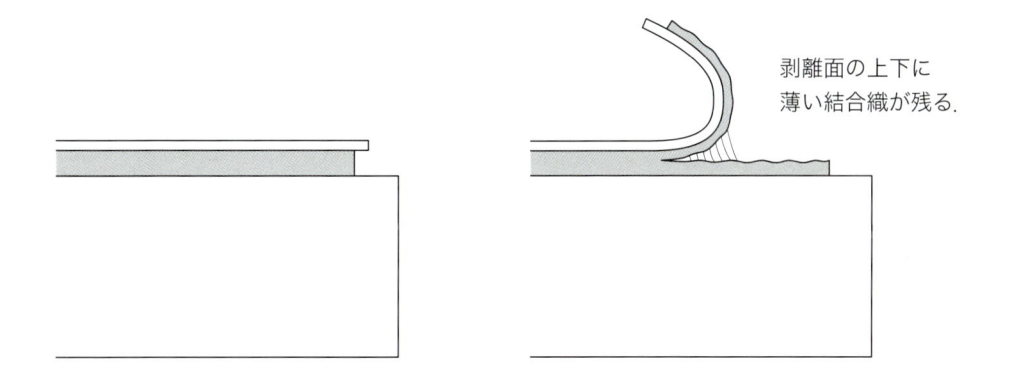

剥離面の上下に薄い結合織が残る．

ポイント

　剥離すべき組織の間には線維が接着している．組織間に引きはがす力がかかると，この組織間の線維が引き延ばされる．組織間をつないでいる線維をハサミまたは電気メスで切離するとその奥にある線維に牽引力がかかるようになる．
　適宜把持する場所や牽引の方向を変化させ，次々に現れる引き延ばされた線維を切っていく．この操作を 1 カ所ではなく面で行うことで双方に一層の安全組織，すなわち結合織を残した剥離が可能となる．

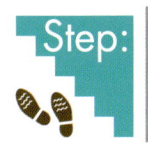

Step:
1. 鑷子で湿布の布の部分を持ち上げ，線維状に伸びたゲル剤を切る．
2. 線維状の組織を切った後，ハサミを下に向かって押し下げる．
3. 剥離部分を移動させながら，面状に切離を進める．

第4章　剥離・切離法

Step ❶

鑷子で湿布の布の部分を持ち上げ，線維状に伸びたゲル剤を切る．

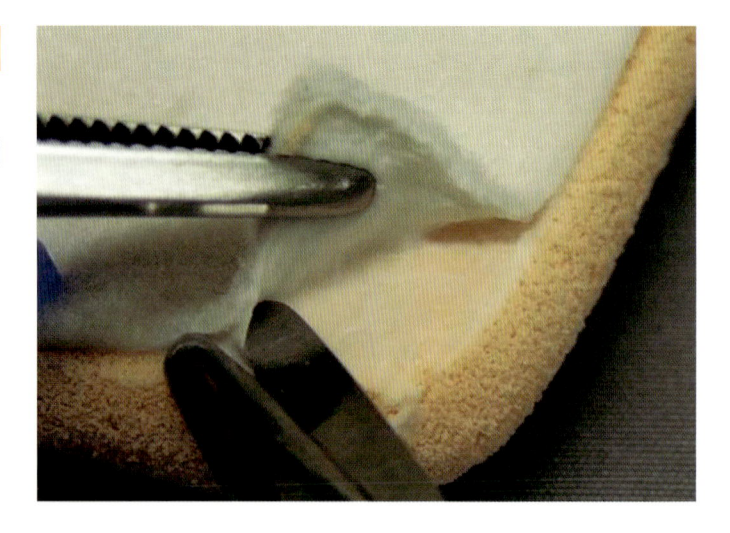

Step ❷

線維状の組織を切った後，ハサミを下に向かって押し下げる．

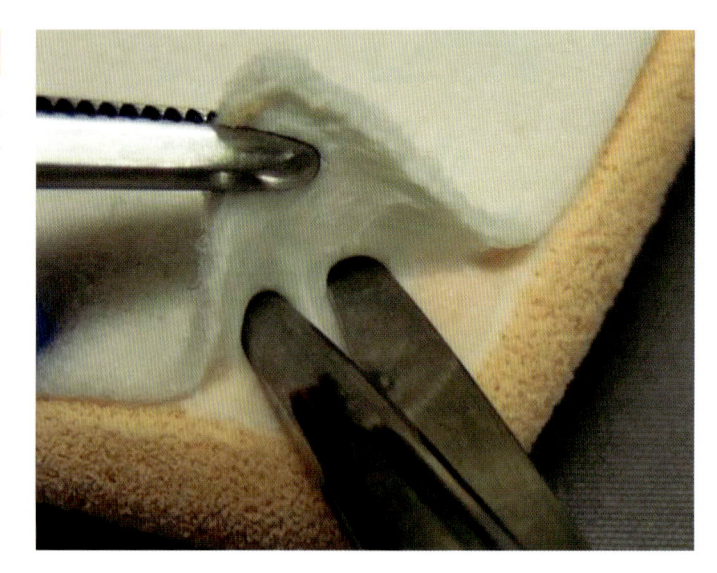

Step ❸

鑷子を移動させながら面状に切離を進める．スポンジ上には薄い膜状のゲル剤が残っている．

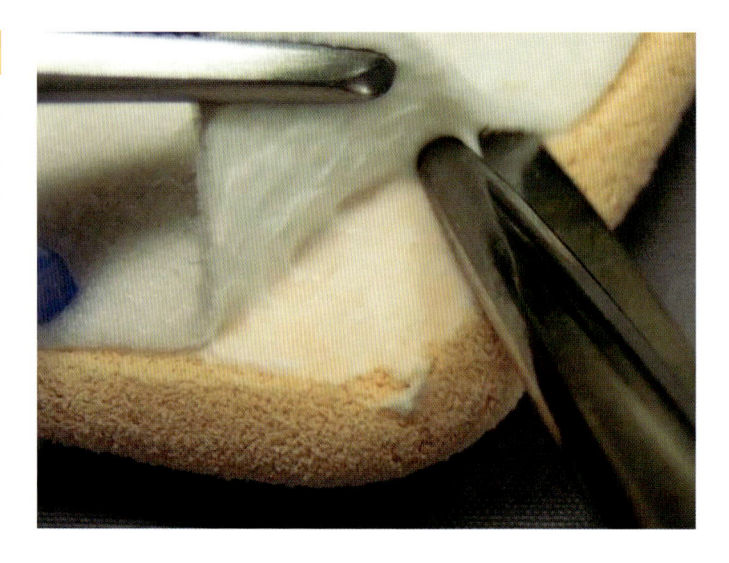

Level 1	Level 2	Level 3
ハサミで切離する	血管処理 ❶	血管処理 ❷

こんな時どうする？　うまくはがれない

■組織に緊張がないと正確な剝離層に入らない．切離するゲル剤に牽引力がかかるように，左手の鑷子をコントロールする．牽引の3要素，①把持する部位，②牽引する方向，③牽引力を連続的に変化させながら剝離していく．見方を変えれば牽引力が一番かかっている線維を見つけて切離する．

1）鑷子の動き

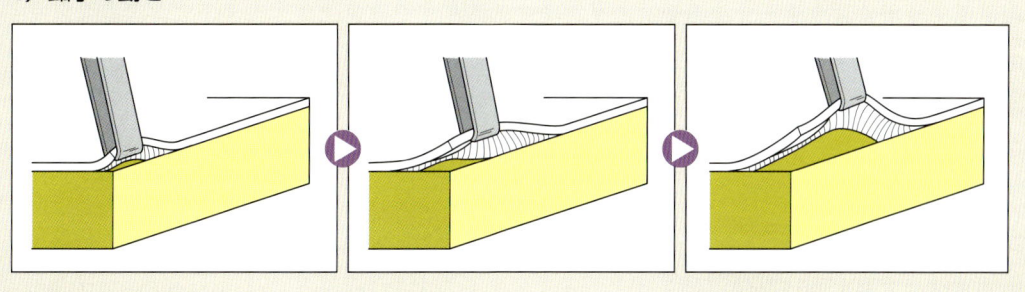

2）ハサミの動き

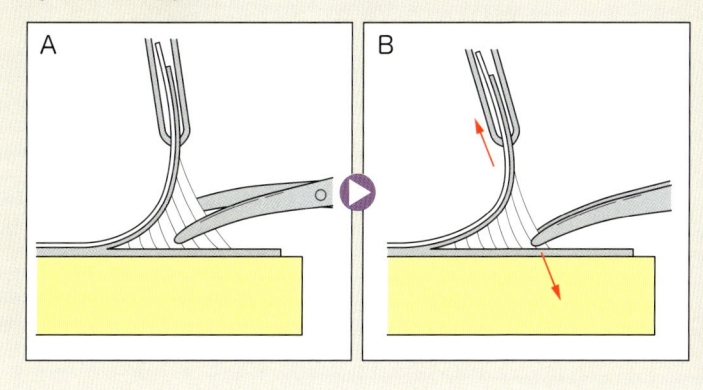

A

B

引き延ばされた線維を先端で切離後，切離端を下げ，手前に向かって押し下げて次の線維を引き伸ばす（A）．
組織を切った後，先端で手前下方向に圧排し次の組織に張力を与える（B）．

第4章　剥離・切離法

コラム ＊ COLUMN

Monopolar 電気メスと Bipolar ハサミ

　モノポーラー電気メス（電気メス）は，最も使用頻度が高い手術器具で，鑷子と協力しながら切開，止血だけでなく組織に緊張を与えたり圧排したり，あるいは剥離にも用いられる．絶縁体を用いたドライラボでは，電気メスの使い方を訓練することができないが，引き延ばされた線維を切るのは，ハサミによる切離と共通している．電気メスの刃による剥離や圧排もハサミによる操作と基本は変わらない．

　電気メスは「メス」と呼ばれるが実際は刃がついているわけではなく，電極の一種である．体に張ったアースとの間に流れる電流の密度が最も高い部位，すなわち電気メスの先にエネルギーが集中し組織が凝固切開される．思うように「切れない」時に包丁のように切る動作をすると接地面積が広くなり，ますます切れなくなる．

　一方，バイポーラハサミ（パワースター™など）は一方の刃の裏側に絶縁のためのセラミックが張られていて両方の刃がそれぞれ電極となり，挟まれた組織に電流が流れ組織が凝固される．凝固により止血された組織はハサミの物理的な剪断力にて切り離される．組織をすくって下刃で緊張をかけた状態では，上の刃がちょうど電気メスの先と同じ働きをしていると考えると理解しやすい．刃の傾きを調節して凝固する組織の範囲を調整し形成された凝固組織の中点を物理的に切離する．凝固しながら切離しようと刃を閉じると接地面積が広くなり電流が分散されるため止血力が落ちる．凝固層を形成した後，物理的に切離し次の凝固を行う．ハーモニックのように広い範囲を凝固と同時に切開することは原理上無理である．

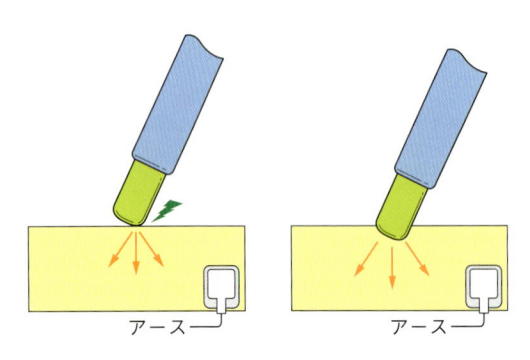

電気メスと組織との接地面積が狭いと切開凝固能が高いが（左），接地面積が広くなると電流が分散し発生するエネルギーが少なくなる（右）．

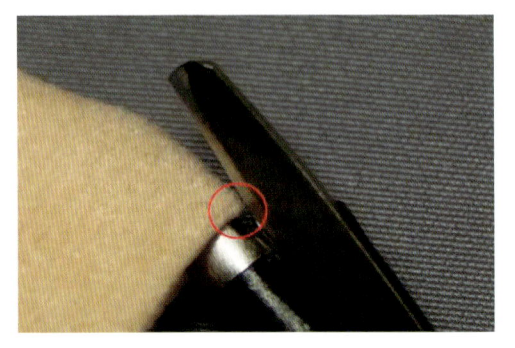

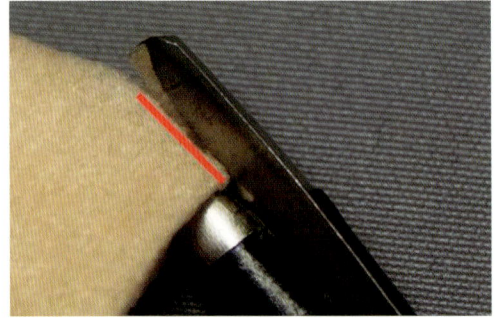

下の刃が Monopolar 電気メスのアースに，上の刃が電極に相当する．狭い範囲で接するところが凝固される（○）．ハサミとして切る時には組織が切れる前に接地面積（＼）が広くなり凝固されなくなる．

Level 1	Level 2	Level 3
ハサミで切離する	血管処理 ❶	血管処理 ❷

自己評価法 Level 1 ▶ **ブタの胆囊摘出（ティッシュラボ）を行う**

胆囊付きブタ肝〔入手法は付録（➡p.178）参照〕を用いて肝床より胆囊を剥離する．剥離層を正確に判断し牽引方向を変化させながら剥離する．対極板を肝臓の下に置き，電気メスを用いた切離も練習する．

評価法
・胆囊壁を破らず胆囊を摘出する．
・剥離した肝床部で実質に切り込んでいないこと．

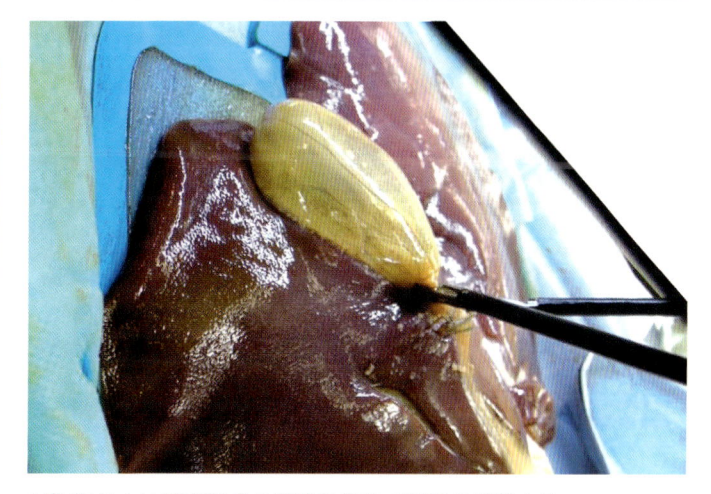

対極板の上に胆囊付きの肝臓を乗せて胆囊を剥離する．

第4章 剥離・切離法

□剥離・切離法　　　　　　　　　　　　　　　　　　Level 2

血管処理 ❶

　血管は，周囲を結合織に囲まれている．血管処理にはこの血管周囲の結合織を切離し，血管を周囲から遊離する操作が必要となる．血管周囲の結合織は血管の近くが一番疎なので，血管に沿って剥離を行う．Level 2 では 5mm までの血管の処理を想定している．

ポイント
- 血管剥離が進む方向が血管のカーブに沿って変化する．
- 血管のそばでは血管の長軸に沿って鉗子を移動させる．
- 鉗子の出口を用意しておく（トンネルを両側から掘り，真ん中で開通）．

必要物品
- 疑似血管：作成方法は付録（➡p.178）参照
- マグネットクリップ

Lesson 4　血管前壁の結合織を切離して血管を処理する　DVD 4-2-4 解説

　スポンジを棒状に切った擬似血管を湿布ではさみ，血管モデルを作成する〔付録（➡p.178）参照〕．湿布は血管周囲の結合組織を模している．血管前壁にアプローチし血管を遊離させた後，結紮切離する．

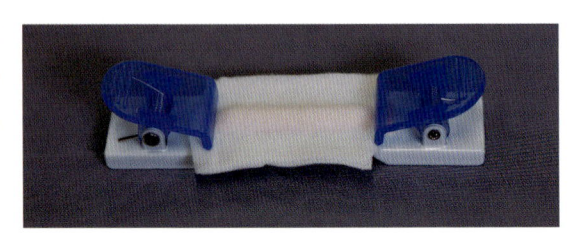

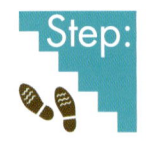

Step:
1. 血管の上の結合織を切離し，血管の前壁を剥離．
2. ❶で剥離した結合織を鑷子で側方に牽引し，血管側壁を剥離する．
3. 鉗子の「出口」の組織間隙を広げる．
4. 右側の血管側壁も同様に処理する．
5. 閉じた鉗子の先で血管後壁を剥離する．この時，鉗子の先は横向きから次第に上向きになる．
6. 鉗子の先端を「出口」に出す．
7. 鉗子に糸を持たせて，剥離範囲の境界で 2 カ所血管を結紮する．
8. 血管，糸を切離する．

| Level 1 | **Level 2** | Level 3 |
| ハサミで切離する | **血管処理 ❶** | 血管処理 ❷ |

Step ❶

血管の上の結合織を切離し,血管前壁を剥離する.

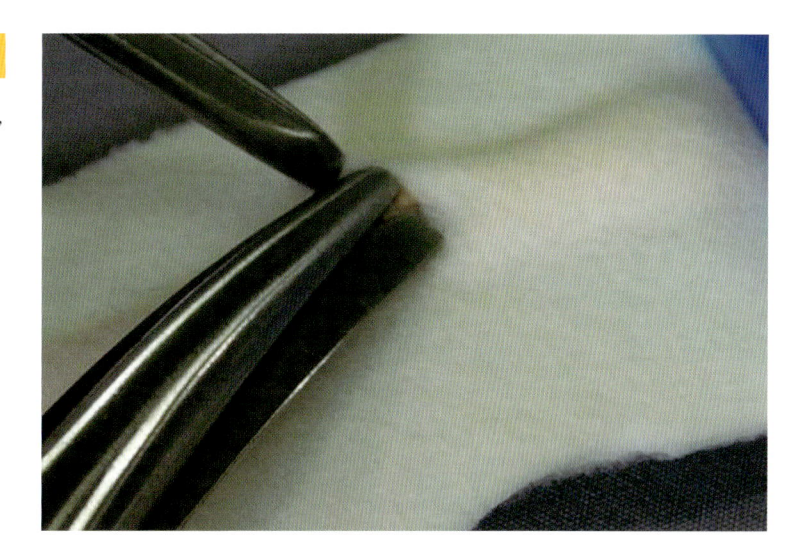

Step ❷

STEP❶で剥離した結合織を鑷子で側方に牽引し,血管側壁を剥離する.

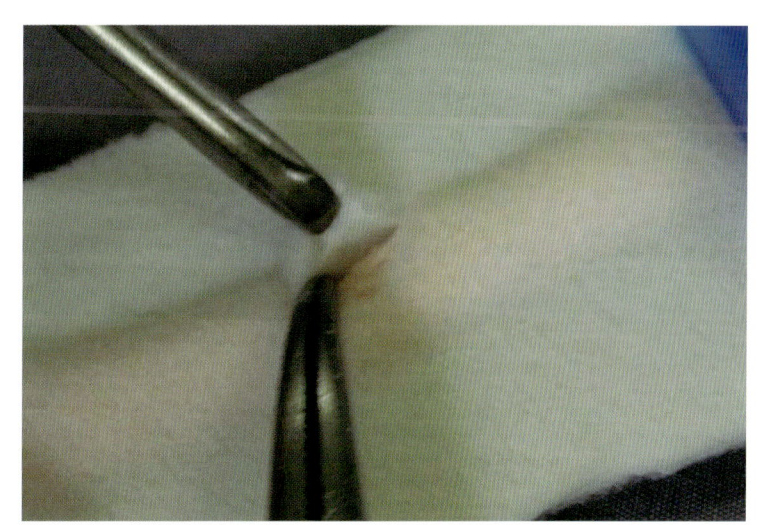

Step ❸

鉗子の「出口」を広げる.

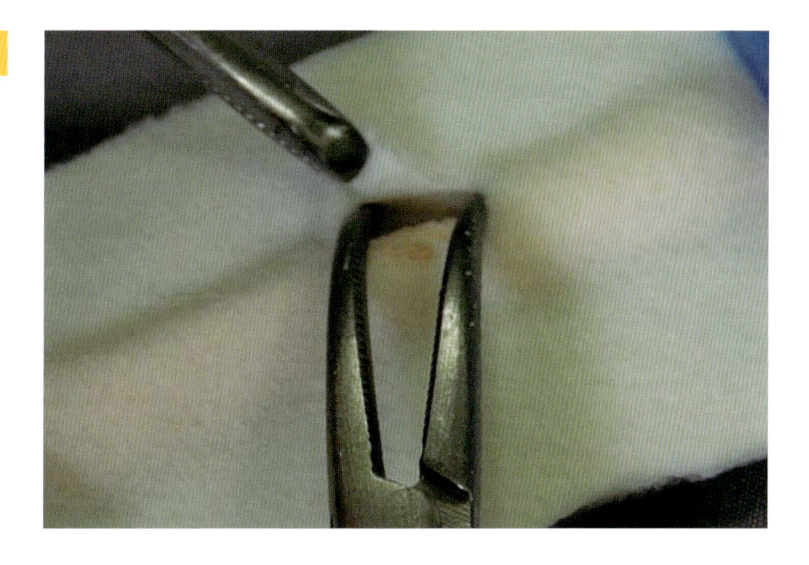

第4章　剥離・切離法

Step ❹
右側の血管側壁も同様に処理する．

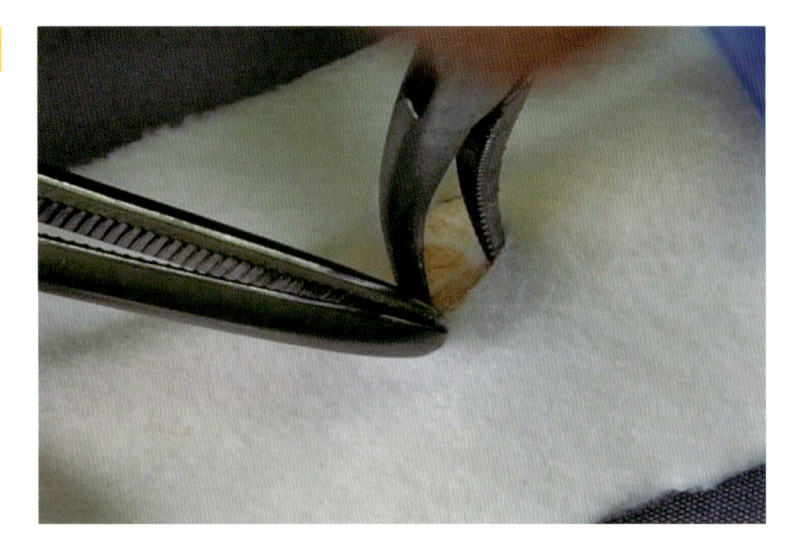

Step ❺
閉じた鉗子の先で血管後壁を剥離する．

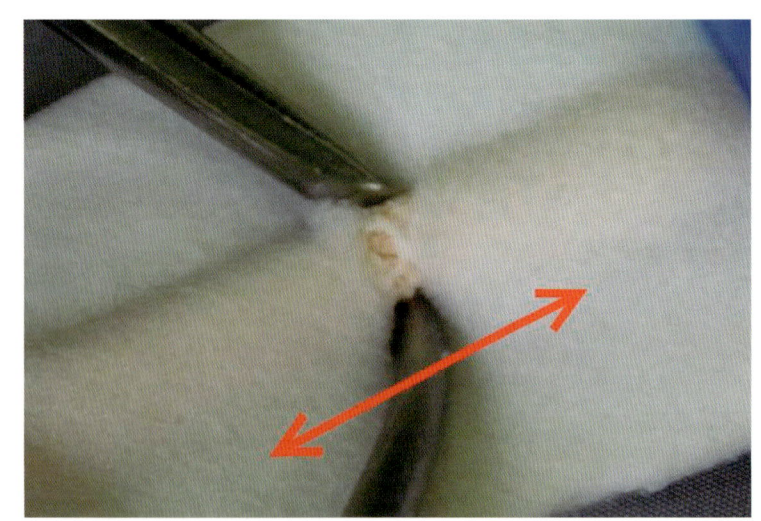

Step ❻
鉗子の先端を「出口」に出す．

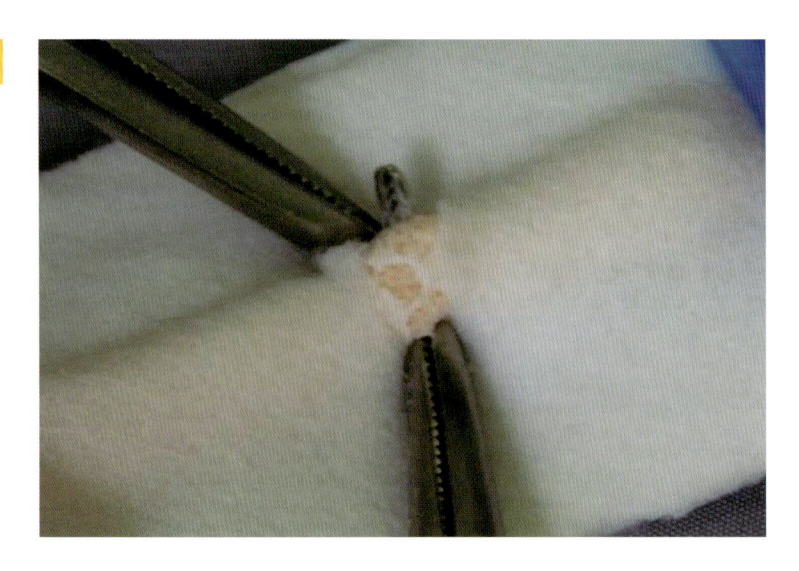

| Level 1 | Level 2 | Level 3 |
| ハサミで切離する | 血管処理 ❶ | 血管処理 ❷ |

Step ❼

鉗子に糸を持たせ，剥離範囲の境界で血管を結紮する．

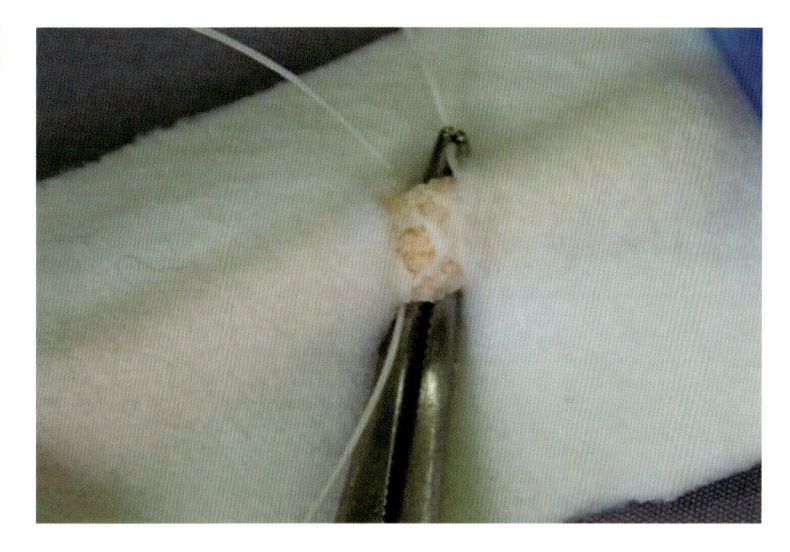

Step ❽

血管，糸を切離する．

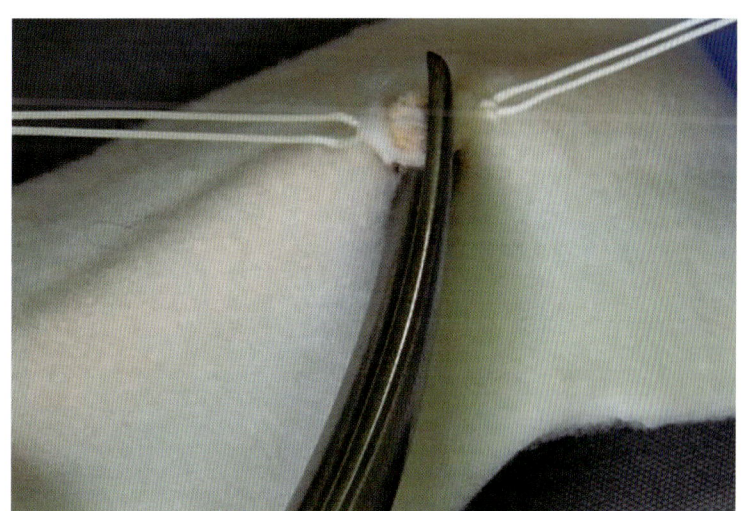

こんな時どうする？　血管との間が剥離できない

■剥離操作の基本は両方の組織が適度に牽引されて引き伸ばされている状態（緊張がかかっている）が必要条件である．血管処理では周囲の結合織を鑷子で牽引することと，血管自体はその血管が分布している支配臓器を助手が牽引することで剥離に適した条件が整う．ここでは後者をマグネットクリップによる長軸方向の牽引で代用している．

第4章　剝離・切離法

こんな時どうする？　血管の後ろに鉗子が通らない

■後壁の剝離はどうしても血管が邪魔になり，Blindの操作にならざるを得ない．鉗子の先が出る組織間隙を作り，反対側からも血管を剝離し見えない操作範囲を少なくする（トンネルは出口と入口から掘る）．後壁を鉗子が通過している時には，鉗子の先端が見えるまで鉗子を開いてはいけない．

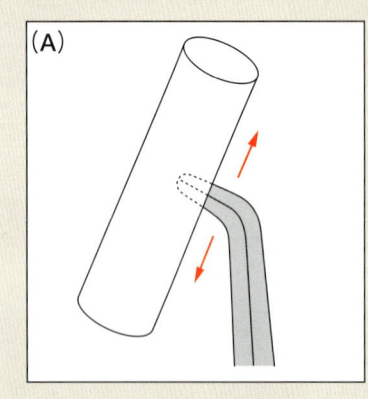

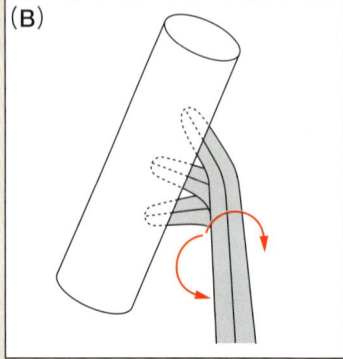

(A)

(B)

Blindで操作しなくてはならない時の鉗子の動きは

(A) 血管に対して平行移動
(B) 鉗子の軸回転を使った先端の振り子運動

が基本となる．

■適切な層に鉗子の先が入ると，血管に向かう方向の抵抗はほとんどなく，先端が血管の下を滑っていく．逆に血管方向に抵抗を感じたら危険サインと考える．この場合は剝離層が間違っているので，無理をせず剝離層の深さを変えたり反対側からのアプローチに切り替える．

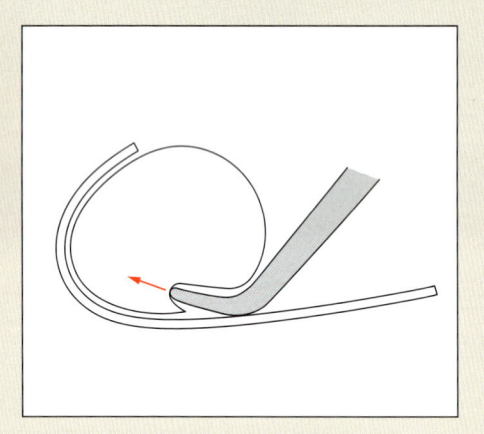

血管壁に先端が当たっている場合 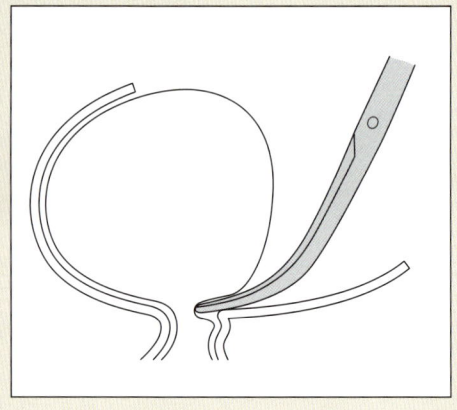　　　　　分岐血管に先端が当たっている場合

こんな時どうする？　鉗子の先に糸を持たせて糸を血管下に通す時，鉗子で周りの組織を引っかけてしまう

■すべての鉗子類は，閉じられた時に引っかかりがなくなり最も安全な状態になるように設計され加工されている．開いた時には内側の鋭利な面が組織と接することになる．開いた鉗子を見えないところで閉じると血管壁を挟み込み，鉗子を抜いた時に血管が裂けて出血する．

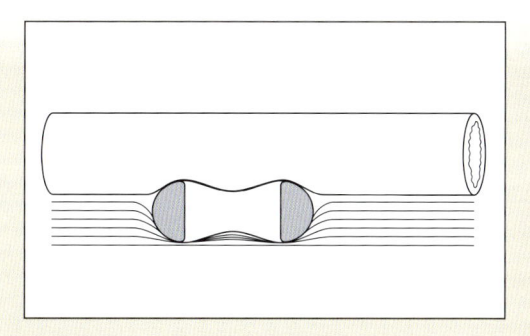

血管周囲を，鉗子を開いて剥離する． 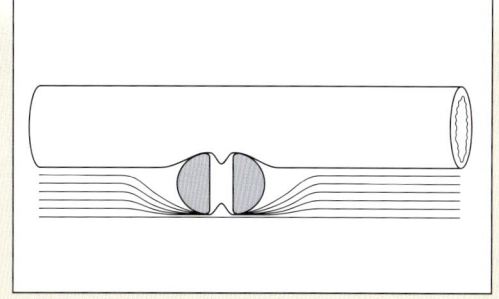　　　　　　　鉗子を閉じると，血管壁を挟んでしまう．

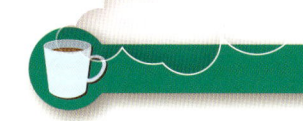

■鉗子の先に糸をつまむ時，血管壁を挟まないように血管から離して鉗子を閉じると余計に危ない．むしろ鉗子を血管側に持ち上げるように閉じる．これは，血管に緊張がかかると血管組織が伸ばされて，鉗子の間に入りにくいからである．鉗子は先端以外の内側面には「面取り」がされている．テッシュペーパーをピンと伸ばして机の上に置き，その上で鉗子を開閉してもティッシュペーパーが挟さまらないが，ティッシュペーパーがたるんでいると挟んでしまうのと同じ原理である．

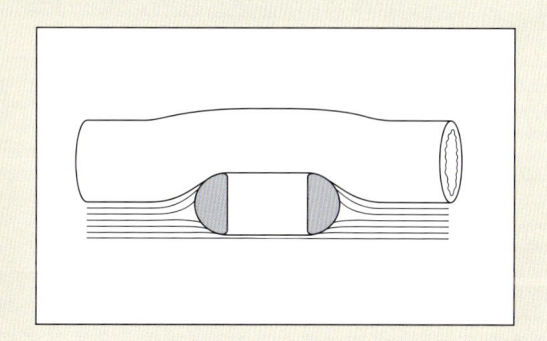

コラム＊COLUMN

手術の流れと「あうん」の呼吸

　鉗子の先に付けた糸を血管下に通した鉗子の先端に渡す時，術者は先端を見なくても鉗子を閉じるタイミングがわかる．声を掛け合っているわけでも，あうんの呼吸でもない．

　助手は開いている鉗子の間に糸を入れると同時に，手前側の JAW に糸の先をかける．この時，術者は手に持った鉗子に助手からの合図を受け取っている．

↓続く

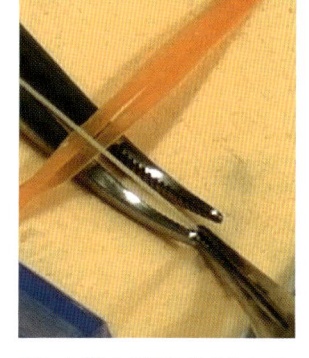

開いた鉗子の間に糸を入れる． 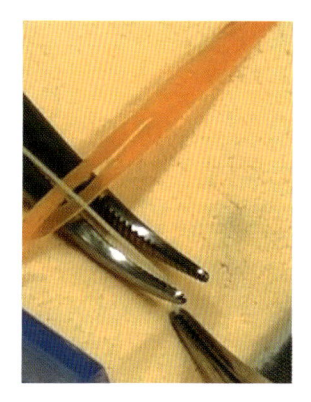　　片側の JAW に糸をかける．

第4章　剥離・切離法

　慣れない助手と手術をすると，糸を挟まないで鉗子を抜いたり，逆に鉗子を引く時に助手の鉗子がまだ糸を挟んでいたりする．術者は，助手の能力に合わせて鉗子を閉じ，鉗子を血管下から抜くタイミングも調整している〔第2章のコラム「持針器の違いと実用レベルのラチェットコントロール」（➡p.68）参照〕．

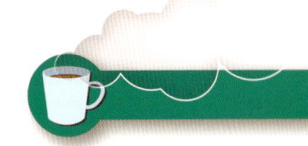

コラム＊COLUMN

急がば回れ

　剥離操作中の出血は，処理する血管から分岐してくる細い血管の損傷が原因であることが多い．鉗子を開いて剥離すると作業効率はよいが，もし分岐血管が近接して出ていると，分岐血管の根部は本管に固定されているので両方向に引かれ，根部付近で引きちぎれて出血する（A）．

　分岐血管の存在が疑われる時には，鉗子を閉じた状態での平行移動がより安全である．もし一方にひかれても本管も同じ方向に移動できるので，分岐血管の根部に大きな力はかからない（B）．一気に広げるのではなく，丁寧に少しずつ剥離するほうが出血が少なく，止血のための余分な操作がないため結果的に手術時間は短くなる．

　それでは分岐血管の存在を予想するにはどうするかが問題となるが，定型手術では血管処理の場所は決まっているので，細動脈や血管の分岐は経験上わかっている．逆に結紮が不要な血管のない場所も症例によるばらつきはほとんどない．原則をあげると次のようになる．

1）間膜に沿う方向にしか血管の枝は出ない

　発生学的に血管は膜と膜に挟まれて臓器に血流を供給する構造になっている．膜を貫通する向きには細動脈は分岐しない．たとえば腸間膜と後腹膜臓器との間は無血管となる（C）．

2）栄養すべき臓器側に枝がある

　血管は支配臓器への血流の通り道であるので，臓器のある側に分岐血管がある．逆に支配臓器がない側には無血管領域がある．

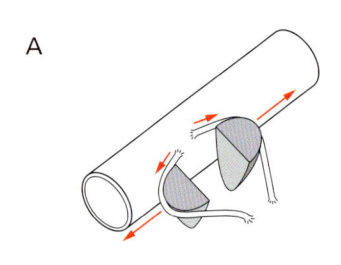

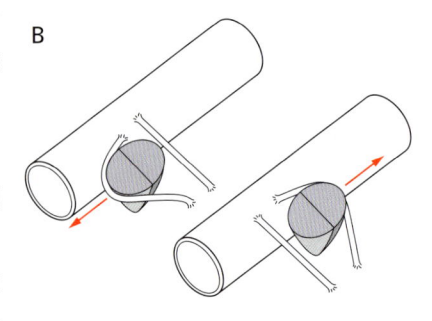

鉗子を閉じて血管壁に沿って移動させると，分岐した小血管は損傷しにくい．

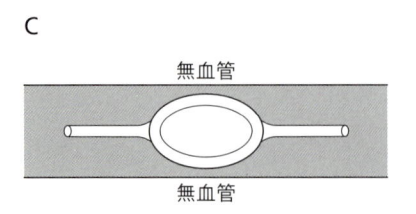

Level 1	Level 2	Level 3
ハサミで切離する	血管処理 ❶	血管処理 ❷

Lesson 5　血管側壁からアプローチして血管を処理する　DVD 4-2-5 解説

　分岐した血管をたどり血管の側方からアプローチする．
　模擬血管（輪ゴム）を結合織と漿膜（湿布）で挟み間膜を形成する．分岐血管の間の無血管域を前層の湿布を剥離切開しながら本管にたどり着く．切離予定の血管の直上の結合織（漿膜）を切開して鉗子の「出口」を作成する．
　剥離鉗子を目的の血管の下に通して糸を回し2カ所結紮後，その間で血管を切離する．血管の遊離，結紮，結紮点を移動させての結紮，ハサミでの切離操作などこれまでに学んだ技術を総動員する．

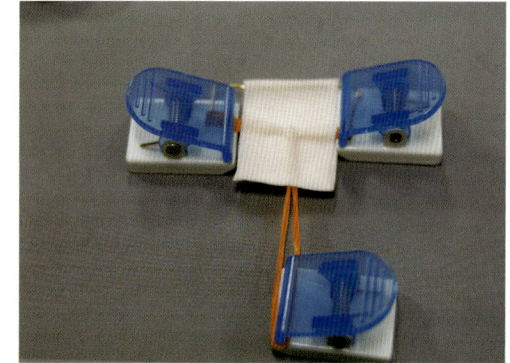

分岐血管付き血管処理モデル

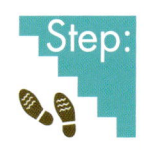

Step:

1. 分岐血管の間の漿膜結合織を剥離切開する．
2. 目的の血管に達したら，上面を覆っている組織を剥離し，血管の反対側に鉗子の「出口」を形成する．
3. 剥離鉗子で血管の下と後ろの湿布との間を剥離し，鉗子の先端を後面の湿布に沿わせながら「出口」に出し，糸を通す．
4. 結紮後，血管を切ると後ろに一枚の膜が残るので切離する．

Step ❶

分岐血管の間の漿膜結合織を剥離切開する．

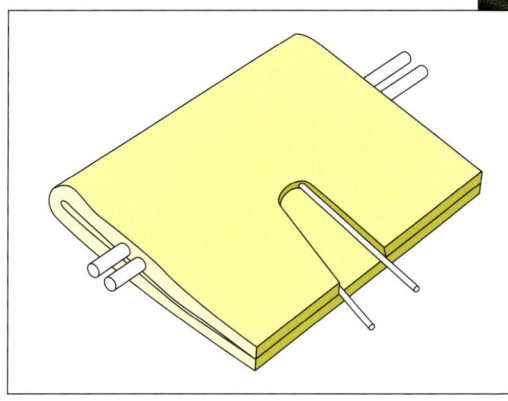

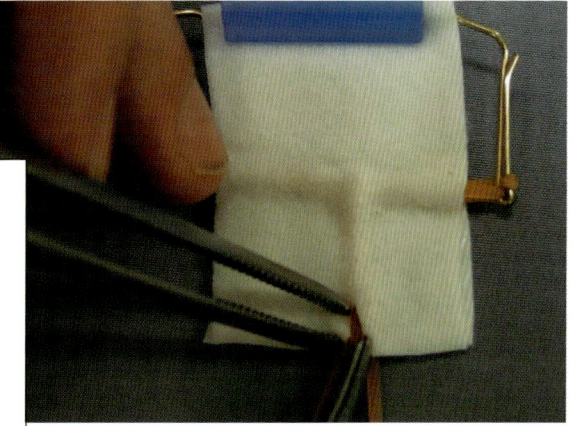

第4章　剥離・切離法

Step ❷

目的の血管に達したら，上面を覆っている組織を剥離し，血管の反対側に鉗子の「出口」を形成する．

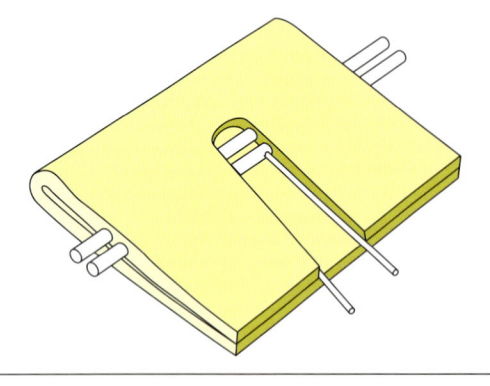

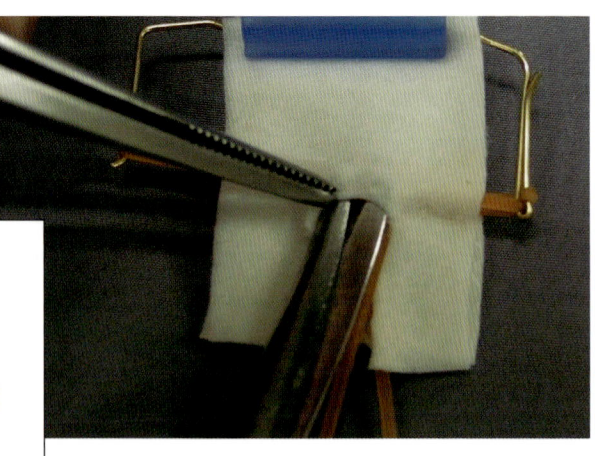

Step ❸

剥離鉗子で血管の下と後ろの湿布との間を剥離し，鉗子の先端を後面の湿布に沿わせながら「出口」に出し，糸を通す．

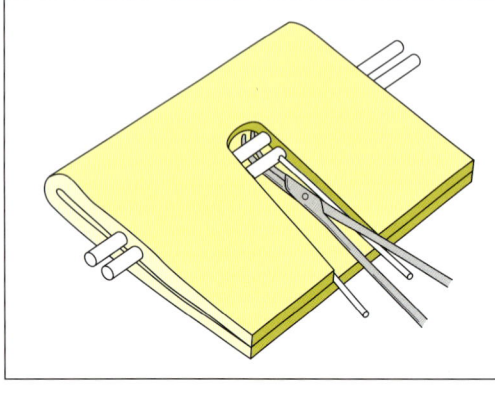

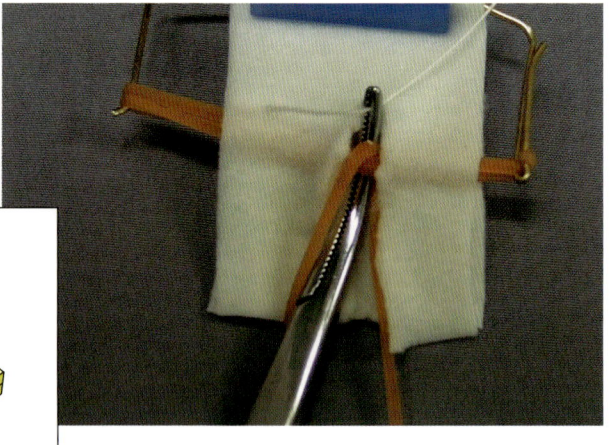

Step ❹

結紮後，血管を切ると後ろに一枚の膜が残るので切離する．

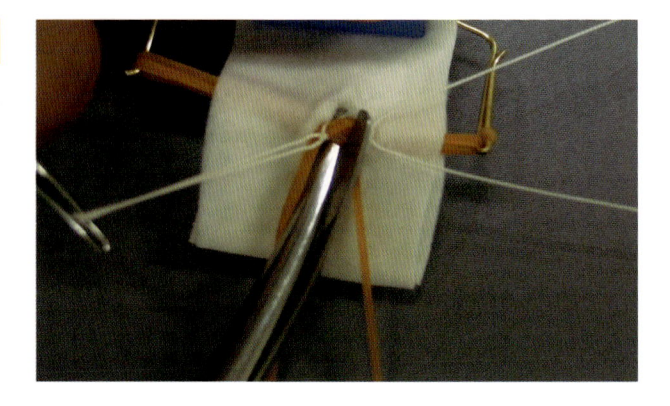

| Level 1 | **Level 2** | Level 3 |
| ハサミで切離する | **血管処理 ❶** | 血管処理 ❷ |

| 自己評価法 Level 2 | ブタの胃での血管処理（ティッシュラボ）を行う |

ブタの切除胃〔入手法は付録（➡p.178）参照〕に水を充満させる．小弯側の血管を剥離し，結紮切離する．

評価法

・血管を損傷せずに血管を結紮切離する．

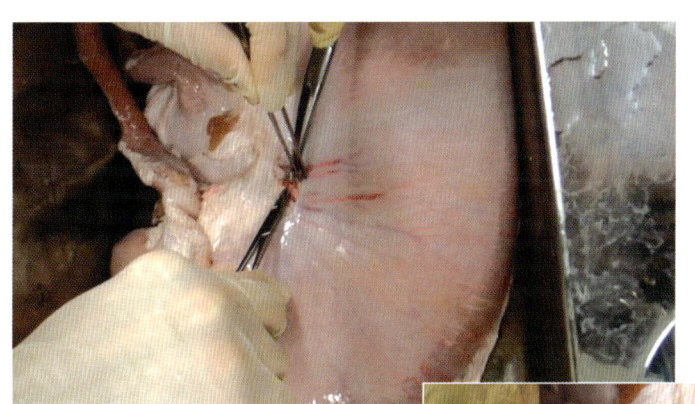

鑷子で結合織を牽引しながら血管下に鉗子を通す．

2本目の糸を通す．

第4章　剥離・切離法

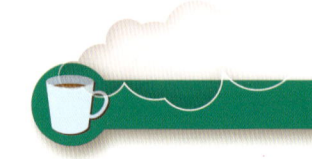

コラム＊COLUMN

見えない血管の位置を知る

　地面に埋まった水道管は地表から見えないが，末梢の水道の蛇口からたどって水道の本管の位置を知ることができる．分岐血管は剥離中の出血の原因となるやっかいな存在だが，そのお陰で余分な結紮をせずに血管処理ができる．水道本管は結腸では辺縁動静脈，直腸では上直腸動脈，胃では胃大網動静脈や脾動脈などが相当する．分岐血管は，分岐してからしばらくは交わることも枝も出さないので，その間には血管がない．

　具体例として，腸管に分布する直動静脈はその名の通り辺縁血管から直ぐに腸管に分布し，交差も分岐もない．間膜に脂肪が多いと辺縁動脈は見えないが，腸管に分布している細い血管を見つけてたどっていけば，出血することなく辺縁血管を処理できる．

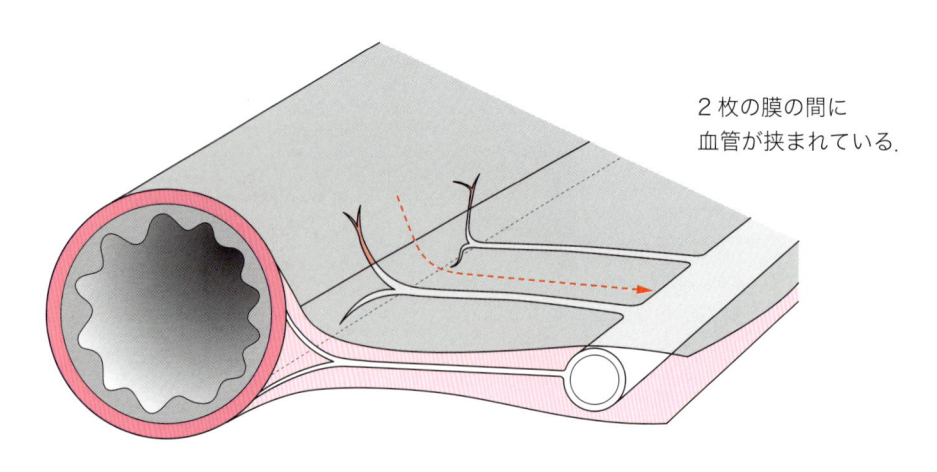

2枚の膜の間に血管が挟まれている．

剥離・切離法　　　　　　　　　　　　　　　　　　　Level 3

血管処理 ❷

　低圧系の太い血管の処理を想定し，血管処理の練習をする．壁が厚く丈夫な動脈と異なり，血管壁が薄く裂けやすい．

ポイント
- シース（湿布剤）を適宜牽引し，血管との剥離層に緊張を与える．
- 血管そのものに器具の鋭利な部分が当たらないように操作する．
- 後壁剥離をできるところまで直視下に行い，トンネルリングの距離を短くする．

Lesson 6　太い血管の剥離操作　　　　　DVD 4-3-6 解説

　薄いディスポーザブル手袋に水を入れてふくらませ，指に湿布剤を巻いた模擬血管〔作成法は付録（➡p.178）参照〕を用いて練習をする．湿布は血管を取り囲んでいる血管鞘（シース）を模している．血管に鋭的な力がかかると手袋にPin Holeがあき，水が漏れる．湿布剤はアドフィードパップ®が最適である．

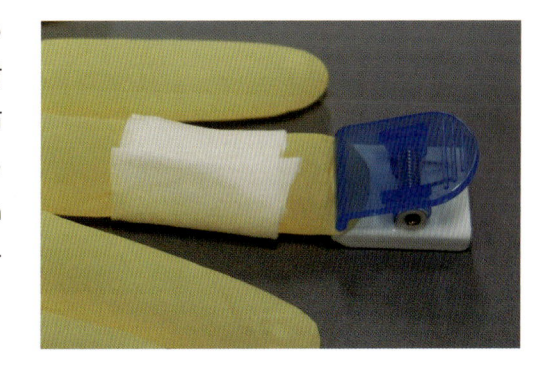

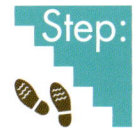

Step:
1. ハサミで血管上部のシース（湿布）を切開する．
2. 断端を牽引しながら上下方向に剥離層を形成する．
3. 血管に回り込むように帯状の剥離を短軸方向に進める．
4. 同様に両側から後壁までシースを引き出すように引き，血管をよけながら後壁を両側から剥離する．
5. 先が鈍な鉗子で後面を剥離しながら先端を反対側に通す．
6. 輪ゴムを回して血管を牽引する．

第4章 剥離・切離法

Step ❶
ハサミで血管上部のシース（湿布）を切開する．

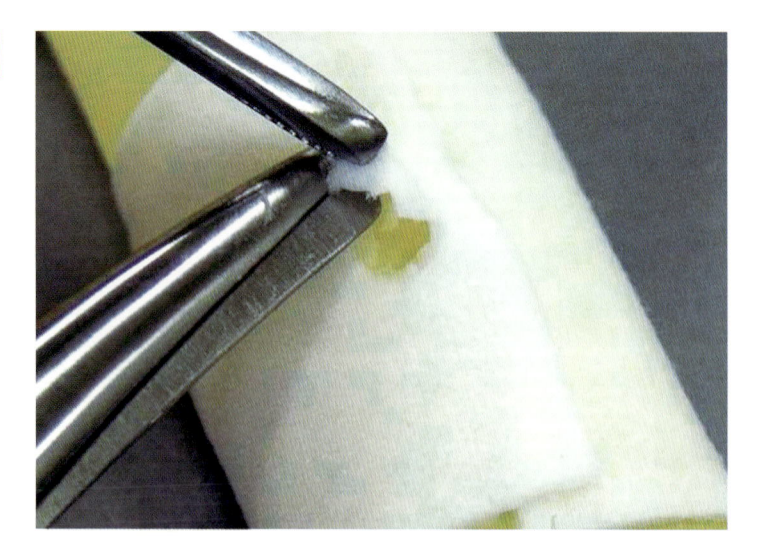

Step ❷
断端を牽引しながら上下方向に剥離層を形成する．

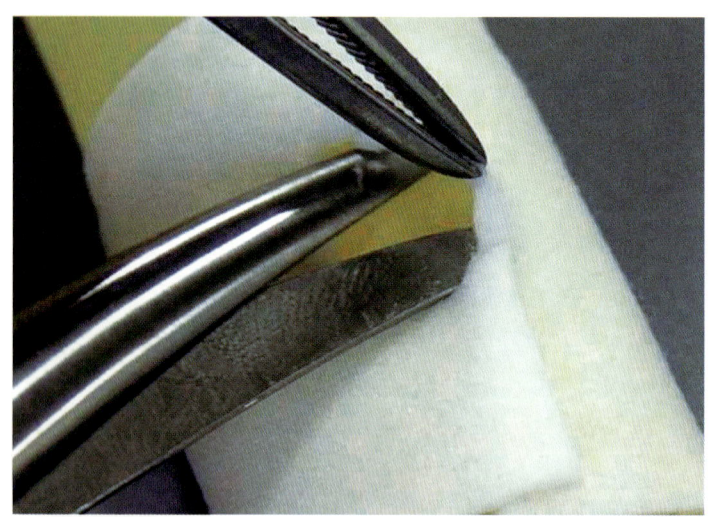

Step ❸
血管に回り込むように帯状の剥離を短軸方向に進める．

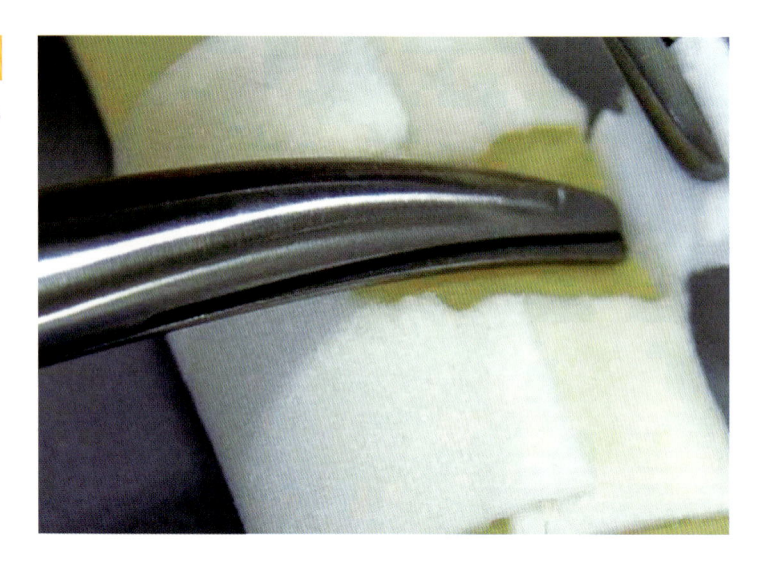

| Level 1 | Level 2 | **Level 3** |
| ハサミで切離 | 血管処理 ❶ | **血管処理 ❷** |

Step ❹

同様に両側から後壁までシースを引き出すように引き，血管をよけながら後壁を両側から剥離する．

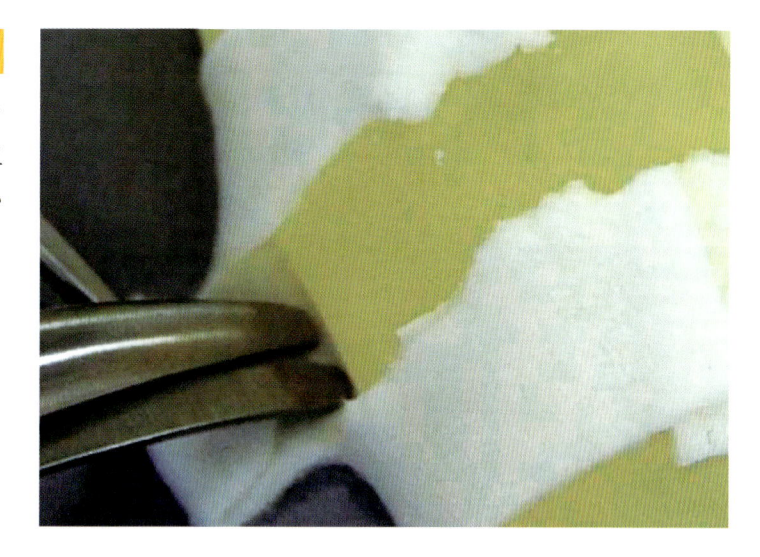

Step ❺

先が鈍な鉗子で後面を剥離しながら先端を反対側に通す．

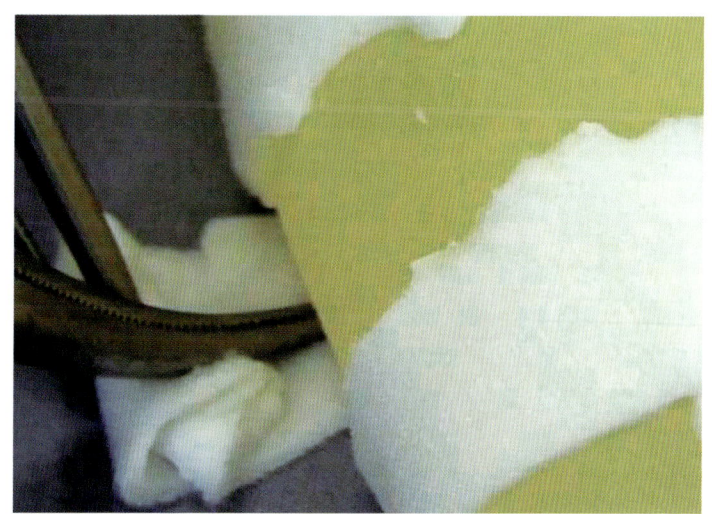

Step ❻

輪ゴムを回して血管を牽引する．

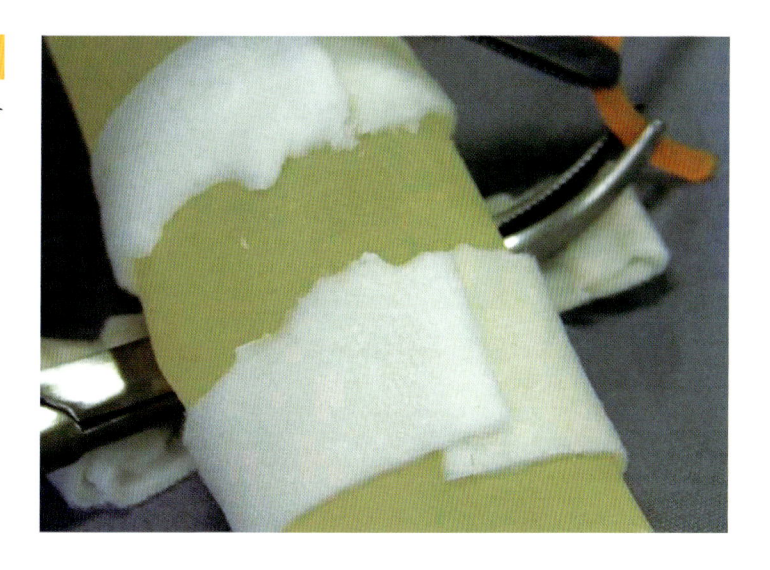

第4章　剥離・切離法

こんな時どうする？　手袋に穴が空いてしまう

■ハサミを開いた状態で先端を血管壁に押しつけると血管を損傷する．刃の先端は剥離層の境界部分に当たるようにし，血管壁に開いた先端が当たらないようにする．

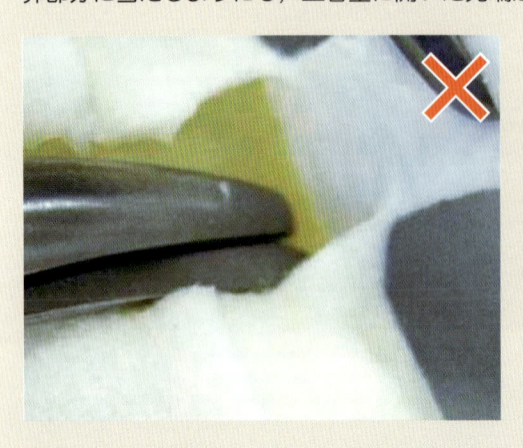

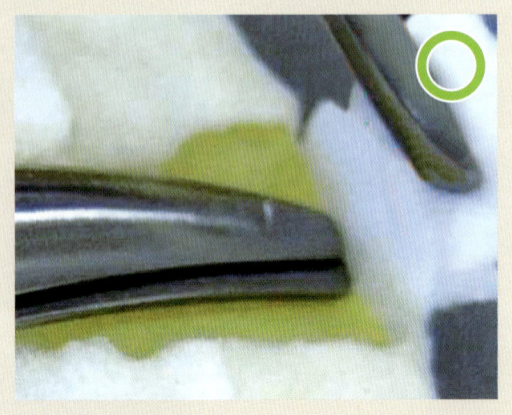

■剥離が進行するとハサミの角度が変化する．ハサミは血管に対して，接線方向で先端より少し手前が血管に接するようにする．
牽引の方向は，結合織が血管から離れる向きにする．特に血管の後壁では引きにくいので意識して行う．

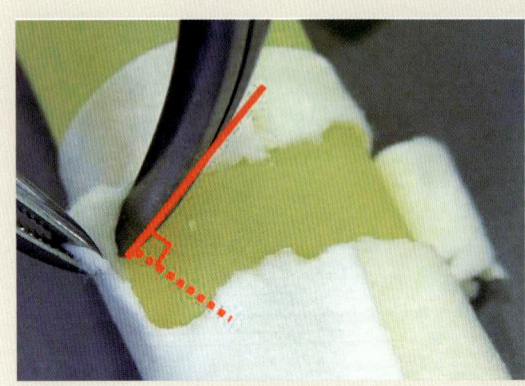

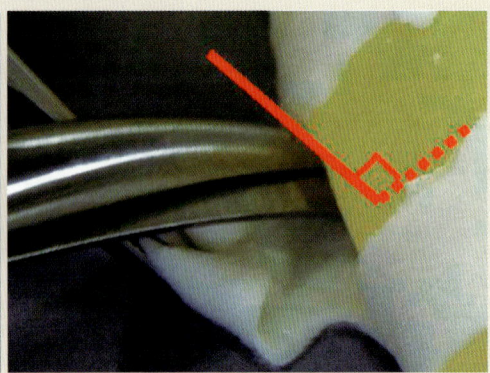

血管に対するハサミの角度は剥離が進むに従って動的に変化する．

| 自己評価法 Level 3 | アニマルラボでの下大静脈，腎静脈，肺動脈の血管処理 |

血管の処置や止血操作は，血流のあるアニマルラボでの経験が最も有効な訓練法である．練習器を用いて操作のコツをマスターしてから最終評価としてブタの下大静脈，腎静脈，肺動静脈のテーピング操作を行う．

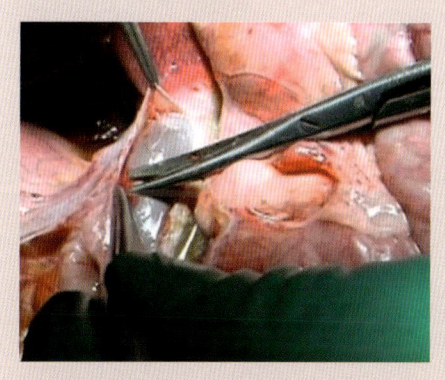

血管シースを剥離し，下大静脈を遊離している（ブタ）．

止血操作のトレーニングは門脈が行いやすい．最初は末梢の血管を故意に出血させ，鉗子での止血やZ縫合での止血を練習しつつ次第に門脈の本幹近くでの出血に対する止血操作，血管縫合を訓練する．

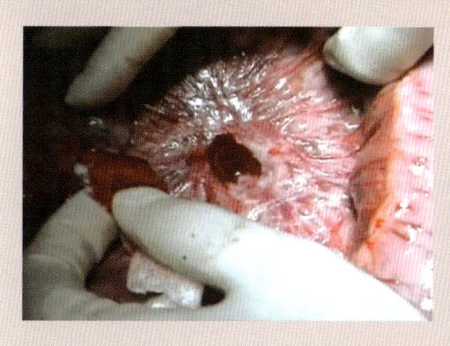

末梢門脈（腸間膜静脈）から出血させたところ（アニマルラボ）．血流の上流を圧迫し，血流をコントロールしながら止血操作を体得する．

評価法

・安全な剥離操作とテーピングができる．
・すばやい止血操作で出血量を最小限にとどめる．

Appendix
付録　教材の入手先，作成法

● ビデオ フィードバックシステム

　高解像度のWebカメラをPCに接続し，記録再生ができるようにするQcam® Pro 9000（Logicool）．小型三脚　SLIK S200（スリック）の上に結紮バンドで固定．

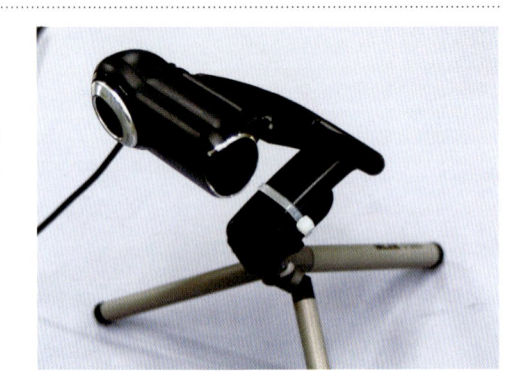

● 手元モニターシステム

　iPod touch （http://store.apple.com/jp/）に，本書付録のDVD内の「iPod Folder」内にあるファイルをPC経由で転送同期し，練習の時の視野内において練習のお手本とする．

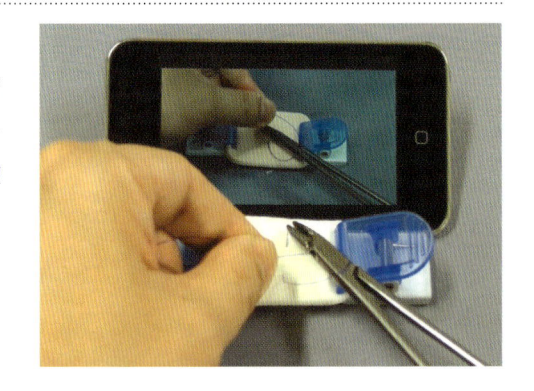

● 結紮糸

　未滅菌の絹糸を用いる．安価でゆるみにくく結紮の練習には最適（ネスコスーチャー 02SW40）．

● 輪ゴム　No.16（セメダイン）：直径40mm

　通常の糸結び練習機についている太いゴムでは結紮の安全性が評価できない．輪ゴムを血管の代わりに用いる．

● マグネット付きのクリップ「Mini Magnet Clip」（ソニック）

　教材の固定のためにマグネット付きのクリップを用いる．スチール製の机か金属製ワゴンに磁石で固定する．輪ゴム，糸と一緒にポケットに入れておけばいつでもどこでも練習ができる．学生実習など複数名でのセミナーでは，小さめのホワイトボードを机において使用する．

● 深部結紮用模擬止血鉗子の先端

ゼムクリップを加工し，血管をつかんだ止血鉗子の先端を再現する．マグネットクリップにテープで固定して使用する．

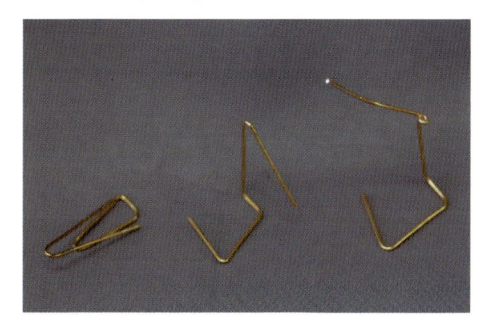

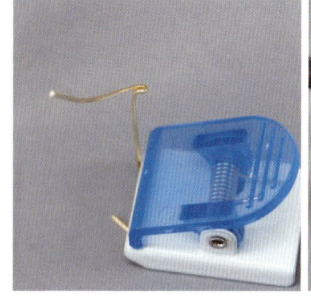

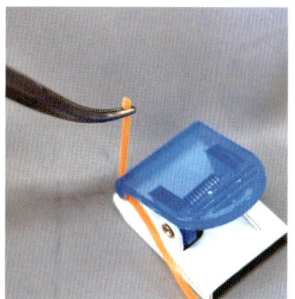

● 運針感覚トレーニング器

筒状のキャップなどをマグネットクリップに挟んで輪ゴムで軽く固定する．

ホワイトボードマーカーのキャップや瞬間接着剤の容器の直径は16mmで，針長26mmの1/2針に相当する．針長22mmの針の練習にはサーフローF＆Fのキャップが利用できる．

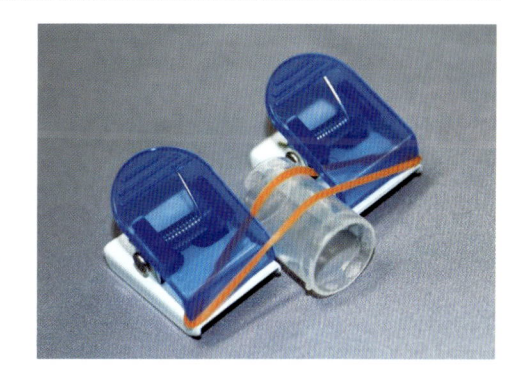

● コップ

透明なプラスチック製コップ（SサイズとLサイズ）の底を切り取り，マグネットクリップに逆さまにかぶせて使用する．切り取る位置で深度を変更する．

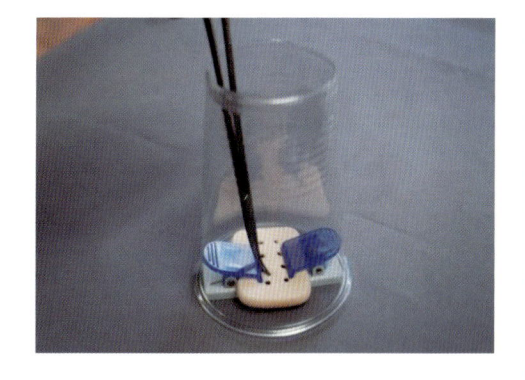

● 縫合用疑似組織

化粧用のスポンジ（パフ）を使用する．柔らかめのもの（リキッドタイプのファンデーション用）がきめが細かく，穿刺感は実際の組織に近い．糸の滑りが悪い時には濡らして用いる．

付録　教材の入手先，作成法

● 吻合用目盛り付きスポンジ

厚さ 4mm のパフの断端から 2mm 離れた部分にマジックインキで印を書く．裏側には断端から 5mm 離した点に印をつけておく．マグネットクリップに挟んで使用する．

　外　側：断端から 5mm 離して 5mm 間隔で印をつける
　内腔側：断端から 2mm 離して 5mm 間隔で印をつける

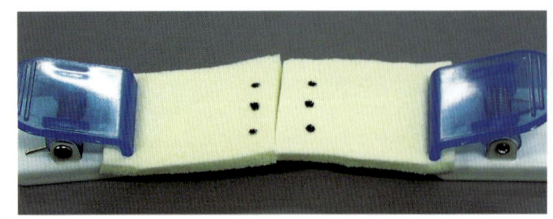

前壁吻合練習用 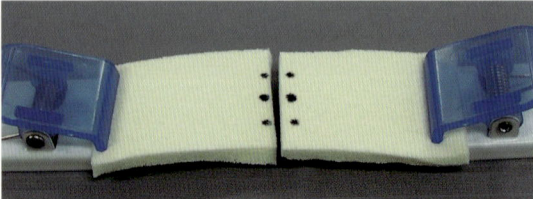　　　　　　　　　　　　　後壁吻合練習用

● 疑似腸管

通常の半分の厚さ（4mm）の化粧用パフが市販されている〔「ワザあり！　美肌スポンジパフ」（ラッキートレンディ KK）〕．湿布薬（MS 冷シップ「タイホウ」三笠製薬；MZ−TSC）をスポンジを端から 1mm はみでるようにはる．1〜2 時間放置し，湿布の粘着材を乾燥させてから使用する．湿布が粘膜，粘膜下層に相当する．後壁の練習には粘膜（湿布薬）の面が上向きになるようにマグネットクリップに挟んで使用する．前壁縫合時には下向きに止める．同じ素材で接着材で貼り合わせ，筒状の腸管も作成できる．大きい 4mm 厚のスポンジ（40cm 角）は，NPO 群馬がんアカデミーにて配布している（http://surgery.dept.med.gunma-u.ac.jp/~surg1/GunmaCancerAcademy/HP/newpage1.htm）．

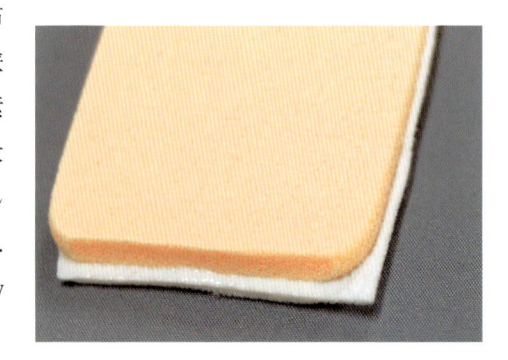

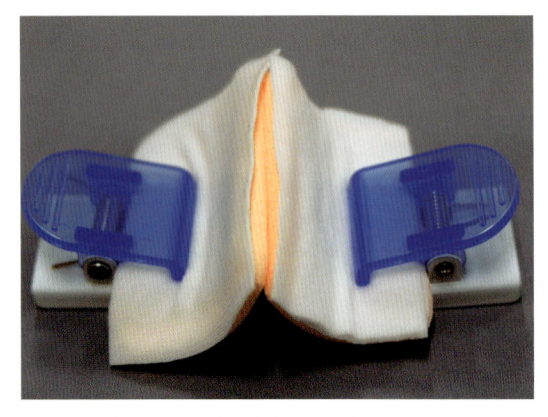

後壁縫合の場合．粘膜面は上となる． 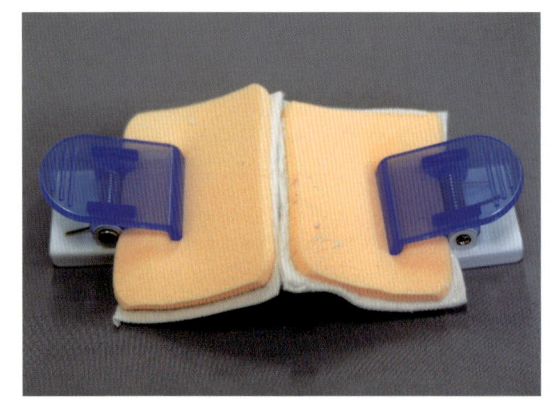　　　前壁縫合では粘膜面は下となる．

● 運針感覚トレーニング器

　プラスチックコップを半分にへこませてクリップで固定し，コップの縁を使って針を斜に把持したときの持針器の動きを練習する．

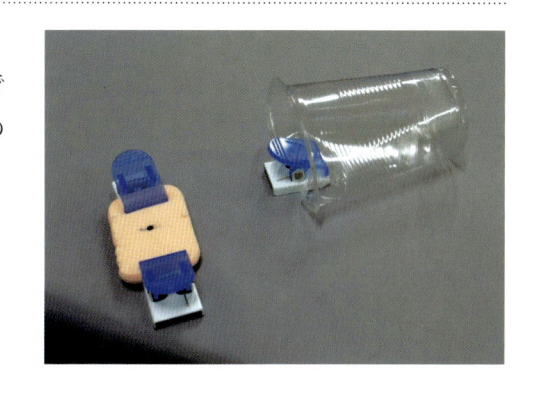

● 剥離切開練習器

　クリップでフレームを作成し，輪ゴムや糸などをかける．

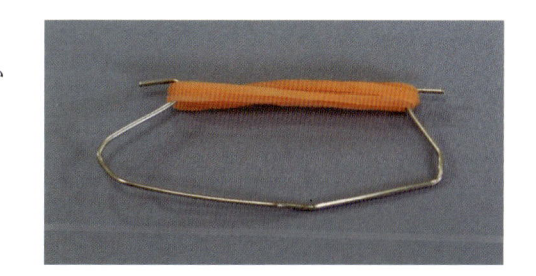

● 血管処理 ❶ 練習モデル

　スポンジを幅5mm程度に細長く棒状に形成し湿布剤に挟んで作成．

　マグネットクリップに牽引ぎみに固定する．湿布はアドフィードパップ®（科研製薬）を使用．

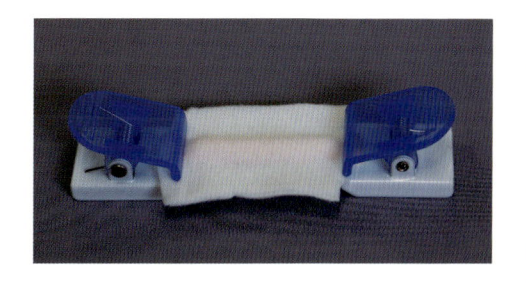

● 分岐血管付き血管処理モデル

クリップフレームに輪ゴムをT字型にかけ，湿布剤ではさむ．

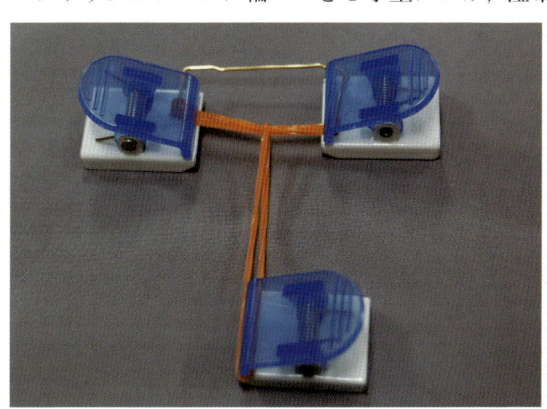

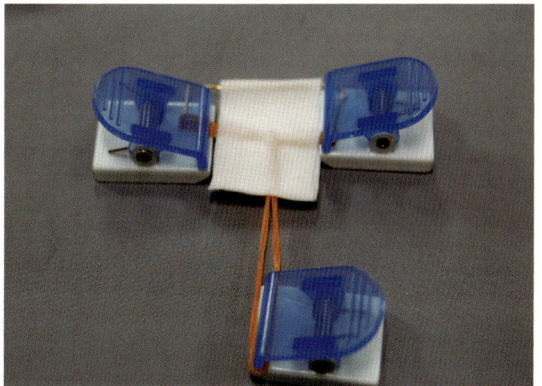

付録　教材の入手先，作成法

● 血管処理 ❷ 練習モデル
ディスポーザブルの薄い手袋（処置用）に水を入れ，指の部分に合わせ目が上側になるよう湿布剤を巻く．

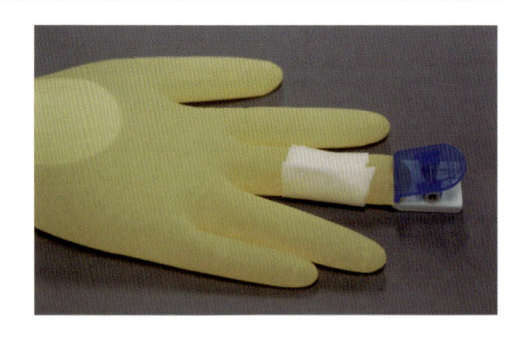

● 腸管吻合練習用腸管モデル
4mm厚のスポンジを丸めて布テープで固定する．

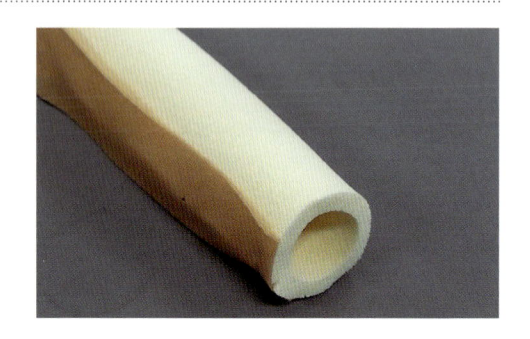

● 埋没縫合用皮膚モデル
パフにモーラス®テープL 40mg（表皮，真皮の代用）を貼り，作成する．

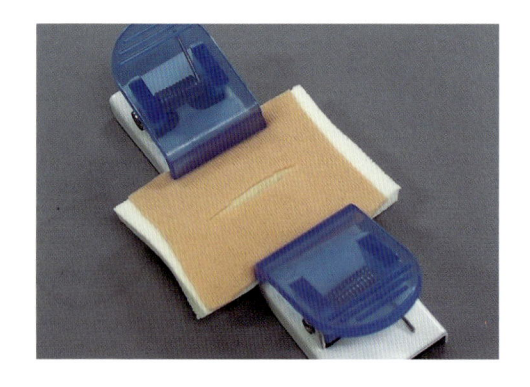

● 湿布薬の種類と使用上の注意
湿布剤は貼り付けてから1時間して乾燥するとはがれにくくなる．

- **MS冷シップ「タイホウ」（三笠製薬；MZ-TSC）**
  - ゲル層が厚いため腸管の粘膜，剥離操作用組織に使用する．
- **アドフィードパップ® 40mg（科研製薬）**
  - ゲル層が薄く接着性が強い
  - 血管処理用血管モデルに使用する．

●ティッシュラボ用ブタの食道付き胃，胆嚢付きレバー

精肉業者に依頼して食道や胆嚢がついているものを入手．
1週間前の予約が必要．代金引換のチルド便にて全国発送に対応してくれる．

> ■■ 連絡先：上州ミート（担当：五十嵐 様）
> 　　TEL：027-233-4129
> 　　FAX：027-233-7535

らくらくマスター　外科基本手技 ©
げかきほんしゅぎ

発　行	2010 年 4 月 10 日　1 版 1 刷
	2011 年 12 月 15 日　1 版 2 刷

監修者　桑野博行
　　　　くわの ひろゆき

著　者　浅尾高行
　　　　あさお たかゆき

発行者　株式会社　中外医学社
　　　　代表取締役　青木　滋

〒 162-0805　東京都新宿区矢来町 62
電　話　（03）3268-2701（代）
振替口座　00190-1-98814 番

印刷・製本／三報社印刷（株）　　＜KS・KF＞
ISBN978-4-498-05104-1　　Printed in Japan

JCOPY　＜（株）出版者著作権管理機構　委託出版物＞
本書の無断複写は著作権法上での例外を除き禁じられています．
複写される場合は，そのつど事前に，（社）出版者著作権管理機構
（電話 03-3513-6969，FAX 03-3513-6979，e-mail: info@jcopy.
or.jp）の許諾を得てください．